Zur Indikation von SINGULAIR® (Montelukast)
beachten Sie bitte die Fachinformation.

Mit freundlichen Empfehlungen

 MSD

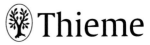

Asthma bronchiale

Pathogenetische Grundlagen,
Diagnostik, Therapie

Herausgegeben von Claus Kroegel

Mit Beiträgen von

Neil C. Barnes
Ulrich H. Cegla
Martin Förster
Uwe R. Jürgens
Wolfgang König
Claus Kroegel
Heinrich Matthys
Rolf Merget
Karl Paul
C. F. Ramsay
Gerhard Schultze-Werninghaus

2. völlig neu bearbeitete und erweiterte Auflage

Georg Thieme Verlag
Stuttgart · New York

Die Deutsche Bibliothek – CIP-Einheitsaufnahme

Asthma bronchiale : pathogenetische Grundlagen, Diagnostik und Therapie / hrsg. von Claus Kroegel. Mit Beitr. von Neil C. Barnes . . . – 2., veränd. Aufl.. – Stuttgart ; New York ; Thieme 2002

© 2002 Georg Thieme Verlag
Rüdigerstraße 14
70469 Stuttgart

Unsere Homepage: http://www.thieme.de

Printed in Germany

Grafiken: Barbara Gey, Stuttgart

Satz und Druck:
Druckhaus Götz GmbH, Ludwigsburg
Gesetzt auf CCS Textline
(Linotronic 630)

Buchbinderei: Held, Rottenburg

ISBN 3-13-104732-1   1 2 3 4 5 6

*Meiner Frau Nasim,
meinem Bruder Dirk
und meinen Eltern
in Dankbarkeit gewidmet*

Anschriften

Prof. Dr. Neil C. Barnes
London Chest Hospital
Bonner Road
London E2 9JX
Great Britain

Prof. Dr. med. Ulrich H. Cegla
Hufeland Klinik
Taunusallee
D-56130 Bad Ems

Dipl.-Biol. Martin Förster
Pneumologie
Medizinische Klinik IV
Friedrich-Schiller-Universität
Erlanger Allee 101
D-07747 Jena

Priv. Doz. Dr. med. Uwe R. Juergens
Med.-Univ. Poliklinik
Pneumologische Abteilung
Wilhelmstraße 35–37
D-53111 Bonn

Prof. Dr. med. Wolfgang König
Institut für Medizinische
Mikrobiologie
Otto-von-Guericke-Universität
Leipziger Straße 44
D-39120 Magdeburg

Prof. Dr. med. Dr. rer. nat.
Claus Kroegel
Pneumologie & Allergologie
Medizinische Klinik IV
Friedrich-Schiller-Universität
Erlanger Allee 101
D-07747 Jena

Prof. Dr. med. Heinrich Matthys
Medizinische Klinik und Poliklinik
Abt. Pneumologie
Hugstetter Str. 55
79106 Freiburg

Prof. Dr. Rolf Merget
BGFA
Medizinische Abteilung
Buerkle-de-la-Camp-Platz 1
D-44789 Bochum

Prof. Dr. med. Karl P. Paul
Kampus Virchow-Klinikum
Klinik für Pädiatrie
Schwerpunkt Pneumologie/
Immunologie
Augustenburger Platz 1
13353 Berlin

Dr. Chrighton F. Ramsay
London Chest Hospital
Bonner Road
London E2 9JX – U.K.

Prof. Dr. med. Gerhard Schulze-
Werningshaus
Berufsgenossenschaftliche Kliniken
Bergmannsheil – Universitätsklinik
Medizinische Klinik und Poliklinik
Abteilung für Pneumologie,
Allergologie und Schlafmedizin
D-44789 Bochum

Vorwort zur 1. Auflage

Asthma bronchiale gehört aufgrund seiner Häufigkeit zu den großen **Volkskrankheiten** der westlichen Welt mit erheblichen gesundheitspolitischen und ökonomischen Auswirkungen. In Übereinstimmung mit internationalen Daten leiden in Deutschland zwischen 4 und 6% der erwachsenen Bevölkerung an Asthma, wobei die Prävalenzrate bei Kindern und Jugendlichen etwa doppelt so hoch eingestuft wird.

Das entspricht einer Fallzahl zwischen 3,2 und 4,8 Millionen Menschen.

Ein Viertel dieser Personen leidet an mittelschwerem bis schwerem Asthma. Laut Todesscheindiagnose sterben pro Jahr insgesamt mehr als 6000 Personen an den Folgen der Erkrankung, entsprechend etwa einem Sterbefall pro Stunde. Schätzungen gehen davon aus, daß in Westdeutschland jährlich etwa 3,6 Millionen Arbeitsunfähigkeitstage entstehen. Die direkten und indirekten Kosten für die Volkswirtschaft belaufen sich auf über 5 Milliarden DM pro Jahr.

Neue Einsichten zur Pathogenese des Asthma bronchiale haben in den vergangenen Jahren zu einer Verlagerung der therapeutischen Zielsetzungen von der **antiobstruktiven** auf eine **antientzündliche Basistherapie** geführt, die durch eine symptomatische, **bronchodilatorische** Behandlung ergänzt wird. Zwar belegen verschiedene Untersuchungen sowohl an Kindern, als auch an Erwachsenen den günstigeren Einfluß einer antientzündlichen Behandlung mit inhalativen Kortikosteroiden, ein grundsätzlicher Durchbruch bei der Behandlung des Asthma bronchiale ist aus folgenden Gründen jedoch nicht zu erwarten:

Kortikosteroide bei Asthma bronchiale

1. Der günstige Effekt inhalativer Kortikosteroide auf Symptome und bronchiale Hyperreagibilität (BHR) ist auf den Behandlungszeitraum und eine sich anschließende Periode **zeitlich begrenzt.** Hiernach lassen sich zwar leichte, saisonale Asthmaformen vorübergehend bessern, eine Heilung darf jedoch nicht erwartet werden.

2. Die Erkrankungshäufigkeit und die Mortalität des Asthma bronchiale **steigen weiter an** oder nehmen zumindest nicht ab, obwohl die Behandlung mit Kortikosteroiden seit 20 Jahren zur Verfügung steht und seit Anfang der 90er Jahre in Form nationaler und internationaler Therapierichtlinien empfohlen wird. Ein Teilgrund für diese Beobachtung mag in der nach wie vor bestehenden und von Laienmedien geschürten Kortikosteroidphobie oder der Compliance-Problematik liegen.

3. Mittelschweres bis schweres Asthma, das periodisch oder anhaltend auf die Behandlung mit systemischen Kortikosteroiden angewiesen ist, oder nicht oder nur partiell auf Kortikosteroide anspricht, bildet ein Patientenkollektiv, für das heute keine ausreichende Behandlung zur Verfügung steht. Darüber hinaus begrenzen die mit der Kortisonlangzeitgabe verbundenen **Nebenwirkungen** eine dauerhafte Behandlung. Schließlich sind die Erfahrungen mit alternativen Immunsuppressiva, wie z.B. Methotrexat oder Cyclosporin, im Hinblick auf die Beeinflussung des Krankheitsverlaufs enttäuschend und die mit den Medikamenten assoziierten Nebenwirkungen teilweise erheblich.

Aus den genannten Gründen besteht nach wie vor großer Bedarf an **neuen Therapieansätzen**, die die Möglichkeiten der Behandlung des Asthma bronchiale erweitern. Dies bezieht sich zunächst auf die Beeinflussung der zugrunde liegenden pathogenetischen Prozesse mit Reduktion der Morbidität und Mortalität. Bedarf besteht aber auch im Hinblick auf eine Vereinfachung der Therapie mit Verbesserung der Compliance des Patienten. **Leukotrienhemmer** bilden einen ersten Schritt in diese Richtung.

Das vorliegende Buch soll am Vorabend der Einführung des ersten Leukotrien-Rezeptorantagonisten in der BRD eine neue Klasse von Medikamenten vorstellen, die sich in ihrer Struktur und vor allem in ihrer Wirkung, sowie dem pharmakologischen Ansatzpunkt von den etablierten Medikamenten unterscheiden. Die heute bekannten Ergebnisse verschiedener klinischer Studien an experimentellen Asthmamodellen auf den Verlauf des natürlichen Asthma berechtigen zu einem vorsichtigen Optimismus. Es liegt hiernach durchaus im Bereich des Möglichen, das sich mittels Leukotrienantagonisten das therapeutische Spektrum bei der Behandlung des Asthma bronchiale erweitern läßt.

Das Buch verfolgt das **Ziel**, die heute bekannten Ergebnisse in übersichtlicher Form darzustellen. Es soll ferner im Kontext der etablierten Asthmabehandlung dem klinisch tätigen Arzt im Krankenhaus und in der Praxis die Möglichkeiten einer Therapie mit dieser neuen Substanzklasse verdeutlichen und praktisch zugänglich machen. Wenn das Buch dazu beiträgt, den Leidensdruck der Betroffenen zu lindern, hat sich die Erstellung diese Kompendiums mehr als ausgezahlt.

Ich möchte allen Autoren für ihre Bereitschaft zur Mitarbeit an diesem Buch danken, ebenso wie für die konstruktiven Beiträge und Kommentare. Dank schulde ich ferner Frau Angelika Statz für ihre unermüdliche Hilfe bei der Überarbeitung der Manuskripte. Tiefe Dankbarkeit empfinde ich für meine Frau Nasim Kroegel, deren anhaltende aktive wie passive Unterstützung die Arbeit an dem vorliegenden Buch erst möglich gemacht hat.

Jena, im Oktober 1997 Claus Kroegel

Vorwort zur 2. Auflage

Es gibt zwei wesentliche Gründe, warum ein Buch bereits 3 Jahre nach seinem erstmaligen Erscheinen neu aufgelegt wird. Erstens, weil sich das Buch einer großen Akzeptanz und Nachfrage erfreute und die Auflage vergriffen ist. Zweitens, weil nach Fertigstellung des ursprünglichen Textes die medizinische Erkenntnislage so schnell fortgeschritten ist, dass eine Erweiterung und Ergänzung des Textes aus Sicht der Autoren wünschenswert erscheint. Letzteres ist immer dann der Fall, wenn man als Autor allmählich zur Überzeugung gelangt, dass man sein Buch nicht mehr uneingeschränkt empfehlen kann, da wichtige Aspekte nicht angesprochen werden. Treffen beide Gründe zusammen, ist man in der glücklichen Lage, durch eine entsprechende Überarbeitung diese Einschätzung zu korrigieren.

Tatsächlich haben sich seit der ersten Auflage verschiedene neue Aspekte ergeben, die ohne Zweifel eine Überarbeitung und Erweiterung des Buches rechtfertigen. Hierzu gehören zunächst die neu gestalteten und überarbeiteten Empfehlungen zur Asthmatherapie durch die Deutsche Atemwegsliga. Ferner zählen hierzu die in den 3 Jahren nach Zulassung der Leukotrienhemmer gesammelten Erfahrungen, insbesondere im Hinblick auf die langfristige Behandlung und die Therapie von Kindern. Zu diesen Aspekten gehört aber auch die anhaltende Diskussion um die Frage des kausalen Zusammenhangs zwischen Leukotrienhemmern und dem Churg-Strauss-Syndrom. Nicht vergessen werden dürfen dabei die in den 3 Jahren seit dem Erscheinen der 1. Auflage des Buches neu zugelassenen antiasthmatischen Medikamente, ebenso wie Fortschritte bei den Applikationen der Medikamente.

Die jetzt vorliegende 2. grundlegend überarbeitete, ergänzte und erweiterte Auflage orientiert sich an den genannten Aspekten. Zusätzliche Kapitel zur Epidemiologie (Kap. 2), zu den inhalativen Therapiemöglichkeiten (Kap. 16), zur Therapie des kindlichen Asthmas (Kap. 10), zur Assoziation zwischen Leukotrienhemmern und dem Churg-Strauss-Syndrom (Kap. 7) sowie zur künftigen Asthmatherapie mit anti-IgE-Antikörpern (Kap. 14) wurden in das Buch neu aufgenommen. Darüber hinaus wurden alle Kapitel der 1. Auflage überarbeitet und durch aktuelle Studienergebnisse der vergangenen 3 Jahre ergänzt.

Mein Dank gilt allen Autoren für ihre konstruktiven Beiträge und ihre Bereitschaft, erneut an diesem Buch mitzuarbeiten. Mein Dank gilt auch Frau Angelika Statz für die Durchsicht der neuen Manuskripte. Meiner Familie gilt mein tief empfundener Dank für ihre Liebe und Zuneigung, ohne die eine Neuauflage des Buches in dieser Form nicht möglich gewesen wäre.

Jena, im Oktober 2001   Claus Kroegel

Inhaltsverzeichnis

Teil I

Grundlagen und Pathogenese

1 Definition, Einteilung und begriffliche Abgrenzung des Asthma bronchiale

Claus Kroegel

Die Betrachtungsweise des Asthma bronchiale hat sich in den letzten Jahren grundsätzlich gewandelt. Sowohl das intrinsische (nichtallergische) als auch das extrinsische (allergische) Asthma bronchiale gelten heute als primär von eosinophilen Granulozyten dominierte Entzündung der Atemwege, auf die die rezidivierende bronchiale Obstruktion, die bronchiale Überempfindlichkeit oder bronchiale Hyperreagibilität (BHR) gegenüber unspezifischen Atemwegsirritanzien ebenso wie die Neigung zu Exazerbationen infolge interkurrierender Infekte zurückgeht.

Definitionen des Asthma bronchiale

Nach der gegenwärtigen Auffassung lässt sich das Asthma bronchiale unter Einschluss verschiedener Aspekte grundsätzlich als eine entzündliche Atemwegserkrankung unterschiedlicher Ätiologie definieren (1, 8, 12). Sie lässt sich aus verschiedenen klinischen, physiologischen, morphologischen und immunologischen Blickwinkeln wie folgt verstehen:

Definition des Asthma bronchiale

- **Klinisch:** durch eine rekurrierende bis persistierende Atemwegsverengung mit Giemen und Dyspnoe unterschiedlichen Grades,
- **lungenfunktionell:** durch eine zumeist vollständige, seltener auch teilreversible Atemwegsobstruktion,
- **pathophysiologisch:** durch eine bronchiale Hyperreagibilität (BHR),
- **histopathologisch:** durch eine eosinophile Bronchitis,
- **immunhistologisch:** durch eine Anreicherung aktivierter CD4+-Zellen sowie aktivierter eosinophiler Granulozyten,
- **immunologisch:** durch die Freisetzung von Zytokinen bzw. anderen Mediatoren.

Die **klinische Manifestation** der Erkrankung reicht von leichtsymptomatischen über häufig rekurrierende Formen bis hin zum schweren perennialen, instabilen Asthma und dem Status asthmaticus. Schweregrad und Verlauf des Asthma bronchiale werden nach heutiger Auffassung im Wesentlichen durch folgende Faktoren bestimmt (7, 8, 12, 13, 19):

Faktoren, die Schweregrad und Verlauf des Asthma bronchiale bestimmen

1. Ausmaß entzündlicher Veränderungen in den Atemwegen,
2. bronchiale Hyperreagibilität, die die Obstruktion der Atemwege von spezifischen Triggern (Allergenen) auf unspezifische inhalative Irritanzien bzw. Noxen ausweitet und die vermutlich auf dem Boden der Atemwegsentzündung entsteht,
3. Neigung zu Exazerbationen infolge interkurrierender Infekte, körperlicher Anstrengung und Einnahme von Analgetika, zu denen die bronchiale Entzündung prädisponiert,
4. Form des Asthmas, wobei aufgrund anamnestischer und diagnostischer Kriterien prinzipiell zwischen einem allergischen (extrinsischen) und einem nichtallergischen (intrinsischen) Asthma bronchiale unterschieden wird,
5. genetische Prädisposition, bei der eine Assoziation zwischen Allelen der Regionen 5 q31 – p33 bzw. 11 p13 mit der BHR möglicherweise bedeutender ist als mit erhöhten IgE-Spiegeln.

Einteilung und begriffliche Abgrenzung

Die Bezeichnung und Einteilung des Asthma bronchiale wird meist inkonsistent und inkorrekt angewendet. Schuld daran dürften 1. ältere, aus heutiger Sicht überholte Konzepte zur Pathogenese oder 2. die z.T. ähnliche Symptomatik sein. Um dieser begrifflichen Verwirrung vorzubeugen, sollen hier zunächst eine moderne Einteilung und eine begriffliche Abgrenzung vorgenommen werden. Grundsätzlich unterscheidet man je nach vorhandener oder nicht nachweisbarer **allergischer Diathese** zwei Formen des Asthma bronchiale.

Zwei prinzipielle Formen des Asthma bronchiale

1. Extrinsisches oder allergisches Asthma,
2. intrinsisches oder nichtallergisches Asthma.

Andere Bezeichnungen, einschließlich des anstrengungs-, des analgetikaassoziierten oder des nächtlichen (nokturnalen) Asthmas, bezie-

Tab. 1.1 Bezeichnung verschiedener Formen des intrinsischen und extrinsischen Asthma bronchiale, geordnet nach dem tageszeitlichen Auftreten von Beschwerden, den vorherrschenden Symptomen, dem klinischen Schweregrad und nach definierten Auslösern

Bezeichnung nach dem tageszeitlichen Auftreten von Beschwerden	nokturnales Asthma bronchiale
Bezeichnung nach vorherrschenden Symptomen	Variant-(Husten-)Asthma „Brittle"-(katastrophales) Asthma
Bezeichnung nach der Schwere der Erkrankung	kortikosteroidabhängiges Asthma „Brittle"-(katastrophales) Asthma
Bezeichnung nach definierten Auslösern (Triggern)	Anstrengungsinduziertes Asthma bronchiale Analgetikainduziertes Asthma Isocyanat-assoziiertes, berufsbedingtes Asthma Mit gastroösophagealem Reflux (GERD)-assoziiertes Asthma

hen sich auf den **Auslöser,** die Symptome bzw. den **Zeitraum** gehäufter klinischer Beschwerden (Tab. **1.1**). Es handelt sich hierbei nicht um unabhängige Formen eines Asthma bronchiale, sondern vielmehr bezeichnen sie häufige Trigger, die tageszeitliche Zuordnung asthmatischer Beschwerden oder die vorherrschenden Symptome, die sich auf dem Boden entweder eines vorbestehenden intrinsischen oder extrinsischen Asthmas in unterschiedlicher Häufigkeit manifestieren. Eine konsequente antientzündliche Basistherapie ist deshalb zur Vermeidung häufiger Beschwerden auch bei allen diesen Untergruppen indiziert **(Kap. 9, S. 177).** Nachfolgend sollen die bekanntesten Bezeichnungen gesondert dargestellt werden.

Extrinsisches Asthma bronchiale

Das extrinsische oder **allergische Asthma** (Abb. **1.1**) ist eine mit Umweltallergenen assoziierte Atemwegserkrankung, die saisonal rezidivierend mit Erhöhung der Eosinophilenzahl im Blut sowie des Gesamt- und allergenspezifischen IgE's einhergeht. Die Erkrankung manifestiert sich oft bereits in der Kindheit oder frühen Jugend, und eine allergische Diathese in der Familie ist meist bekannt. Immunologisch finden sich beim extrinsischen Asthma bronchiale passagere, mit der Allergenexposition zeitlich im Zusammenhang stehende aktivierte CD4$^+$-Zellen sowie Th2-zellassoziierte Zytokine in den Atemwegen.

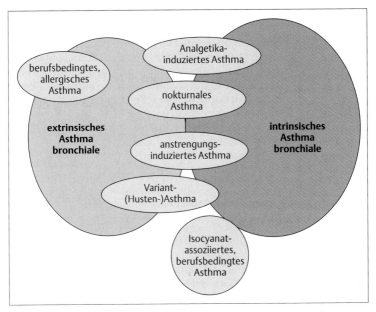

Abb. **1.1** **Intrinsisches und extrinsisches Asthma bronchiale, die beiden prinzipiellen Formen des Asthma bronchiale, und ihre Beziehung zu häufigen, in der klinischen Praxis gebrauchten, Bezeichnungen** (nähere Erläuterungen im Text).

Intrinsisches Asthma bronchiale

Im Gegensatz zum allergischen Asthma bevorzugt das intrinsische Asthma bronchiale (Abb. **1.1**) ein höheres Alter (> 40 Jahre) und entwickelt sich in den meisten Fällen nach einem respiratorischen Infekt.

Eine allergische Diathese oder Vermehrung des Gesamt- bzw. spezifischen IgE's lässt sich nicht nachweisen. Dagegen ist eine Polyposis nasi ist nicht selten. Im Vergleich zum allergischen Asthma ist die Eosinophilie im Allgemeinen stärker ausgeprägt und unterliegt ebenso wie die klinische Symptomatik keinen größeren jahreszeitlichen Schwankungen. Während die immunologische Endstrecke in der Pathogenese beim intrinsischen und extrinsischen Asthma im Sinne einer von Eosinophilen dominierten Entzündung miteinander vergleichbar ist, scheinen sich jedoch die zentralen regulatorischen Immunprozesse beider Formen zu unterscheiden (12, 13). Parallel zur fortbestehenden Bluteosinophilie findet sich beim intrinsischen Asthma eine auch im symptomarmen Intervall anhaltende Aktivierung der $CD4^+$- und $CD8^+$-T-Lymphozyten im Blut und in der bronchoalveolären Lavage(BAL)-Flüssigkeit, die sich durch die Expression der IL-2 R-, HLA-DR- und VLA-1-Oberflächenantigene äußert (21). Die intrinsische Form des Asthma bronchiale zeichnet sich ferner durch eine Umverteilung peripherer Lymphozyten in sog. Memory-T-Zellen ($CD45 R0^+$) aus, die beim extrinsischen allergischen Asthma nicht nachweisbar ist. Diese Beobachtungen deuten auf einen pathogenetischen Unterschied zwischen extrinsischem und intrinsischem Asthma bronchiale hin. Es wird spekuliert, dass das intrinsische Asthma bronchiale ätiologisch auf eine autoimmunologische Entzündung, z. B. gegen ein bislang nicht definiertes Antigen in der Bronchialschleimhaut, zurückgeht (10).

Anstrengungsinduziertes Asthma

Bei dieser Form handelt es sich nicht um eine unabhängige Erkrankung, sondern vielmehr um einen häufigen, unspezifischen Trigger eines vorbestehenden intrinsischen bzw. extrinsischen Asthmas. Eine konsequente antientzündliche Basistherapie ist deshalb auch hier primär indiziert (12). Obwohl die pathogenetische Sequenz bislang noch nicht eindeutig definiert ist, wird (1) eine Mastzellmediatorsekretion als Folge eines Feuchtigkeitsverlustes und hyperosmolarer Provokation sowie (2) einer Permeabilitätserhöhung der Kapillaren mit Bronchialödem diskutiert **(Kap. 13, S. 259)**. Neuere Untersuchungen sprechen für eine Beteiligung von Cysteinyl-Leukotrienen im Rahmen des anstrengungsassoziierten Asthma bronchiale (19).

Für das anstrengungsinduzierte Asthma wird gelegentlich auch der Begriff **„belastungsinduziertes"** Asthma verwendet.

Analgetikainduziertes Asthma

Auch beim analgetikainduzierten Asthma handelt es sich nicht um unabhängige asthmatische Erkrankungen, sondern vielmehr um einen weiteren Trigger eines vorbestehenden intrinsischen bzw. extrinsischen Asthmas. Die **Analgetikaintoleranz** ist häufiger mit der intrinsischen Asthmaform assoziiert und tritt bei Patienten mit Polyposis nasi auf **(Kap. 12, S. 241)**. Eine konsequente antientzündliche Basistherapie ist deshalb auch hier indiziert (12).

Nokturnales Asthma

Das nokturnale Asthma entspricht vermutlich einem extrinsischen bzw. intrinsischen Asthma bronchiale mit nächtlich betonten Beschwerden, die ferner mit einer Zunahme der Atemwegsentzündung sowie der bronchialen Hyperreagibilität assoziiert sind (12, 22).

Variant- oder Husten-Asthma

Beim sogenannten Variantasthma steht als Symptom ein chronischer, rekurrierender Husten im Vordergrund, während sich die Atemwegsobstruktion nicht klinisch manifestiert. Ansonsten besteht aber auch bei dieser Form eine von Eosinophilen dominierte Atemwegsentzündung und eine bronchiale Hyperreagibilität, die mit der Hustensymptomatik ursächlich im Zusammenhang steht. Entsprechend bildet eine konsequente antientzündliche Therapie auch hier die Grundlage der Behandlung. Beim Variantasthma dürfte es sich um eine milde Form vor allem des extrinsischen Asthma bronchiale handeln.

Brittle-Asthma („katastrophales Asthma")

Unter dieser selteneren Verlaufsform des Asthma bronchiale kommt es aus anscheinend völliger Beschwerdefreiheit zu plötzlich auftretenden, **schwersten obstruktiven Attacken.** Die Bedeutung der Abgrenzung des „Brittle"- oder katastrophalen Asthmas liegt vor allem darin, dass die Patienten stets mit einem sehr hohen Risiko eines tödlich verlaufenden Asthmaanfalles leben. Aus diesem Grunde sollten die Betroffenen stets Notfallmedikamente (Kortikosteroid-Tabletten, β_2-Sympathomimetika) bei sich tragen, die sie bei ersten Anzeichen einer Verschlechterung einnehmen sollten. Für einige Patienten mit sehr schnell sich entwickelnden Attacken ist es sinnvoll, Adrenalin zur Selbstinjektion mitzuführen. Auch ein Notfallpass mit Instruktionen zur Notbehandlung oder das Tragen einer Notfallplakette für Personen mit dieser Verlaufsform des Asthmas ist anzuraten.

Die Therapie der Wahl besteht aus kontinuierlicher anti-inflammatorischer Behandlung sowie langwirksamer β_2-Sympathomimetika, selbst während weitgehend beschwerdefreier Intervalls. Patienten mit einer ausgeprägten Variabilität des Spitzenflusses (PEF) können von einer kontinuierlichen subkutanen β_2-Mimetika-Infusion, z.B. mittels Insulinpumpe, profitieren. Aber auch die zusätzliche Gabe bzw. Kombination mit Leukotrienhemmern ist beim Brittle-Asthma zu erwägen, auch wenn Studien derzeit noch nicht vorliegen.

Berufsbedingtes Asthma

Hierbei handelt es sich um eine Gruppe ätiologisch heterogener Asthmaformen, die räumlich und zeitlich mit der beruflichen Tätigkeit in Zusammenhang zu bringen ist. Obwohl die Einteilung noch immer Grundlage einer anhaltenden Diskussion ist, lassen sich nach ätiologischen und pathogenetischen Gesichtspunkten drei Formen voneinander abgrenzen.

Allergisches berufsbedingtes Asthma. Hierbei handelt es sich um ein allergisches Asthma bronchiale im oben definierten klassischen Sinn, das durch Allergenexposition des unmittelbaren Arbeitsbereiches hervorgerufen wird. Es entspricht in seiner Immunpathogenese der oben dargestellten Form des allergischen Asthma bronchiale, geht mit einer Vermehrung der Serum-IgE-Konzentration und Eosinophilenzahl einher und tritt bevorzugt bei Personen mit allergischer Diathese auf.

Isocyanat-Asthma. Bei dieser Form liegt eine Sensibilisierung gegenüber niedermolekularen Substanzen (**„Sensitizer"**) vor, zu denen u. a. Diphenylmethandiisocyanat (MDI) oder Diisocyanattoluol (TDI) gehören. Personen mit Isocyanat-Asthma weisen in aller Regel keine allergische Diathese gegenüber den herkömmlichen Umweltallergenen auf. Die histopathologischen Veränderungen mit aktivierten Eosinophilen, Mastzellen und T-Lymphozyten gleichen jedoch den beim allergischen Asthma nachweisbaren Veränderungen. Im Gegensatz hierzu scheint es beim TDI-assoziierten Asthma zu einer Differenzierung und Aktivierung von $CD8^8$-T-Lymphozyten zu kommen (2), während beim allergischen Asthma $CD4^+$-T-Zellen prädominieren, die ein Th2-Zytokinspektrum (IL-4, IL-5, IL-13) sezernieren.

Asthmoide Emphysembronchitis

Unter der immer noch häufig benutzten Diagnose einer (chronisch) asthmoiden Emphysembronchitis versteht man in der Regel einen unscharfen Sammelbegriff, der das Asthma bronchiale, die chronische Bronchitis und das Emphysem miteinander vereint (im angelsächsischen Sprachraum auch als „Chronic Obstructive Lung Disease" [COLD] bezeichnet). Dieser Begriff ist nach dem heutigen pathogenetischen Verständnis nicht mehr vertretbar. Er ist nicht nur unpräzise und pathogenetisch irreführend, sondern auch prognostisch und therapeutisch wenig sinnvoll. Sollte ein Asthma bronchiale zusätzlich von einer chronisch-obstruktiven Bronchitis und einem Emphysem überlagert sein, sollten alle Diagnosen nebeneinander genannt werden.

Differenzialdiagnostische Abgrenzung

Vom eigentlichen Asthma abzugrenzen ist ein Spektrum von Erkrankungen, die alle mit *Giemen* als Ausdruck einer Atemwegsobstruktion einhergehen und zusätzlich einzelne, beim Asthma vorkommende pathophysiologische, laborchemische oder histologische Elemente aufweisen (Abb. **1.2**).

Nichtasthmatische Erkrankungen mit Blut- und Atemwegseosinophilie finden sich bei allen mit Eosinophilen assoziierten Erkrankungen, wie dem *Löffler-Syndrom,* der chronischen eosinophilen Pneumonie, der tropischen Eosinophilie, der allergischen bronchopulmonalen Aspergillose oder dem *Churg-Strauss-Syndrom.* In allen Fällen kann es histopa-

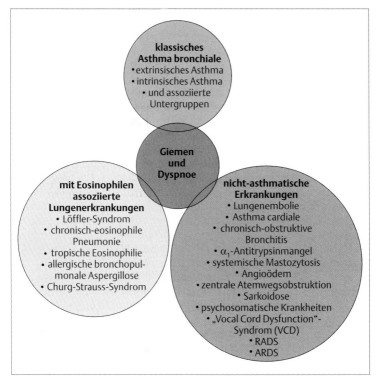

Abb. **1.2**   Bei Giemen und Dyspnoe differenzialdiagnostisch zu berücksichtigende Erkrankungen.

thologisch zu einer eosinophilen Bronchitis mit bronchialer Hyperreagibilität und der damit assoziierten asthmatischen Symptomatik kommen. Zudem findet sich beim Churg-Strauss-Syndrom auch eine, meist sehr deutliche, Vermehrung der gesamten IgE-Konzentration im Serum, ein Umstand, der die Abgrenzung zum extrinsischen Asthma zusätzlich erschwert. Im Gegensatz zum klassischen Asthma kommt es jedoch im Rahmen der oben genannten Erkrankungen auch zu einer parenchymalen Beteiligung mit zumeist wechselnden interstitiellen Infiltraten, die radiologisch als flaue, sich in Ausdehnung und Lokalisation ändernde Verschattungen imponieren. Darüber hinaus kommt es im Gegensatz zum Asthma bronchiale beim Churg-Strauss-Syndrom auch zu einer Beteiligung extrapulmonaler Organe, wie beispielsweise Haut, Herz und Zentralnervensystem.

Andere, vom Asthma differenzialdiagnostisch abzugrenzende Erkrankungen reichen von kardiovaskulären über maligne bis hin zu psychosomatischen Krankheiten. Von dieser sehr heterogenen Gruppe sollen im Rahmen der hier angestellten kurzen Betrachtung die *chronisch-obstruktive Bronchitis*, das *Asthma cardiale* und die *Sarkoidose* herausgestellt werden. Für alle übrigen Erkrankungen sei auf entsprechende Lehrbücher der Pneumologie verwiesen (3, 5, 9, 16, 18).

Die in der Praxis wohl häufigste und teilweise schwierigste Differenzialdiagnose des Asthmas bildet die **chronisch obstruktive Bronchitis.** Hierbei handelt es sich um eine unspezifische Reaktion des Bronchialsystems auf eine langjährige Inhalation von Umweltnoxen. In der überwiegenden Anzahl der Fälle muss ätiologisch das Rauchen angeschuldigt werden. Die Erkrankung beginnt als chronische Bronchitis mit Mukushypersekretion und entwickelt sich allmählich zur obstruktiven Lungenerkrankung, die im Finalstadium schließlich im Emphysem mit pulmonaler Hypertonie und Cor pulmonale endet. Das therapeutische Vorgehen bei chronisch-obstruktiver Bronchitis unterscheidet sich grundsätzlich von dem bei Asthma bronchiale, so dass primär eine klare diagnostische Zuordnung anzustreben ist. Aufgrund der praktischen Bedeutung sind die wichtigsten Unterschiede in Tab. **1.2** aufgeführt.

Die Bezeichnung **Asthma cardiale** ist irreführend, da die Erkrankung mit dem eigentlichen Asthma bronchiale ätiologisch und pathogenetisch nichts gemein hat. Vielmehr handelt es sich um eine mit Giemen und Dyspnoe einhergehende Erkrankung, die pathophysiologisch auf eine manifeste Linksherzinsuffizienz zurückgeht. Die obstruktive Komponente wird durch eine mechanische Obstruktion infolge Mukosa- und Submukosaödem verursacht, und nicht durch eine primäre Kontraktion der Bronchialmuskulatur. Die Dyspnoe dürfte zudem vor allem mit der Entwicklung eines interstitiellen Lungenödems im Zusammenhang stehen.

Tab. 1.2 Charakteristische Unterschiede zwischen extrinsischem und intrinsischem Asthma bronchiale und chronischer obstruktiver Bronchitis

Charakteristika	COPD	extrinsisches Asthma	intrinsisches Asthma
Klinik			
Beginn mit < 40 Jahren	–	+++	+
Beginn mit > 40 Jahren	+++	–	+++
Beginn plötzlich	–	+	+++
Nikotinabusus	+++	–	–
atopische Diathese	–	+++	–
Blut-Eosinophilie	–	++	+++
erhöhtes IgE	–	+++	–
rekurrierende Symptomatik	+	+++	++
Rhinitis/Sinusitis	–	+	++
Polyposis nasi	–	–	++
Pathophysiologie			
bronchiale Hyperreagibilität	+	++	+++
komplette Reversibilität	–	+++	++
Teilreversibilität	+	–	+
Pathologie			
Parenchymdestruktion	++	–	–
eosinophile Bronchitis	–	++	+++
peribronchiale Fibrose	–	++	+++
bronchialer Mukusausguss	++	+++	++
Sputum/BAL-Zytologie			
Eosinophilie	– *	++	+++
Neutrophilie	++	– **	– **

Zeichenerklärung: (–) nicht vorhanden; (+) kommt selten vor; (++) wird häufiger beobachtet; (+++) fast in allen Fällen nachweisbar. Schlüssel: * bei Exazerbationen nachweisbar; ** im Rahmen bakterieller Exazerbationen nachweisbar; COPD: chronic obstructive pulmonary disease (chronisch-obstruktive Bronchitis mit oder ohne Emphysem).

Reactive Airway Distress Syndrome (RADS). Hierunter versteht man eine durch unspezifische **inhalative Noxen** (Rauch, toxische Gase etc.) ausgelöste unspezifische Entzündung der Atemwege, auf deren Grundlage sich eine bronchiale Hyperreagibilität entwickelt. Im Allgemeinen genügt eine kurzzeitige, aber intensive Umweltnoxenexposition, um über Jahre anhaltende Beschwerden hervorzurufen. Im engeren Sinne gehört das RADS nicht zum Asthma bronchiale (siehe unten).

Als **Vocal Cord Dysfunction (VCD)-Syndrom** wird eine anfallsartig auftretende paradoxe Adduktion der Stimmbänder während der Inspiration verstanden, die mit einem Asthma verwechselt werden kann (2). Das Syndrom bevorzugt Frauen im Alter zwischen 20 und 40 Jahren. Klinisch imponiert dieses Syndrom in erster Linie als eine anfallsweise auftretende inspiratorische Dyspnoe. Zudem können Husten, Giemen, thorakales Engegefühl, Dysphonie und gelegentlich Synkopen auftreten (6, 17). Die Diagnose basiert auf der Diskordanz zwischen der Symptomatik und der Lungenfunktion („eiförmige" deformierte Fluss-Volumen-Kurve, S-förmige Resistanceschleife, FIV_1 deutlich vermindert bei wenig verändertem FEV_1) sowie einer laryngoskopischen Demonstration eines Stimmbandverschlusses (unter Hyperventilation oder körperlicher Anstrengung). Auch kommt es im Unterschied zur klassischen Form des Asthmas unter einer anti-obstruktiven oder anti-entzündlichen Therapie nicht zu einer Besserung der Beschwerden. Allerdings können ein VCD-Syndrom und ein Asthma gleichzeitig auftreten.

Die Ätiologie der Erkrankung ist noch nicht eindeutig bekannt. Bei einem Teil der Patienten lassen sich psychiatrische Erkrankungen als Ursache vermuten. Bei einem anderen Teil entsteht das Syndrom nach Inhalation von Atemwegsirritantien (sog. Irritant-assoziiertes VCD, iVCD). Die Behandlung des VCD-Syndroms bleibt oft unbefriedigend und basiert auf einem multidisziplinären Zugang, bestehend aus Sprachtherapie, Psychotherapie und Entspannungsübungen. Darüber hinaus können sedierende sowie lokal anästhesierende Medikamente eingesetzt werden (6, 17).

Die letzte Erkrankung, die hier exemplarisch erwähnt werden soll, bildet die **Sarkoidose.** Obwohl in den frühen Stadien eine Dyspnoe selten ist, kann sich doch eine bronchiale Hyperreagibilität mit Husten und selbst Obstruktion ausbilden. Die Pathogenese der bronchialen Hyperreagibilität ist möglicherweise aber Ausdruck einer granulomatösen Atemwegsbeteiligung im Rahmen der Grunderkrankung.

Fazit

Das Asthma bronchiale kommt entweder als extrinsische (allergische) oder als intrinsische (nicht-allergische) Form vor. Bei allen übrigen im klinischen Alltag verwendeten Bezeichnungen handelt es sich um Untergruppen der beiden Grundformen, bei denen entweder der Auslöser, der Zeitpunkt der häufigsten Beschwerden oder das führende Symptom mit in die diagnostische Bezeichnung eingehen. Diese Form der Bezeichnung ist irreführend, trägt nicht zu dem sich abzeichnenden pathogenetischen Konzept bei und sollte aus diesem Grund unterbleiben.

Die im Rahmen des Asthma bronchiale auftretenden Leitsymptome Obstruktion, Giemen und Dyspnoe sind nicht für das Asthma bronchiale spezifisch und können bei einem Spektrum anderer pulmonaler und nichtpulmonaler Erkrankungen ebenfalls vorkommen. Die häufigste und schwierigste Differenzialdiagnose bildet die chronisch-obstruktive Bronchitis.

Literatur

[1] Bousquet, J., P. Chanez, J.Y. Lacoste, G. Barneon, N. Ghavanian, I. Enander, P. Venge, S. Ahlstedt, J. Simony-Lafontaine, P. Godard, F.B. Michel: Eosinophilic Inflammation in Asthma. N. Eng. J. Med. 323 (1990) 1033–1039

[2] Christopher, K.L., R.P. Wood, R.C. Echert et al.: Vocalcord dysfunction presenting asthma. N. Engl. J. Med. 1983; 308: 1566–1570

[3] Fabel, G., H. Fabel: Risiken einer medikamentösen Asthmatherapie während der Schwangerschaft. Prax. Klin. Pneumolog. 38 (1984) 320–328

[4] Fabbri, L.M.: Airway inflammation in occupational asthma. Am. J. Respir. Crit. Care. Med. 150 (1994) (p. 80–82)

[5] Ferlinz, R.: Pneumologie in Praxis und Klinik. Thieme, Stuttgart 1994

[6] Goldberg, B.J., M.S. Kaplan: Nonasthmatic symptomatology. Curr. Opin. Pulm. Med. 2000; 6: 26–30

[7] Herwerden van, L., S.B. Harrap, Z.Y.H. Wong, M.J. Abramson, J.J. Kutin, A.B. Forbes, J. Raven, A. Lanigan, E.H. Walters: Linkage of high-affinity IgE receptor gene with bronchial hyperreactivity, even in absence of atopy. Lancet 346 (1995) 1262–1265

[8] Kay, A.B.: Asthma and inflammation. J. Allergy Clin. Immunol. 87 (1991) 893–910

[9] Konietzko, N., H. Wendel, B. Wiesner: Erkrankungen der Lunge, De Gruyter, Berlin 1995

[10] Kroegel, C., J.C. Virchow jr., C.T. Walker: Lymphocyte activation in bronchial asthma. N. Engl. J. Med. 328 (1993) 1639–1640

[11] Kroegel, C., J.C. Virchow jr., W. Luttmann, J.A. Warner: Pulmonary immune cells in health and disease. The eosinophil leukocyte. Part I. Eur. Respir. J. 7 (1994) 519–543

[12] Kroegel, C., W. Luttmann, H. Matthys, J.C. Virchow jr.: Grundlagen und Anwendung der modernen antientzündlichen Therapie des Asthma bronchiale. Internist 36 (1995) 546–559

[13] McFadden jr., E.R., I.A. Gilbert: Asthma. N. Engl. J. Med. 327 (1992) 1928–1937

[14] McFadden, E.R., I.A. Gilbert: Exercise-induced asthma. N. Engl. J. Med. 330 (1994) 1362–1367

[15] Martin, R.J., L.C. Cicutto, H.R. Smith, R.D. Ballard, S.J. Szefler: Airways inflammation in nocturnal asthma. Am. Rev. Respir. Dis. 143 (1991) 351–357

[16] Matthys, H.: Pneumologie. 2. Aufl. Springer, Berlin 1988

[17] Niggemann, B., K. Paul, R. Keitzer, U. Wahn: Vocal cord dysfunction in three children – misdiagnosis of bronchial asthma? Pediatr. Allergy Immunol. 1998; 9: 97–100

[18] Nolte, D.: Asthma. 6. Aufl. Urban & Schwarzenberg, München 1995

[19] Taylor, I.K.: Release of urinary leukotriene E4 in asthmatic subjects: a review. In: Advances in Prostaglandin, Thromboxane, and Leukotriene Research, Dahlén S. E. et al. (Ed.) (1994), Raven Press, New York, Vol. 22, S. 167–183

[20] Postma, D.S. , E.R. Bleecker, P.J. Amelung, K.J. Holroyd, J. Xu, C.I.M. Panhuysen, D.A. Meyers, R.C. Levitt: Genetic susceptibility to asthma – bronchial hyperresponsiveness coinherited with major gene for atopy. N. Engl. J. Med. 333 (1995) 894–900

[21] Walker, C., E. Bode, L. Boer, T.T. Hansel, K. Blaser, J.C. Virchow jr.: Allergic and non-allergic asthmatics have a distinct patterns of T cell activation and cytokine production in peripheral blood and BAL: Am. Rev. Respir. Dis. 146 (1992) 109–115

[22] Wenzel, S. E., J.B. Trudeau, D.A. Kaminsky, J. Cohn, R.J. Martin, J.Y. Westcott: Effect of 5-lipoxygenase inhibition on bronchoconstriction and airway inflammation in nocturnal asthma. Am. J. Respir. Crit. Care. Med. 152 (1995) 897–905

2 Epidemiologie und Ursachen allergischer Erkrankungen

Claus Kroegel

Zu Beginn dieses Jahrhunderts war Asthma eine vergleichsweise seltene Erkrankung. Seither ist die Prävalenz des Asthmas und anderer allergischer Erkrankungen, vor allem in den entwickelten Industrieländern, sprunghaft angestiegen und hat in der Zwischenzeit wahrhaft epidemische Ausmaße angenommen. Obwohl die zunehmende Prävalenz in einigen Fällen durch eine verbesserte Diagnostik und eine häufigere Darstellung der Symptome sowie eine erhöhte Sensibilität gegenüber den Beschwerden zu erklären ist, bleiben die objektiven Befunde einer Zunahme des Asthmas eindeutig (1, 6, 23, 28). Die Zahl der Kinder mit der Diagnose einer atopischen Dermatitis hat sich in den letzten 20 Jahren verdoppelt (1). In ähnlichem Umfang haben auch Asthma und Heuschnupfen zugenommen.

Prävalenz allergischer Erkrankungen

Zur Prävalenz allergischer Erkrankungen in Deutschland liegen in der Zwischenzeit verschiedene Studien an Kindern und Erwachsenen vor. In Bayern und Nordrhein-Westfalen weist etwa ein Drittel aller Schulanfänger eine **allergische Sensibilisierung** gegenüber Allergenen in Luft oder Nahrungsmitteln auf (16). Davon leiden rund 12 % an Rhinokonjunktivitis, 12 % an atopischem Ekzem, 7 % an Nahrungsmittelallergien und 5 % an Asthma bronchiale. Bei einer epidemiologischen Querschnittsuntersuchung an 9403 neun- bis elfjährigen Schulkindern im Raum München wiesen 33 % der Kinder eine allergische Erkrankung (Rhinitis allergica, allergisches Asthma, atopische Dermatitis) auf (31). Zu vergleichbaren Ergebnissen kam eine Studie an Schulkindern aus Südbaden (8).

Im Rahmen einer multizentrischen Studie an 11 838 Erwachsenen im reproduktionsfähigen Alter wurde die Lebenszeit-Prävalenz allergischer Erkrankungen in der BRD mittels Fragebogen ermittelt (2). Dabei zeigte sich, dass 21 % der Väter und 22 % der Mütter an mindestens einer allergischen Manifestation leiden. Im Einzelnen litten 3,6 bzw. 4,1 % der Befragten an Asthma bronchiale, 16,0 bzw. 15,5 % an Rhinitis allergica und 1,7 bzw. 3,5 % an atopischer Dermatitis.

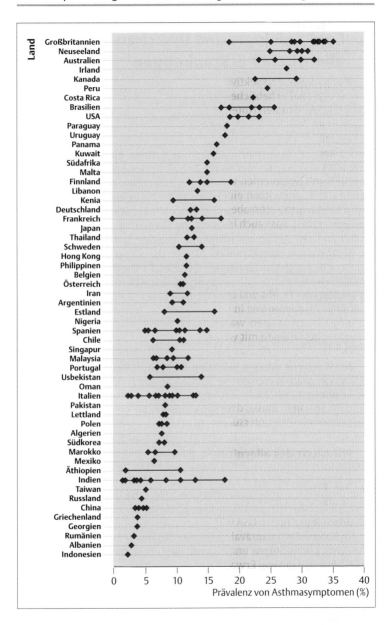

Prävalenz von Asthmasymptomen (%)

◀Abb. **2.1 Selbsterfasste 12-Monats-Prävalenz von Asthmabeschwerden mittels eines Fragebogens.** Dargestellt ist die von jedem Zentrum eines Landes ermittelte Prävalenz. Modifiziert nach 15.

Aus globaler Perspektive zeigt die Prävalenz allergischer Erkrankungen **regional erhebliche Unterschiede.** Wie die erste der drei geplanten ISAAC-Studien (International Study on Asthma and Allergy in Children) an 463 801 Kindern im Alter zwischen 13 und 14 Jahren aus fünf Erdteilen (15) darlegt, klagten vor allem Kinder aus England, Irland, Neuseeland, Australien und Kanada in der 12-monatigen Erfassungsperiode über allergische Symptome (jeweils ca. 30% mit Asthmasymptomen, 18% mit Symptomen einer Rhinokonjunktivitis und zwischen 10 und 15% mit Symptomen einer atopischen Dermatitis). Die Ergebnisse zu selbsterfassten Asthmabeschwerden sind in Abb. **2.1** dargestellt. Bemerkenswert ist, dass auch in einzelnen afrikanischen und lateinamerikanischen Ländern (Nigeria, Peru, Paraguay, Kenia, Uruguay) eine hohe Prävalenz allergischer Erkrankungen beobachtet wird.

In Deutschland beträgt die Anzahl der im Rahmen der ISAAC-Studie ermittelten Kinder mit asthmatischen und rhinokonjunktivitischen Beschwerden jeweils 14% und die der Kinder mit atopischer Dermatitis 7%. In Indonesien ebenso wie in Indien, China, Griechenland und mehreren osteuropäischen Staaten war dagegen die Prävalenz der drei allergischen Manifestationen mit weniger als 5% vergleichsweise gering (15).

Die Ursache(n) für die erhebliche länderabhängige Variation der Prävalenz allergischer Erkrankungen ist (sind) bisher nicht bekannt. Hierzu wird möglicherweise die zweite Stufe des ISAAC-Projektes weiteren Aufschluss geben, in der die Beziehung zwischen der Erkrankung und dem sozialen Status, dem Impfstatus, dem Klima und den Ernährungsgewohnheiten untersucht werden soll.

Prävalenz des allergischen Asthmas

Die Prävalenz des allergischen Asthma bronchiale wird in Deutschland auf 4 – 6% der Bevölkerung geschätzt.

Erhebungen in den USA während der Jahre 1990 und 1992 zeigen eine allgemeine Asthmaprävalenz von 4,62%. Dabei ist die Prävalenz der Erkrankung bei Kindern und Jugendlichen bis zum 19. Lebensjahr mit 6,12% höher als die von Erwachsenen. Das männliche Geschlecht ist mit einer Prävalenzrate von 7,23% stärker betroffen als das weibliche Geschlecht. Auch die Bevölkerung mit niedrigerem Einkommen (6,61%) und mit schwarzer Hautfarbe (5,33%) zeigt höhere Prävalenzraten als die bessergestellte und kaukasische Bevölkerung (10).

Der Vergleich zwischen Erhebungen aus dem Jahre 1980 und 1984 spricht für eine **Zunahme der Asthmaprävalenz** in allen Altersgruppen um etwa 75 %. Diese Zunahme war unabhängig vom Alter, dem Geschlecht oder der Rasse signifikant. Sie war jedoch bei Personen unter 34 Jahren akzentuierter und fiel mit 160 % bei Kleinkindern bis 4 Jahre besonders deutlich aus. Welche Bedeutung dieses überproportionale Auftreten im Kleinkindesalter für die Prävalenz des Asthmas in den kommenden Jahrzehnten besitzt, bleibt abzuwarten.

Epidemiologische Erhebungen aus anderen Ländern belegen ebenfalls eine Zunahme der Asthmaprävalenz zwischen den Jahren 1975 und 1990. Dabei zeigt der Vergleich verschiedener Länder untereinander allerdings z. T. erhebliche Unterschiede bei der Zunahme der Prävalenz zwischen 17 und mehr als 100 %. In einer neueren Studie aus Schottland wurde die Prävalenz von Asthma und allergischer Rhinitis zwischen 1972/76 (Elterngeneration: n = 1708) und 1996 (Nachkommen: n = 1124) über 20 Jahre untersucht (28). Die Prävalenz beider Erkrankungen stieg bei Nichtrauchern von 3,0 % (Asthma) und 5,8 % (Rhinitis) im Jahre 1972/76 auf 8,2 % bzw. 19,9 % im Jahre 1996 an. Bei Rauchern betrugen die entsprechenden Werte 1,6 % bzw. 5,4 % im Zeitraum 1972/76 und 5,3 % bzw. 15,5 % im Jahre 1996. Diese Studie belegt, dass sich das Vorkommen von Asthma über einen Zeitraum von 20 Jahren von der Elterngeneration zu deren Nachkommen mehr als verdoppelt hat. Akzeptiert man die Zahlen für Rhinitis als einen „Marker" für eine allergische Diathese, geht die Zunahme weniger auf die nicht-allergische, sondern vor allem auf die allergische Form des Asthmas zurück.

Die Asthmaprävalenz von Kindern ist in den **Großstädten** etwa doppelt so hoch wie auf dem Lande. Dabei ist die Prävalenz in Stadtvierteln mit Bewohnern niedrigerer Einkommen am höchsten. Es fällt auf, dass die Prävalenz des Asthma bronchiale in verschiedenen Ländern und selbst in Landesteilen sehr unterschiedlich ausfällt. So werden die Asthmaprävalenzen aus den Niederlanden und Australien mit 31 bzw. 46 % angegeben, während die vergleichbaren Zahlen aus Finnland und Schweden 1,8 % und 2,8 % betragen. Auch in Europa ist die Asthmaprävalenz in Großstädten höher als auf dem Lande und, neueren Erhebungen zufolge, etwa doppelt so hoch wie auf dem Lande. Für Erwachsene findet sich dieser Unterschied zwischen Stadt und Land jedoch nicht.

Asthma-bedingte Klinikaufenthalte

An der Zahl der Notfallaufnahmen wegen Asthma lässt sich die asthmaassoziierte Morbidität indirekt ablesen. Allerdings bilden die Zahlen nur eine sehr grobe Annäherung an die tatsächliche Situation, da viele Betroffene eine Exazerbation zu Hause selbst oder durch den Notarzt behandeln.

Im Jahre 1996 wurden in den USA **474 000 Klinikaufenthalte** mit der Hauptdiagnose Asthma gezählt, was 1,7 Mio. Bettentagen entspricht. Auch hier waren Kinder bzw. Jugendliche unter 15 Jahren und insbesondere Kleinkinder sowie die schwarze Bevölkerung um das 3,5fache überproportional häufig betroffen. Die Rate der Klinikaufnahmen wegen Asthma blieb zwischen 1980 und 1994 mit 17,6 bzw. 18,1 Fällen pro 10 000 Einwohnern in etwa gleich. Daten zum Klinikaufenthalt in europäischen Ländern liegen nicht vor.

Im Jahre 1995 wurden in den USA 1,9 Millionen Notfalleinweisungen wegen Asthma registriert, was knapp 2 % aller Aufnahmen entsprach (24). Die Rate der Vorstellung in Nothilfezentren belief sich auf 70,7 Fälle pro 10 000 Personen (17). Diese Rate lag für Kinder im Alter bis zu 4 Jahren mit 120,7 Fällen pro 10 000 Personen höher als für die übrigen Altersgruppen. Ferner lag die Rate für das weibliche Geschlecht höher als für das männliche Geschlecht (82,3 versus 57,8 pro 10 000 Personen). Auch für die schwarze Bevölkerung zeigte sich die Zahl der Notfalleinweisungen mit 228,9 pro 10 000 Einwohner um den Faktor 4,7 höher als für die weiße Bevölkerung mit 48,7 pro 10 000 Personen. Eine Veränderung dieser Zahlen im Zeitraum zwischen 1992 und 1995 lässt sich allerdings nicht erkennen.

Gemessen an den Entlassungen aus dem Krankenhaus, betrug die Zahl der hospitalisierten Patienten im Jahre 1999 in den USA 474 000, was einer Rate von 18,0 pro 10 000 Personen und 1,7 Millionen Bettentagen entspricht. Etwa 41 % der Entlassenen waren jünger als 15 Jahre (Graves 1996). Die Hospitalisierungsrate war für Kinder zwischen 0 und 4 Jahren am höchsten und lag für die schwarze Population 3,5-mal über der der weißen Bevölkerung (17). Zwischen 1979/1980 und 1993/1994 blieb die Hospitalisierungsrate unverändert (17,6 bzw. 18,1 pro 10 000 Personen). Jedoch ließ sich für weiße Personen und Patienten jenseits des 65. Lebensjahres eine Zunahme erkennen.

Asthma-assoziierte Mortalität

Parallel zur Prävalenz des Asthma bronchiale scheint auch die Mortalität dieser Erkrankung anzusteigen. Die hierfür verantwortlichen Faktoren sind bisher nicht bekannt, dürften aber mit der Zunahme der allergischen Erkrankungen im Zusammenhang stehen. Auch wenn genaue Daten derzeit nicht vorliegen, muss auch für Deutschland eine vergleichbare Entwicklung angenommen werden.

▓▓▓▓ **Asthma ist eine potenziell tödlich verlaufende Erkrankung!**

Laut **Totenscheindiagnose** (ICD-9: 493; ICD-10: J45.9) sterben pro Jahr insgesamt mehr als 6000 Personen an den Folgen der Erkrankung (36), entsprechend etwa einem Sterbefall pro Stunde und einer Mortalität von 8 Todesfällen pro 100 000 Bundesbürgern. Damit liegt die Asthmamortalität in Deutschland über der anderer Länder (4 bis 6 Todesfälle pro 100 000 Einwohner). Allerdings müssen diese Zahlen mit einer gewissen Vorsicht interpretiert werden, da aufgrund der gelegentlich schwierigen differenzialdiagnostischen Abgrenzung gegenüber anderen obstruktiven Erkrankungen asthmabedingte Todesfälle in den ICD-Positionen 490 bis 496 versteckt sein dürften (36). Umgekehrt ist aber auch anzunehmen, dass chronisch-obstruktive Bronchitiden fälschlicherweise unter dem ICD-Schlüssel 493 bzw. J45.9 notiert werden.

In den USA wurden 1995 insgesamt 5637 durch Asthma verursachte Todesfälle registriert. Hieran betrug der Anteil der Altersgruppen zwischen 5 und 34 Jahren 11,6 % (35). Die Mortalität in dieser Altersgruppe lag mit 0,61 pro 10 000 Personen für das weibliche Geschlecht höher als für das männliche Geschlecht (0,52 pro 10 000 Personen). Verglichen mit der kaukasischen Bevölkerung (0,38 pro 100 000 Einwohner), war die Mortalitätsrate für die schwarze Bevölkerung mit 1,6 pro 100 000 Einwohner deutlich höher.

In den vergangenen 30 Jahren zeigte die **Mortalitätsrate** in den Vereinigten Staaten einige Schwankungen (10, 38). So kam es in den 70er Jahren zunächst zu einem Rückgang und in den 80er Jahren zu einem Anstieg der Asthmamortalität. In den 90er Jahren blieb die Zahl der asthmaassoziierten Todesfälle in etwa unverändert. Eine Zunahme der Asthmamortalität ließ sich jedoch bei der schwarzen Bevölkerung beobachten. Weltweit stieg die Asthmamortalität in den 80er Jahren an und scheint sich in den 90er Jahren wieder stabilisiert zu haben. Damit folgt die Asthmamortalität offenbar nicht dem Trend der Asthmaprävalenz.

Ursachen der Prävalenzzunahme

Verschiedene Faktoren werden mit der Zunahme der Prävalenz in Verbindung gebracht, ohne dass deren ursächliche sowie deren relative Bedeutung bisher eindeutig definiert werden konnte. Die Kenntnis der zugrunde liegenden Faktoren ist von erheblicher Bedeutung, da sich hieraus Konsequenzen für die Prävention allergischer Erkrankungen und die Umkehr des Trends direkt ableiten lassen.

Genetische Faktoren

Die Zeitspanne, in der sich die Prävalenzzunahme allergischer Krankheiten vollzogen hat, umfasst mit etwa 30 Jahren einen Zeitraum, der aus phylogenetischer Perspektive ohne Bedeutung ist. Aus diesem Grund dürfte die Zunahme allergischer Erkrankungen kaum mit genetischen Veränderungen zu erklären sein.

Umweltverschmutzung

Es wurde lange vermutet, dass die Zunahme allergischer Erkrankungen wie Asthma eine Folge der zunehmenden Luftverschmutzung sei. Diese Auffassung muss heute relativiert werden. Es besteht zwar kein Zweifel darüber, dass die Luftverschmutzung mit erhöhten Konzentrationen an Ozon- oder Staubpartikeln **ein vorbestehendes Asthma verschlechtern** kann und die Zahl der Krankenhauseinweisungen erhöht (25). Allerdings hat in den vergangenen Jahren die Schadstoffbelastung der Luft in den westlichen Ländern deutlich abgenommen, während zur gleichen Zeit die Prävalenz von Asthma und anderen allergischen Erkrankungen angestiegen ist.

Auch der Nachweis einer höheren Allergieprävalenz in den stärker umweltbelasteten ehemaligen **osteuropäischen Ländern**, verglichen mit den weniger schadstoffbelasteten westlichen Ländern, unterstreicht diese Auffassung. Die Arbeitsgruppe um von Mutius untersuchte nach der Wiedervereinigung Deutschlands die Prävalenz allergischer Erkrankungen von Schulkindern im Alter von 9 bis 11 Jahren zwischen München und Leipzig (30). Die Luftverschmutzung war in Leipzig um ein Vielfaches größer als in München, so dass man vor Beginn der Studie eine entsprechende Häufigkeit des Asthmas erwartete. Das Ergebnis zeigte aber, dass in dem „verschmutzten" Leipzig weniger allergische Erkrankungen zu finden waren als im „sauberen" München (31). Während die Häufigkeit der Bronchitis im Osten mit 30,9 % etwa doppelt so hoch war, erwies sich im Westen die Prävalenz von Heuschnupfen (2,4 % vs. 7,7 %), Asthma bronchiale (6,6 versus 7,7 %) und atopischer Dermatitis (13,0 versus 13,9 %) als höher (Abb. **2.2**). Gleichzeitig war der Schwefeldioxid- und Schwebstaubgehalt im Osten deutlich größer, während die Luftverschmutzung durch Stickoxide (Autoabgase) in München höher lag. Ferner wiesen im Osten Deutschlands weniger Menschen eine allergische Sensibilisierung auf als im Westen (32, 33). Ähnliche Unterschiede der Prävalenz allergischer Erkrankungen fanden sich auch beim Vergleich von Skandinavien mit osteuropäischen Ländern (3).

Eine Folgestudie aus den Jahren 1995/96 ergab, dass die Prävalenz allergischer Manifestationen an der Haut und in den Atemwegen innerhalb von 4 Jahren zugenommen hatte (Abb. **2.3**). Dabei war die Häufigkeit der Rhinitis in Leipzig mit 5 % auf das Doppelte angestiegen (34). Darüber hi-

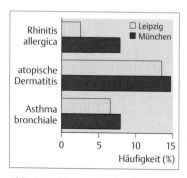

Abb. 2.2 Unterschiede der Prävalenz allergischer Erkrankungen zwischen Leipzig und München 1991/92. Nach 32.

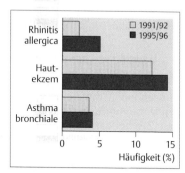

Abb. 2.3 Prävalenzänderung allergischer Erkrankungen in Leipzig zwischen 1991/92 und 1995/96. Nach 34.

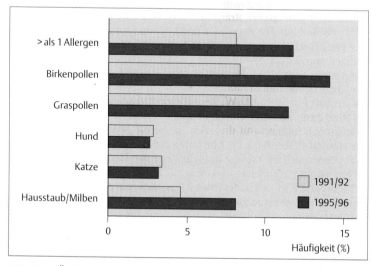

Abb. 2.4 Änderung der allergischen Sensibilisierung in Leipzig zwischen 1991/92 und 1995/96. Nach 34.

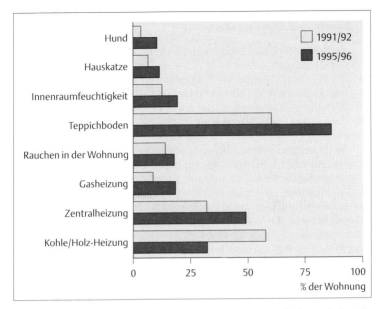

Abb. **2.5 Änderung potentieller Risikofaktoren im Wohnbereich für die Entstehung allergischer Krankheiten in Leipzig zwischen 1991/92 und 1995/96.** Nach 34.

naus stieg in diesem Zeitraum die Häufigkeit positiver Hauttestreaktionen gegenüber Hausstaubmilben, Gras-, Hasel- und Birkenpollen um 30 % auf 80 % an (Abb. **2.4**). Während die **Sensibilisierungsrate** der Kinder im Westen im Vergleich zur Voruntersuchung unverändert bei 36 % blieb, war im Osten insgesamt die Prävalenz aller allergischer Beschwerden von 19 auf 27 Prozent angestiegen. Parallel hierzu war der Gehalt an Schwefeldioxid in den 4 Jahren auf rund ein Fünftel zurückgegangen, der von Stickoxiden dagegen um fast die Hälfte gestiegen. Andere potentielle Risikofaktoren, wie etwa passive Nikotinexposition, Wohnungsfeuchtigkeit, Teppichboden und Haustierhaltung, nahmen in Leipzig zu, während die Zahl der Kohle-/Holz-Heizungen zurückging (Abb. **2.5**).

> **Diese Daten deuten darauf hin, dass mehr als die Verschmutzung der Umwelt Lebensgewohnheiten bzw. Wohnbedingungen als Ursache der steigenden Prävalenz allergischer Erkrankungen in Betracht kommen.**

Länder und Wohnstandort

Zwei internationale Studien an Kindern (15) und Erwachsenen (7) haben gezeigt, dass

- die Prävalenz allergischer Erkrankungen erhebliche regionale Unterschiede aufwies (bis um einen Faktor 10) und
- allergische Erkrankungen vor allem in westlichen Ländern besonders häufig sind.

So ist beispielsweise Asthma bronchiale bei Kindern aus Großbritannien, Australien, Neuseeland und Irland am häufigsten, während in Osteuropa, Indonesien, Griechenland, China, Taiwan, Usbekistan, Indien und Äthiopien die niedrigste Prävalenz festgestellt wurde (15). Ein **urbaner Lebensstil** schützt sowohl in Europa als auch in Afrika vor allergischen Erkrankungen (3, 9, 29). Innerhalb Europas ist die Prävalenz atopischer Erkrankungen und atopischer Sensibilisierungen (gemessen durch Hauttestung) am niedrigsten bei auf Bauernhöfen mit Tierhaltung aufgezogenen Kindern (5, 29). In tierfreien Haushalten schützt die Haltung eines Hundes vor der Entwicklung allergischer Erkrankungen (27).

Allergenbelastung

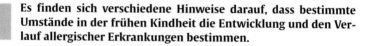

Es finden sich verschiedene Hinweise darauf, dass bestimmte Umstände in der frühen Kindheit die Entwicklung und den Verlauf allergischer Erkrankungen bestimmen.

In Skandinavien führt ein kurzes, aber intensives Blühen der Birken im Frühling bei vielen Menschen zu Atemwegssymptomen. Kinder, die in den 3 Monaten der Pollensaison geboren werden, besitzen ein erhöhtes Risiko, eine Allergie gegen Birkenpollen für den Rest ihres Lebens zu entwickeln (13). Eine andere Studie aus England zeigt, dass die Konzentration der Hausstaubmilben während des 1. Lebensjahres mit dem Risiko eines kindlichen Asthmas korreliert (26).

In Schweden wird, verglichen mit Großbritannien, häufiger (im 1. Monat 90 % vs. 62 %) und länger gestillt (> 3 Monate 70 % vs. 41 %). Aus diesem Grund erhalten Kinder in Großbritannien früher **Kuhmilch** als Nahrung. Eine Sensibilisierung gegenüber Kuhmilchantigenen findet sich in Großbritannien mit 35 %, während in Schweden diese Sensibilisierung mit 13 % deutlich geringer ist (15). Gleiches gilt auch für die Sensibilisierung gegen **Hühnereiantigene**, die sich in Schweden mit nur 24 % nachweisen lässt. Demgegenüber beträgt der Anteil der Personen mit Hühnerei-Sensibilisierung in Großbritannien 49 %. Somit sind Allergenspektrum und Intensität der Allergenexposition in der frühen Kindheit als Risikofaktoren für eine allergische Sensibilisierung anzusehen. Schließlich deuten die Studien der Arbeitsgruppe um von Mutius auf die Bedeutung der häuslichen Allergenbelastung für die Entwicklung allergischer Erkrankungen hin (s. o.).

Ernährungsgewohnheiten

Die Muster der Häufung von allergischen Erkrankungen können durch die Art der Infektion im Kindesalter oder durch Änderungen der bakteriellen Flora im Darm erklärt werden, die mit dem **westlichen Lebensstil** einhergehen (3, 4, 31). Der Vergleich der mikrobiellen Darmflora zwischen Ländern mit hoher und solchen mit niedriger Prävalenz allergischer Erkrankungen bestätigen diese Auffassung indirekt. So fanden sich Unterschiede in der Darmflora zwischen Kindern aus Schweden und Estland. In Estland, wo im Gegensatz zu England die Prävalenz allergischer Erkrankungen sehr niedrig ist, wiesen Kinder einen größeren Anteil an Laktobazillen und weniger Clostridien auf (19). In westlichen Ländern werden viele Nahrungsmittel gegen Insektenbefall gespritzt oder durch Beimischung von Konservierungsmitteln vor einem raschen Verderben bewahrt. Es ist durchaus denkbar, dass der Verzehr weniger verdorbener Nahrungsmittel und Konservierungsmittel Einfluss auf die Darmflora hat. Andere Erklärungen sind die frühzeitige Unterbringung von Kindern ab dem 1. Lebensjahr in sog. Kinderkrippen.

Bedeutung der Lebensgewohnheiten

Auch im Hinblick auf Lebensgewohnheiten bietet der Vergleich zwischen Schweden und Großbritannien innerhalb der ETAC-Länder wichtige Hinweise (15). Großbritannien stellt von den 13 ETAC-Ländern das Land mit dem höchsten und Schweden das mit dem niedrigsten Allergierisiko dar. Diese beiden Länder weichen nicht in allen, aber in einigen wichtigen Parametern voneinander ab, die Differenzen in Kultur und Lebensform reflektieren. So findet sich in praktisch jedem britischen Haushalt Teppichboden, während in Schweden die Böden überwiegend aus Holzbohlen bestehen. Teppiche sind im Gegensatz zu Holzböden ein ausgezeichneter Nährboden für **Hausstaubmilben.** Parallel hierzu findet sich in Großbritannien eine Sensibilisierung gegenüber Hausstaubmilben bei 29 % der Kinder, während in Schweden keine Sensibilisierung nachzuweisen ist. In Großbritannien ist zudem die Zahl der Haushalte mit Haustieren am höchsten, in Schweden dagegen am niedrigsten.

Haustiere, vor allem Katzen, sind bekannte Träger potenter Allergene. Die Sensibilisierung von 2-Jährigen in Großbritannien gegen Katzenallergene ist 3,4-mal höher als in Schweden (24% vs. 7%).

Immunologische Folgen

Die oben zitierten Ergebnisse zeigen, dass bestimmte Faktoren des westlichen Lebensstils mit dem Auftreten allergischer Krankheiten assoziiert sind. Wie aber lassen sich diese Daten vor dem Hintergrund der immunologischen Pathogenese allergischer Krankheiten erklären?

Eine elegante Studie an 18 allergischen und 13 nicht-allergischen Neugeborenen, die über 2 Jahre regelmäßig nachuntersucht wurden, zeigte, dass postnatal gewonnene periphere mononukleäre Zellen ein Th2-ähnliches Muster mit deutlicher Expression von Interleukin-4- und Interleukin-5-mRNA nach Inkubation mit Hausstaubmilbenallergenen aufweisen. Die Interferon-γ-Produktion war sowohl bei atopischen als auch bei nicht-atopischen Individuen sehr niedrig. Nach 6 Monaten hatte sich die Zahl der Interferon-γ-mRNA-exprimierenden Zellen bei den nicht-allergischen Neugeborenen im Mittel um das 7- bis 12fache erhöht, während allergische Neugeborene nur eine etwa 3fache Zunahme der Interferon-γ-mRNA zeigten. Bei nicht-atopischen Kindern vermindert sich parallel hierzu die Menge an synthetisierter Interleukin-4-mRNA bis zum 18. Lebensmonat bis auf 10% der Ausgangsmenge. Dagegen blieb bei atopischen Kindern die Menge der IL-4-mRNA bis zum 12. Monat unverändert auf gleichem Niveau und stieg anschließend sogar um etwa das Doppelte an (18).

Diese Ergebnisse legen zunächst nahe, dass ein **initiales Priming von Th-Zellen** offenbar bereits *in utero* erfolgt (19). Ferner bestätigt die Studie vorausgegangene Untersuchungen, nach denen während der ersten Lebensjahre ein Th2-Reaktionsmuster gegenüber Nahrungsmitteln und Inhalationsallergenen zeitlich begrenzt dominiert. Dieses schwächt sich jedoch bei nicht-allergischen Kindern allmählich ab, während das Th2-Reaktionsmuster bei allergischen Kindern bestehen bleibt. Der Unterschied zwischen Personen mit oder ohne genetischer Prädisposition könnte sich hiernach auf die Fähigkeit des Immunsystems beziehen, inwieweit es sich vom neonatalen bzw. frühkindlichen Th2-Reaktionsmuster in Richtung des Th1-Musters zu repolarisieren vermag.

Frühkindliche Infektionen

Verschiedene epidemiologische Studien legen nahe, dass die Interaktion des Organismus mit Bakterien oder Viren im Sinne einer **mikrobiellen Stimulation** für die Formung des Immunsystems eine Rolle spielt.

So besitzen Kinder großer Familien ein erhöhtes Risiko, an frühen Atemwegsinfektionen zu erkranken (25). Gleichzeitig besteht für diese Kinder ein geringeres Risiko, Heufieber oder allergische Hauterkrankungen zu entwickeln. Die Zahl älterer Geschwister vermindert das Risiko, Heuschnupfen zu entwickeln, nicht jedoch die Zahl der jüngeren Geschwister (25). Die Asthmahäufigkeit war in größeren Familien niedriger als in kleinen. Eine vergleichbare Beziehung zwischen der Zahl an Geschwistern bzw. der Zahl älterer Geschwister bestand jedoch für die Asthmahäufigkeit nicht. Kinder größerer Familien zeigen darüber hinaus eine verminderte Sensibilisierung gegen Umweltallergene im Hauttest und niedrige spezifische IgE-Spiegel für die üblichen Inhalationsallergene.

Danach besitzen bestimmte Infektionen in der frühen Kindheit einen **protektiven Einfluss** im Hinblick auf die Entwicklung allergischer Erkrankungen. Möglicherweise schützen wiederholte bakterielle oder virale Infekte vor der Entwicklung allergischer Erkrankungen durch eine Festigung des Th1-Reaktionsmusters (14). Anders ausgedrückt, eine mikrobenfreie Umgebung arretiert das Immunsystem in das neonatal do-

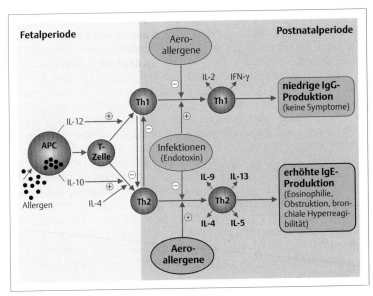

Abb. **2.6 Programmierung des Th2-Zell-Reaktionsmusters während der Fetal- und Postnatalperiode.** Zu den Aeroallergenen gehören beispielsweise Pollen und Hausstaubmilben. ⊕ = fördernder Einfluss; ⊖ = hemmender Einfluss. Modifiziert nach Martinez und Holt, 1999 (19).

minierende Th2-Muster. Zu den infrage kommenden Mikroben gehören sowohl respiratorische Virusinfekte als auch Bakterien der physiologischen Darmflora und intestinale Bakterien (19). Dabei könnte Endotoxin eine wichtige Rolle spielen, wie es auf tierhaltenden Bauernhöfen vorkommt (Abb. **2.6**).

Bedeutung der Fetalperiode

Bereits Neugeborene zeigen eine **Dominanz des Th2-Immunreaktionsmusters** mit etablierten allergenspezifischen T-Zell-Reaktionen (14, 19). Auf welche Weise der Fötus mit Inhalationsallergenen *in utero* exponiert wird, ist allerdings nicht bekannt. Offen ist auch, ob es sich bei diesen Th2-Immunreaktionen um einen protektiven physiologischen Mechanismus handelt oder ob sie eine frühe Sensibilisierung einer sich zukünftig manifestierenden allergischen Erkrankung anzeigen.

Die Bedeutung der Einflüsse der Fetalperiode auf die spätere Erkrankung wurde eindrucksvoll anhand eines Tiermodells dargestellt (18). Die Nachkommen von mit Ovalbumin sensibilisierten BALB/c-Mäusen, denen das Antigen während der Schwangerschaft wiederholt inhalativ verabreicht wurde, zeigten nach der Geburt ein allergenspezifisches Th2-Th0-Immunreaktionsmuster und eine allergische Frühreaktion nach Provokation mit Ovalbumin. T-Lymphozyten dieser Mäuse produzierten weniger IFN-γ als die nicht-sensibilisierten Kontrolltiere.

Die Sensibilisierung mit einem zweiten Antigen (β-Lactoglobulin, BLG) führte bei den Nachkommen sensibilisierter Mütter zu höheren Titern an Anti-BLG-Immunglobulinen sowie zu häufigeren allergischen Reaktionen als bei Nachkommen nicht-sensibilisierter Mäuse (12). Diese Ergebnisse legen nahe, dass eine pränatale Allergensensibilisierung der Mutter die Entwicklung eines Th1-Gedächtnisses in den Nachkommen unterdrückt. Sie unterstützen die Beobachtung, dass eine verzögerte postnatale Ausreifung der Th1-assoziierten Immunität eine Th2-dominierte Immunität gegenüber verschiedenen Antigenen begünstigt, und somit die Entwicklung allergischer Erkrankungen fördert.

Diese Beobachtungen legen nahe, dass sich das Immunsystem des Neugeborenen zunächst einmal unter dem Einfluss von Umweltfaktoren formen muss. Dabei drängt sich der Vergleich mit dem Nervensystem auf, dessen vollständige Entfaltung erst unter postnatalen Einflüssen möglich wird.

 Vergleichbar dem Nervensystem, muss sich auch das Immunsystem des Neugeborenen mit der Umgebung bzw. Umwelt auseinandersetzen, um sich optimal entwickeln zu können.

Die Menschheit hat sich gemeinsam mit Parasiten und der konstanten Auseinandersetzung mit Bakterien und viralen Infektionen entwickelt. In der heutigen Zeit werden Infektionen durch den Lebensstil und den Gebrauch von Konservierungsmitteln in der Nahrung auf ein Minimum reduziert und fehlen als Faktoren für die Adaptation im Rahmen der Entwicklung des Immunsystems. Somit bleibt heute die protektive „immunologische Programmierung" aus, während das ursprüngliche pränatale „Priming" in Verbindung mit den postnatalen immunologischen „Erfahrungen" für die Entwicklung allergischer Erkrankungen prädisponiert.

Fazit

Auch wenn die Ursachen für die Zunahme der Prävalenz allergischer Erkrankungen noch nicht in allen Einzelheiten geklärt sind, zeichnen sich doch inzwischen verschiedene Faktoren ab, die hierbei eine Rolle spielen dürften. So werden neben der Urbanisierung auch die sich ändernden sozialen und diätetischen Lebensgewohnheiten sowie der jeweilige Baustandard von Wohnungen diskutiert. Dagegen zeigt der Nachweis einer niedrigeren Allergieprävalenz in den stärker umweltbelasteten ehemaligen osteuropäischen Ländern, verglichen mit den weniger belasteten westlichen Ländern, dass Umweltverschmutzung eine geringere Bedeutung besitzt als ursprünglich angenommen. Ferner finden sich verschiedene Hinweise darauf, dass die *In-utero*-Bedingungen einen Einfluss auf die Entwicklung allergischer Erkrankungen im späteren Leben besitzen. Schließlich wird die Zunahme allergischer Erkrankungen auf den „sauberen" westlichen Lebensstil zurückgeführt (sog. „Hygiene-Hypothese") (Tab. 2.1). Weitere Untersuchungen hierzu bleiben abzuwarten.

Tab. 2.1 Mögliche, mit der Zunahme allergischer Erkrankungen assoziierte Ursachen („Hygiene-Hypothese")

- Änderungen der kindlichen Ernährung
- früher (unkritischer) Einsatz von Antibiotika
- seltenere Auseinandersetzung des Individiuums mit bestimmten Bakterien oder Viren
- erhöhte Konzentration an Allergenen in der frühen Kindheit durch Innenraumausstattung mit Teppichen und Stoffmobiliar und anderen Allergenträgern in Verbindung mit einer erhöhten Innenraumfeuchtigkeit (Pflanzen, Doppelverglasung, Wärmeisolierung usw.)
- Verbreitung von Haustieren (Katzen)
- vorzeitiges Abstillen und Anwendung von künstlichen Milchprodukten

Literatur

[1] Aberg, N., B. Hesselmar, B. Aberg, B. Eriksson: Increase of asthma, allergic rhinitis and eczema in Swedish schoolchildren between 1979 and 1991. Clin. Exp. Allergy 25 (1995) 815–819

[2] Bergmann, K.C., R.L. Bergmann, C.P. Bauer, W. Dorsch, J. Forster, E. Schmidt, J. Schulz, U. Wahn: Atopie in Deutschland. Untersuchung zur Vorhersagemöglichkeit einer Atopie bei Geburt. Erste Ergebnisse der multizentrischen Allergie-Studie. Dt. Ärztebl. 90 (1993) 1341–1347

[3] Bjorksten, B. et al.: Prevalence of childhood asthma, rhinitis and eczema in Scandinavia and Eastern Europe. Eur. Respir. J. 12 (1998) 432–437

[4] Bjorksten, B.: Allergy priming early in life. Lancet 535 (1999) 167–168

[5] Braun-Fahrländer, C. et al.: Prevalence of hay fever and allergic sensitization in farmer's children and their peers living in the same rural community. Clin. Exp. Allergy 29 (1999) 28–34

[6] Dubois, P., E. Degrave, O. Vandenplas: Asthma and airway hyperresponsiveness among Belgian conscripts 1978–91. Thorax 53 (1998) 101–105

[7] European Community Respiratory Health Survey (ECRHS): Variations in the prevalence of respiratory symptoms, self-reported asthma attacks, and use of asthma medication in the European Community Respiratory Health Survey (ECRHS). Eur. Respir. J. 9 (1996) 687–695

[8] Frischer, T., J. Kühr, R. Meinert, R. Barth, J. Forster, A. Hendel-Kramer, E. Herrmann-Kunz, W. Karmaus, M. Moseler, K. Weiß, R. Urbanek: Prävalenz allergischer Manifestationen im Schulkindalter in Südbaden. Münch. med. Wschr. 133 (1991) 52–55

[9] Godfrey, R.C.: Asthma and IgE levels in rural and urban communities of The Gambia. Clin. Allergy 5 (1975) 201–207

[10] Grant, E.N., R. Wagner, K.B. Weiss: Observations on emerging patterns of asthma in our society. J. Allergy Clin. Immunol. 104 (1999) S1–9

[11] Graves, E.J., L.J. Kozak: Detailed diagnosis and procedures. National Hospital Discharge Survey, 1996. National Center for Health Statistics. Vital Health Statistics 13 (1998) 138

[12] Herz, U., B. Ahrens, A. Scheffold, R. Joachim, A. Radbruch, H. Renz: Impact of in utero Th2 immunity on T cell deviation and subsequent immediate-type hypersensitivity in the neonate. Eur. J. Immunol. 30 (2000) 714–718

[13] Holt, P.G., C. McMenamin, D. Nelson: Primary sensitization to inhalant allergens during infancy. Pediatr. Allergy Immunol. 1 (1990) 3–15

[14] Holt, P.G.: A potential vaccine strategy for asthma and allied atopic disease during childhood. Lancet 344 (1997) 456–458

[15] ISAAC: The International Study of Asthma and Allergies in Childhood Steering Committee. Worldwide variation in prevalence of symptoms of asthma, allergic rhinoconjunctivitis, and atopic eczema. Lancet 351 (1998) 1225–1232

[16] Kunz, B., J. Ring, K. Überla: Frequency of atopic diseases and allergic sensitization in preschool children in different parts of Bavaria. Allergology 12 (1989) 144

[17] Mannino, D.M., D.M. Homa, C.A. Petrowski et al.: Surveillance for asthma. United States, 1960–1995. Mor. Mortal. Wkly. Rep. CDC Surveill. Summ. 47 (1998) 1–27

18 Martinez, F.D., D.A. Stern, A.L. Wright, C.J. Holberg, L.M. Tausig, M. Halonen: Association of interleukin-2 and interferon-gamma production by blood mononuclear cells in infancy with parental allergy skin tests and with subsequent development of atopy. J. Allergy Clin. Immunol. 96 (1995) 652 – 660

19 Martinez, F.D., P.G. Holt: Role of microbial burden in aetiology of allergy and asthma. Lancet 354 (suppl. II) (1999) 12 – 15

20 Picinni, M.P., L. Beloni, L. Giannarini, C. Livi, G. Scarselli, S. Romagnani, E. Maggi: Abnormal production of T helper 2 cytokines interleukin-4 and interleukin-5 by T cells from new-borns with atopic parents. Eur. J. Immunol. 26 (1996) 2293 – 2298

21 Prescott, S.L., C. Macaubas, B.J. Holt, T.B. Smallacombe, R. Loh, P.D. Sly and P.G. Holt: Transplacental priming of the human immune system to environmental allergens: universal skewing of initial T cell responses toward the Th2 cytokine profile. J. Immunol. 160 (1998) 4730 – 4737

22 Prescott, S.L., C. Macaubas, T. Smallacombe, B.J. Holt, P.D. Sly and P.G. Holt: Development of allergen-specific T-cell memory in atopic and normal children. Lancet 353 (1999) 196 – 200

23 Rona, R.J., S. Chinn, P.G. Burney: Trends in the prevalence of asthma in Scottish and English primary school children 1982 – 92. Thorax 50 (1995) 992 – 993

24 Schappert, S.M.: Ambulatory care visits to physician offices, hospital outpatient departments, and emergency departments: United States, 1995. National Center for Health Statistics. Vital Health Statistics 13 (1997) 129

25 Sears, M.R.: Epidemiology of childhood asthma. Lancet 350 (1997) 1015 – 1020

26 Sporik, R., S. Holgate, T.A.E. Platts-Mills, J.J. Cogwells: Exposure to house dust mite allergen. Derpi and the development of asthma in children. N. Engl. J. Med. 323 (1990) 502 – 507

27 Staines, C.: Childhood factors and adult atopy: results from the European Community Respiratory Health Survey. Am. J. Respir. Crit. Care Med. 158 (1998) A11

28 Upton, M.N., A. McConnachie, C. McSharry, C.L. Hart, G.D. Smith, C.R. Gillis, G.C.M. Watt: Intergenerational 20 year trends in the prevalence of asthma and hay fever in adults: the Midspan family study surveys of parents and offspring. BMJ 321 (2000) 88 – 92

29 Von Ehrenstein, O., E. von Mutius, S. Illi, A. Hachmeister, R. von Kries: Reduced prevalence of atopic diseases in children living on a farm. Epidemiology 9 (1998) A118

30 von Mutius, E., S. Dold, M. Wijst, E. Stiepel, P. Reitmeir, R. Frenzel-Beyme-Bauer, K. Beck, A. Hillebrecht, T. Nicolai, W. Lehrmacher, E. von Löffelholz-Colberg, D. Adam: Münchener Asthma- und Allergiestudie. Münch. Med. Wschr. 133 (1991) 675 – 679

31 von Mutius, E., C. Fritsch, S.K. Weiland, G. Roell, H. Magnussen: The prevalence of asthma and allergic disorders among children in united Germany: a descriptive comparison. Br. Med. J. 305 (1992) 1395 – 1399

32 von Mutius, E. et al.: Prevalence of asthma and atopy in two areas of West and East Germany. Am. J. Respir. Crit. Care Med. 149 (1994) 358 – 364

33 von Mutius, E. et al.: Skin test reactivity and number of siblings. Br. Med. J. 308 (1994) 692 – 695

34 von Mutius, E., S.K. Weiland, C. Fritzsch, H. Duhme, U. Keil: Increasing prevalence of hay fever and atopy among children in Leipzig, East Germany. Lancet 351 (1998) 862–866

35 Weiss, K.B., P.J. Gergen, D.K. Wagener: Breathing better or wheezing worse? The changing epidemiology of asthma morbidity and mortality. Annu. Rev. Public Health 14 (1993) 491–513

36 Wettengel, R., T. Volmer: Asthma. Medizinische und ökonomische Bedeutung einer Volkskrankheit. EuMeCom, Rupp-Verlag, Stuttgart, 1994

3 Pathogenetische Grundlagen des Asthma bronchiale

Claus Kroegel, Martin Förster

Über viele Jahre wurde das Asthma bronchiale als eine Erkrankung der Bronchialmuskulatur betrachtet, deren intermittierende Atemwegsobstruktion mit chemischen und neuralen Einflüssen in Zusammenhang gebracht wurde. Es bestanden allerdings keine klaren Vorstellungen über Kausalität und Interaktion dieser Komponenten. Erst in den letzten Jahren hat sich, basierend auf Fortschritten im Bereich der Immunpathologie, die pathogenetische Betrachtungsweise des Asthma bronchiale grundlegend geändert.

> Es besteht heute kein Zweifel mehr, dass es sich beim Asthma bronchiale um eine primär entzündliche Erkrankung der Atemwege handelt.

Dabei bestimmt die zugrunde liegende bronchiale Entzündung nicht nur die Schwere der jeweiligen Erkrankung, sondern definiert auch den chronischen Verlauf und die Häufigkeit von Exazerbationen, z.B. infolge interkurrierender Infekte. Diese Erkenntnisse haben zunächst zu einer Verlagerung der therapeutischen Zielsetzung von der antiobstruktiven auf eine **kausal begründete antientzündliche Basistherapie** des Asthma bronchiale geführt (sog. **antientzündliche Controller-Medikamente**).

Parallel hierzu haben Fortschritte im Bereich der Pharmakologie aber auch zur Entwicklung und Umsetzung prinzipiell **neuer** therapeutischer Ansätze geführt, die zukünftig eine verbesserte Kontrolle der Asthmaerkrankung möglich machen könnten. Hierzu gehören beispielsweise die langwirksamen β_2-Mimetika, die ebenso wie die antientzündlichen Medikamente eine präventive, die Symptomatik kontrollierende Wirkung besitzen (**bronchodilatierende Controller**). Davon abgesehen lassen sich Controller definieren, die sowohl eine anti-entzündliche als auch eine bronchodilatorische Wirkung in sich vereinen. Hierzu gehören Theophyllin und vor allem die seit 4 Jahren zugelassenen Leukotrienhemmer.

Definition der asthmatischen Entzündung

Die Entzündung lässt sich als komplexe zelluläre und humorale Gewebeveränderung verstehen, die der Sicherung und Wiederherstellung der individuellen Integrität oder Homöostase dient (14). Dem Organismus stehen hierfür sowohl unspezifische als auch spezifische immunologische **Effektormechanismen** zur Verfügung, deren Ziel es ist, das ursächliche Antigen oder Pathogen zu eliminieren. Bei den meisten Infektionskrankheiten wird dieses Ziel entweder im Sinne einer *restitutio ad integrum* oder einer Defektheilung und Etablierung eines *status quo* zwischen Organismus und Antigen/Pathogen erreicht.

Neben infektiösen Partikeln reagiert der Organismus auch auf bestimmte nicht-infektiöse Proteine, zu denen u. a. Autoantigene und Allergene zählen. Ein Beispiel einer solchen immunologischen Reaktion gegen nicht-infektiöse Antigene bilden die entzündlichen Prozesse innerhalb des Bronchialgewebes beim Asthma bronchiale.

Die asthmatische Immunreaktion lässt sich aus Gründen der besseren Übersicht in vier Komponenten unterteilen.

Komponenten der asthmatischen Immunreaktion

1. Entzündungszellen,
2. Strukturzellen,
3. extrazelluläre Matrixproteine,
4. lösliche Signalstoffe oder Mediatoren.

Dabei kann man die Entzündungszellen bildlich mit den Knotenpunkten eines Maschenwerkes vergleichen, die unter bestimmten Bedingungen Signale aussenden. Diese löslichen Botenstoffe bilden zunächst die Fäden, die das Netz zusammenhalten. Sie dienen aber nicht nur der Kommunikation zwischen den beteiligten Zellen untereinander, sondern vermitteln als Effektormoleküle auch pathophysiologische Wirkungen am Bronchialgewebe und anderen Strukturzellen. Gemeinsam mit den extrazellulären Matrixproteinen bilden Strukturzellen den Raum, innerhalb dessen sich das Maschenwerk ausbreitet und sich die Entzündung manifestiert. Somit könnte man die der asthmatischen Atemwegsentzündung zugrunde liegende immunologische Reaktion in einer ersten Annäherung als ein **dreidimensionales entzündliches Maschenwerk** verstehen (Abb. **3.1**).

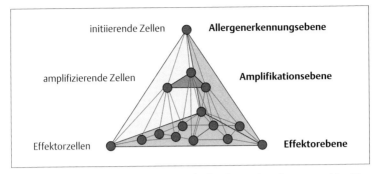

Abb. 3.1 Asthmatische Entzündung als dreidimensionales, pyramidenförmiges Maschenwerk. Die Kreise repräsentieren die Zellen (Knotenpunkte). Die Striche stehen für die uni- oder bidirektionale Signalübertragung durch Mediatoren. Unterhalb der Pyramidenbasis schließen sich die Effektorzielzellen oder Strukturzellen der Atemwege an.

Zellen der asthmatischen Entzündung

Mastzellen galten ursprünglich als die wesentlichen, für die Pathogenese des Asthma bronchiale verantwortlichen Zellen, die nach Bindung von Allergen an spezifische IgE-Oberflächenrezeptoren über die Sekretion von Histamin zur Bronchialobstruktion führen. Diese aus heutiger Sicht simplizistische Vorstellung kann nicht mehr uneingeschränkt aufrechterhalten werden. Vielmehr ist im Rahmen der asthmatischen Reaktion eine ganze **Palette verschiedener Zelltypen** beteiligt, deren jeweilige relative Bedeutung allerdings bisher nicht vollständig verstanden wird. Hierzu gehören Granulozyten, Thrombozyten, Lymphozyten, dendritische Zellen, Fibroblasten und selbst Epithelzellen. Darüber hinaus wird bestimmten Subpopulationen von Makrophagen eine Funktion im Rahmen der Allergenpräsentation zugeschrieben. Schließlich scheint sogar dem neutrophilen Granulozyten bei Asthma-Attacken eine Rolle zuzukommen.

Die verschiedenen, an der Entzündung beteiligten Zellen lassen sich mit einigen Ausnahmen und Überschneidungen entsprechend ihrer jeweils im Vordergrund stehenden Rolle in folgende Gruppen untergliedern (Tab. **3.1**):

Tab. 3.1   **Einteilung der an der Pathogenese des Asthma bronchiale beteiligten Zellen**

initiierende und amplifizierende Zellen	dendritische Zellen antigenpräsentierende Zellen T-Lymphozyten
modulierende Zellen	B-Lymphozyten γ/δ-T-Lymphozyten
Effektorzellen	Mastzellen basophile Granulozyten eosinophile Granulozyten neutrophile Granulozyten Thrombozyten Makrophagen
Effektorzielzellen (Strukturzellen)	Epithelzellen Myofibroblasten glatte Muskelzellen

Funktionell-definierte Zellgruppen der asthmatischen Entzündung

- initiierende und amplifizierende Zellen,
- modulierende Zellen,
- Effektorzellen,
- Effektorzielzellen oder Strukturzellen.

Da die Immunreaktion mit einer Interaktion zwischen antigenpräsentierenden Zellen und einem allergenspezifischen T-Zellklon ihren Ausgang nimmt und sich anschließend über Amplifikationsmechanismen auf andere Zellen ausbreitet, könnte man sich in einer zweiten Annäherung das entzündliche Maschenwerk als Pyramide vorstellen. In diesem Bild entspräche die Spitze der Pyramide der Allergenerkennung im lymphatischen Gewebe und die Basis der Effektorzellebene innerhalb des Bronchialgewebes (s. Abb. **3.1**).

Initiierende Zellen

Die zu dieser Gruppe gehörenden Zellen setzen die Immunreaktion entweder durch Kontakt mit inhalierten Allergenen (**extrinsische Form**) oder mit unbekanntem Antigen (**intrinsische Form**) in Gang. Nach heutiger Vorstellung gehören hierzu die dendritischen Zellen sowie Makrophagen/Monozyten, die als allergenpräsentierende Zellen (APCs) begrifflich zusammengefasst werden.

Dendritische Zellen (allergenpräsentierende Zellen)

Ausgangspunkt einer immunologischen Reaktion, wie auch der im Rahmen des Asthma bronchiale, ist die **Interaktion** des Antigens/Allergens mit APCs und einem genetisch definierten, spezifischen T-Zellklon. APCs verarbeiten das Allergen und präsentieren der allergenrestringierten CD4+-Zelle immunogene Sequenzen im Kontext von Klasse-II-MHC-Antigenen und einem oder mehreren kostimulatorischen Signalen. APCs-(Langerhanszellen) bzw. APC-ähnliche Zellen (mononukleäre Zellen) finden sich konstitutionell im Atemwegsepithel bzw. alveolären Parenchym und sind nach **Antigenexposition** vermehrt nachzuweisen. Zudem sind bestimmte Blutmonozyten mit antigenpräsentierenden Eigenschaften in der Lage, die Lunge zu infiltrieren. In sensibilisierten Tieren oder bei atopischen Personen wurden zudem FcɛRI-exprimierende Zellen aus dem Blut und den Atemwegen identifiziert, deren allergenpräsentierende funktionelle Aktivität durch Bindung von IgE um ein Vielfaches gesteigert werden kann (9, 21, 44).

α/β-T-Lymphozyten

Lymphozyten greifen auf verschiedenen Ebenen in die Pathogenese der asthmatischen Entzündung ein. Während B-Lymphozyten nach Differenzierung in Plasmazellen das Immunglobulin E bilden, sind CD4+-(Helfer/Inducer-Zellen) und CD8+-(zytotoxische/Suppressor-Zellen)-T-Lymphozyten sowohl an der Allergenerkennung als auch an der Regulation des Entzündungsablaufs beteiligt (28). Im Bronchialgewebe von Asthmatikern oder in der bronchoalveolären Lavage nach endobronchialer Antigenprovokation finden sich charakteristischerweise aktivierte, IL-2-rezeptortragende (IL-2 R+)T-Lymphozyten (27, 29, 32). Aber auch im Blut zeigt sich als Ausdruck einer Lymphozyten-Aktivierung eine Vermehrung von **Natural killer (NK)-Zellen.** IL-2 R+-aktivierte T-Lymphozyten produzieren ein Spektrum an Zytokinen, die ihrerseits den Ablauf der asthmatischen Entzündung beeinflussen.

Neueren Ergebnissen zufolge, differenzieren beim allergischen Asthma die CD4+-Lymphozyten in Richtung des sog. **Th2-Subtyps** (1, 6, 31, 33). Th2-Zellen sezernieren IL-4, IL-5, IL6, IL-10 sowie IL-13 und unterscheiden sich auf diese Weise funktionell vom IL-2-, TNF-β- oder IFN-γ-bildenden Th1-Subtyp (Abb. **3.2**). Th2-Lymphozyten dürften über die Freisetzung von IL-4, IL-5 und IL-13 die Synthese von IgE durch B-Lym-

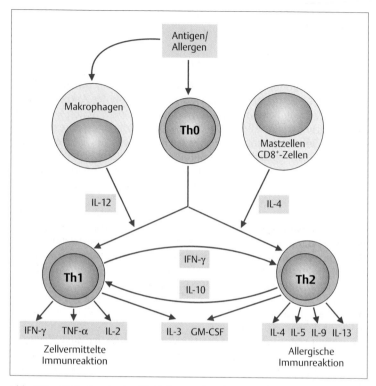

Abb. **3.2   Dichotomie der Th-Zellen nach sekretorischen Eigenschaften in Th1- und Th2-Lymphozyten.**

phozyten regulieren, gleichzeitig aber auch mittels IL-4 und IL-13 Mastzellen sowie mittels IL-5 und IL-13 Eosinophile aktivieren. IL-4 und IL-13 aus Th2-Zellen könnten ferner durch die Expression des Adhäsionsmoleküls VCAM-1 auf Endothelzellen an der **selektiven Rekrutierung** von Eosinophilen aus der Zirkulation beteiligt sein. Im Gegensatz zu den proallergischen Th2-Zellen supprimieren Th1-Lymphozyten durch die Freisetzung von INF-γ die Synthese von IgE ebenso wie die B-Zellproliferation. Zellen des Th1-Phänotyps organisieren dagegen z. B. die Regulation der IgG-Synthese und der zellulären Immunreaktion vom verzögerten Typ (DTH; Typ IV nach Coombs u. Gell).

Modulierende Zellen

γ/δ-T-Lymphozyten

Im Vergleich zu α/β-T-Zellen sind die **γ/δ-T-Lymphozyten** nur in kleiner Zahl im Blut oder Lymphsystem nachzuweisen. Sie dominieren jedoch alle übrigen T-Zellen im **Epithelgewebe** der Haut, der Lunge, des Darms, der Zunge, der Vagina und des Uterus. Im Gegensatz zu den α/β-T-Zellen können γ/δ-T-Lymphozyten eindringende Pathogene oder geschädigte Zellen direkt ohne Antigenprozessierung bzw. ohne Interaktion mit akzessorischen Zellen erkennen und eine zelluläre Immunreaktion einleiten. Sie vermitteln diese immunologische Funktion über die Freisetzung von Chemokinen, Wachstumsfaktoren und Zytokinen wie IL-4, IL-5, IL-6, IL-10, IFN-γ, TNF-α und TGF-β.

γ/δ-T-Lymphozyten reichern sich lokal im Rahmen von bakteriellen, viralen, parasitären und mykobakteriellen Infektionen an und beeinflussen den Verlauf der Erkrankung. Sie akkumulieren in der Synovialflüssigkeit von Patienten mit rheumatischer Arthritis und in der Spinalflüssigkeit von Multiple-Sklerose-Patienten. Darüber hinaus finden sich γ/δ-T-Lymphozyten in der bronchoalveolären Lavage-Flüssigkeit von Patienten mit Asthma. Auch wenn der zugrunde liegende Mechanismus noch nicht im Detail bekannt ist, scheinen γ/δ-T-Zellen die Schwelle der Allergenerkennung zu erhöhen und auf diese Weise einen protektiven Effekt auf die asthmatische Atemwegsentzündung auszuüben. So ist beispielsweise in Abwesenheit dieses Zelltyps die bronchiale Hyperreagibilität verstärkt. Weitere Untersuchungen zur Rolle der γ/δ-T-Lymphozyten beim Asthma bleiben abzuwarten.

Effektorzellen

Unter Effektorzellen versteht man entdifferenzierte Zelltypen, die am distalen Ende der Immunreaktion den proentzündlichen Effekt der Immunreaktion am Zielorgan über verschiedene pharmakologische oder zytotoxische Mechanismen vermitteln. Zu den Effektorzellen zählen die Mastzellen, die basophilen und vor allem die eosinophilen Granulozyten.

Mastzellen und basophile Granulozyten

Mastzellen lassen sich in allen Körpergeweben gleichmäßig verteilt und bevorzugt im perivaskulären Bereich nachweisen. Es handelt sich um große, mononukleäre Zellen, deren Zytoplasma durch runde, metachromatische Granula ausgefüllt ist. Die Granula enthalten an Proteoglykane gebundenes **Histamin** und eine Reihe verschiedener **Enzyme,** wie z. B. Tryptase, Hydrolasen und Metalloproteinasen (Abb. **3.3**). Daneben synthetisieren Mastzellen nach Aktivierung verschiedene **Lipidmediatoren,** zu denen vor allem das Prostaglandin D_2, das Thromboxan A_2, Leukotrien B_4 und C_4 sowie der Plättchenaktivierungsfaktor (PAF) gehören (39). Neueren Arbeiten zufolge bilden Mastzellen aber auch eine Anzahl von Zytokinen, einschließlich IL-4 und IL-13 (s. Abb. **3.3**).

Mastzellen binden freies Immunglobulin E (IgE) über spezifische Rezeptoren (Fc_3R) an ihre Oberfläche. Die Vernetzung der IgE-Fc_3R-Aggregate auf der Zelloberfläche durch ein vom IgE-Molekül erkanntes Allergen führt zur Aktivierung der Zelle und zur Freisetzung der obengenannten Mediatoren.

Als ortständige Zellen kommen sie bereits kurz nach Exposition mit dem die Atemwegsmukosa penetrierenden Allergen in Kontakt. Die Mastzelle spielt bei der Entwicklung der allergischen Frühreaktion eine wesentliche Rolle. Möglicherweise sind Mastzellen neben aktivierten Lymphozyten an der nachfolgenden Zellinfiltration des Bronchialgewebes während der verzögerten Reaktion beteiligt.

Im Gegensatz zu den gewebeständigen Mastzellen treten **Basophile** aus dem Blut in das betroffene Epithelgewebe über (39). Sie sind den Mastzellen jedoch strukturell und funktionell sehr ähnlich und setzen neben Histamin eine Reihe von **Lipidmediatoren** frei. Ihre Funktion im Rahmen des Asthma bronchiale ist bisher noch nicht definiert. Sie infilt-

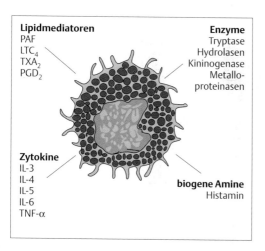

Lipidmediatoren
PAF
LTC_4
TXA_2
PGD_2

Enzyme
Tryptase
Hydrolasen
Kininogenase
Metalloproteinasen

Zytokine
IL-3
IL-4
IL-5
IL-6
TNF-α

biogene Amine
Histamin

Abb. **3.3   Präformierte und de-novo-synthetisierte Sekretionsprodukte der humanen Mastzelle.**

rieren zwar das Bronchialgewebe gemeinsam mit den Eosinophilen während der verzögerten allergischen Reaktion, sind aber nur in deutlich geringerer Zahl nachweisbar.

Eosinophile Granulozyten

In Ruhe imponiert der reife eosinophile Granulozyt als eine runde bis ovoide, im Durchmesser zwischen 12 und 15 μm messende Zelle, die sich bereits lichtmikroskopisch durch ihren zweigelappten Nukleus sowie durch große bikonvexe, azidophile Granula leicht von dem polymorphkernigen, neutrophilen Granulozyten abgrenzen lässt. Diese sog. sekundären oder spezifischen Granula bestehen aus einem zentral gelegenen, elektronendichten Bereich (*core*) und einer weniger elektronendichten Matrix (15, 16). Diese Granula enthalten den größten Teil der für den Eosinophilen charakteristischen, basischen Proteine.

Der eosinophile Granulozyt bildet verschiedene Klassen von **Mediatoren,** die für das Verständnis der Pathogenese des Asthmas von Bedeutung sind (Abb. **3.4**). Neben der Produktion von Lipidmediatoren und Zytokinen handelt es sich hierbei vor allem um Enzyme, basische Proteine und Sauerstoffradikale (15).

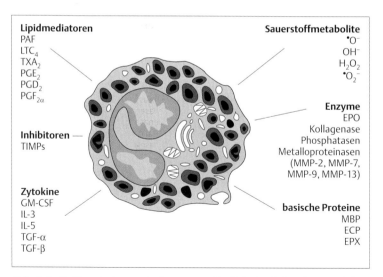

Lipidmediatoren
PAF
LTC_4
TXA_2
PGE_2
PGD_2
$PGF_{2\alpha}$

Inhibitoren
TIMPs

Zytokine
GM-CSF
IL-3
IL-5
TGF-α
TGF-β

Sauerstoffmetabolite
$^{\bullet}O^-$
OH^-
H_2O_2
$^{\bullet}O_2^-$

Enzyme
EPO
Kollagenase
Phosphatasen
Metalloproteinasen
(MMP-2, MMP-7,
MMP-9, MMP-13)

basische Proteine
MBP
ECP
EPX

Abb. **3.4** **Präformierte und** *de-novo*-**synthetisierte Sekretionsprodukte des humanen eosinophilen Granulozyten.**

Während lysosomale Enzyme, wie z. b. die Phosphatasen und die Glukuronidase, auch in anderen Leukozyten vorkommen, zeichnet sich der eosinophile Granulozyt besonders durch den hohen Gehalt an **basischen Proteinen** aus. Hierzu gehören das *major basic protein (MBP)*, das *eosinophil cationic protein (ECP)* und das *eosinophil derived neurotoxin (EDN)*, das auch als *eosinophil protein X (EPX)* bezeichnet wird (Tab. **3.2**). Es handelt sich dabei um 14 – 21 kDa große Proteine, die einen hohen Gehalt an den kationischen Aminosäuren Arginin bzw. Lysin aufweisen. Die **biologischen Effekte** der basischen Proteine des Eosinophilen umfassen in erster Linie die zytotoxische Wirkung auf Parasiten, Bronchialepithelzellen, Nervenzellen, Herzmuskelzellen und Tumorzellen (13 – 16). In niedrigen Konzentrationen aktivieren die Proteine aber auch Mastzellen, Basophile, Neutrophile und Thrombozyten. Schließlich zei-

Tab. 3.2 Primär zytotoxische Sekretionsprodukte des humanen eosinophilen Granulozyten und Beispiele für deren zell- und gewebeschädigende Wirkung

Bezeichnung	Wirkungen
Nichtenzymatische Proteine	
Major basic protein (MBP)	helminthotoxisch, zytotoxisch für Tumorzellen und andere Säugetierzellen, aktiviert Mastzellen, neutralisiert Heparin
Eosinophil cationic protein (ECP)	Koagulopathie, helminthotoxisch, neurotoxisch, aktiviert Mastzellen, zytotoxisch für verschiedene Säugetierzellen, RNAse-Aktivität
Eosinophil protein X (EPX bzw. EDN)	stark neurotoxisch, helminthotoxisch, hemmt Lymphozytenkulturen, RNAse-Aktivität
Enzyme	
Eosinophile Peroxidase (EPO)	toxisch für Mikroorganismen, Tumorzellen und andere Säugetierzellen, aktiviert Mastzellen
Metalloproteinase-9 (Gelatinase B)	Gelatin, Kollagen Typ IV und V, Elastin
Sauerstoffmetabolite	
Superoxidanion Wasserstoffperoxid molekularer Sauerstoff Hydroxylionen	toxisch für Mikroorganismen, Tumorzellen und verschiedene Säugetierzellen und -gewebe

gen ECP und EDN eine Ribonukleaseaktivität, die in Struktur und Funktion der pankreatischen Ribonuklease ähnelt, deren Bedeutung im Rahmen allergischer Erkrankungen aber bislang noch nicht bekannt ist.

Innerhalb der von Eosinophilen produzierten **Enzyme** ist vor allem die *eosinophile Peroxidase (EPO)* hervorzuheben. Sie besteht aus zwei basischen Polypeptidketten von jeweils 15 und 55 kDalton und katalysiert die Oxidation verschiedener Substrate durch Wasserstoffperoxid. Die EPO führt alleine oder in Gegenwart von Halogenidionen zu einer Schädigung verschiedener Zielzellen und -gewebe, die der zytotoxischen Wirkung der anderen basischen Proteine vergleichbar ist.

Die **oxidativen Effektormechanismen** schließen sowohl die enzymatische Peroxidierung durch die EPO in Gegenwart von Superoxidanionen und Halogenidionen wie auch die oxidative Wirkung von freigesetzten *reaktiven Sauerstoffspezies* (Superoxidanionen, Wasserstoffperoxid, Hydroxyl-Radikale, Singulett-Sauerstoff) ein (s. u.)

Mit Hilfe der oxidativen und **nichtoxidativen Effektormechanismen** (16, 42) vermittelt der eosinophile Granulozyt seine Effektorfunktionen bei der Abwehr von Parasiten (s. Tab. **3.2**). Im Rahmen der eosinophilenassoziierten Erkrankungen verursachen diese toxischen Substanzen aber auch eine Schädigung körpereigenen Gewebes, was je nach Lokalisation, Gewebe bzw. Organ zu unterschiedlichen Symptomen führt. Beispiele für diese zytotoxische Wirkung finden sich in zahlreichen Untersuchungen beim Asthma bronchiale, der chronisch eosinophilen Pneumonie, dem Churg-Strauss-Syndrom, der tropischen eosinophilen Pneumonie und dem **Hypereosinophilen Syndrom [HES]** in Form der Myokardfibrose.

Voraussetzung für die Wirksamkeit des Eosinophilen im Rahmen entzündlicher Reaktionen ist seine Einbindung in das **immunologische Netzwerk** durch Interaktionen mit anderen Zellen des Immunsystems. Über die Freisetzung von Lipidmediatoren und Zytokinen können nahezu alle gewebeständigen und zirkulierenden Zellen auf die immunbiologischen Funktionen des Eosinophilen Einfluss nehmen (19). Hierzu zählen Mastzellen, Makrophagen, Lymphozyten, Endothelzellen, Thrombozyten und Fibroblasten. Umgekehrt vermag aber auch der Eosinophile entweder über Lipidmediatoren, basische Proteine oder Zytokine andere Entzündungszellen zu aktivieren, wie es z. B. für die Freisetzung des *Transforming Growth Factor-α* (TGF-α) bei der Gewebefibrosierung postuliert wird.

Eosinophile exprimieren *in vivo* und unter bestimmten Bedingungen *in vitro* das HLA-DR-Antigen des Klasse-II-Histokompatibilitätskomplexes (MHC), CD4-Epitops und den IL-2-Rezeptor (CD25). Die Bedeutung dieser **Oberflächenantigene** für die Funktion des Eosinophilen ist noch nicht bekannt. Da MHC-Antigene bei der Induktion der spezifischen Immunreaktion beteiligt sind, könnten HLA-DR+-Eosinophile nach Bindung an CD4+-Lymphozyten als antigenpräsentierende Zelle bei der Einleitung einer antigenspezifischen Immunreaktion fungieren. Die Expression des CD4- bzw. des CD25-Antigens ermöglicht es dem Eosinophilen, auf bestimmte lymphotrope Mediatoren zu reagieren, wie es für IL-2 oder den „lymphocyte chemoattractant factor" (LCF) gezeigt wurde.

Thrombozyten

Thrombozyten sind polymorph geformte, kernlose Zellen, die aus Megakaryozyten im Knochenmark hervorgehen. Obwohl ihre Funktion vor allem im Rahmen der (patho-)physiologischen Gerinnungsprozesse zu suchen ist, wird den Thrombozyten seit einiger Zeit auch eine Rolle im Rahmen **allergisch-entzündlicher Vorgänge** zugeschrieben (12). So ließ sich tierexperimentell zeigen, dass die Blockierung oder Zerstörung der Thrombozyten sowohl zu einer Hemmung der allergischen Spätreaktion (s. u.) als auch zu einer signifikanten Verminderung der Zahl an infiltrierenden Gewebseosinophilen führt. Menschliche Thrombozyten werden durch Zytokine, anti-IgE und PAF aktiviert und produzieren ihrerseits verschiedene lösliche Faktoren (platelet derived histamine releasing factor, Plättchen-Faktor 4, RANTES oder PAF), die aufgrund ihrer chemotaktischen Eigenschaften an der „Orchestrierung" des entzündlichen Infiltrats beteiligt sein dürften.

Effektorzielzellen (Strukturzellen)

Als Effektorzielzellen werden die Strukturzellen der Atemwege bezeichnet, in deren unmittelbarer Nachbarschaft Entzündungszellen infiltrieren und in deren Umgebung sich die eigentliche Entzündung ausbreitet. Erst in den letzten Jahren wurde deutlich, dass diese Zellen dabei nicht als passive „bystander" zu betrachten sind. Vielmehr nehmen sie unter physiologischen Bedingungen Aufgaben bei der Aufrechterhaltung der Homöostase wahr und können unter pathophysiologischen Bedingungen offenbar sowohl **pro-** als auch **antiinflammatorisch** auf die entzündlichen Vorgänge Einfluss nehmen.

Respiratorische (bronchiale) Epithelzellen

Bronchiale Epithelzellen bilden zunächst eine physiologische Barriere zwischen Umwelt und Individuum. Das respiratorische Epithel fungiert als **primäre Barriere,** die tiefer gelegenes Gewebe und den Organismus vor inhalativen Irritanzien und Noxen schützt. Es muss über seine mechanischen Aufgaben hinaus aber auch als **ein immunologisch aktives Gewebe** angesehen werden, das eine Reihe proinflammatorischer Mediatoren, einschließlich Stickstoffmonoxid (NO), Lipidmediatoren und Zytokine, sezerniert (26), die ihrerseits den Bronchotonus und die Funktion struktureller und infiltrierender Zellen regulieren. So bilden Epithelzellen eine wichtige Quelle für IL-6, IL-8, IL-10 und GM-CSF. Die Produktion der Zytokine kann darüber hinaus in Gegenwart von IL-1β und TNF-α verstärkt werden (Abb. **3.5**). Verglichen mit Atemwegen von Gesunden, exprimieren Epithelzellen asthmatischer Atemwege quantitativ mehr Zytokine, einschließlich des „monocyte chemoattractant protein-1α" (MCP-1α). Andererseits ist die IL-10-Produktion der Zellen im Rahmen einer Mukoviszidose vermindert.

Die während der asthmatischen Entzündung zu beobachtende Zerstörung und Desquamation der respiratorischen Epithelzellen führt aber umgekehrt zum Ausfall seiner regulatorischen Funktion mit pathophysiologischen Konsequenzen, die möglicherweise bei der Entwicklung der **bronchialen Hyperreagibilität** von Bedeutung sind. Hierzu gehören 1. ein leichterer Zugang von inhalativen Irritanzien zu freigelegten Nervenendigungen, 2. eine gesteigerte Penetration der Allergene in

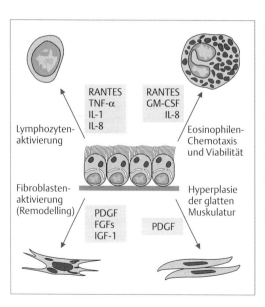

Abb. **3.5** **Potentielle immunmodulatorische Wirkungen der Epithelzellen im Rahmen der asthmatischen Atemwegsentzündung.** FGFs: *FibroBlast Growth Factors*; GM-CSF: *Granulocyte/Macrophage Colony-Stimulating Factor*; IGF-1: *Insulin Like Growth Factor*; IL-1: *Interleukin-1*; PDGF: *Platelet Derived Growth Factor.*

Richtung mediatorsezernierender Zellen der Submukosa und 3. eine verminderte Produktion der vom Epithel gebildeten bronchodilatorischen Substanzen, wie z. B. des NO (Stickstoffmonoxid) und der neutralen Endopeptidasen (7).

Bronchiale Myofibroblasten

Der Begriff Myofibroblast bezeichnet einen Zelltyp, der im **Granulationsgewebe** der Wundheilung gefunden wird. Dieser besitzt Eigenschaften, die sowohl an Fibroblasten als auch Muskelzellen erinnern. Die hohe synthetische Kapazität der Myofibroblasten findet in den zahlreichen zytoplasmatischen Polyribosomen ihren Ausdruck. Die kontraktilen Eigenschaften werden durch ein dichtes Maschenwerk aus dünnen Filamenten vermittelt, das dem Zytoskelett glatter Muskelzellen ähnelt. Diese Zellen exprimieren ferner die muskelzellspezifischen intermediären Filamente, Desmin sowie den mit glatten Muskelzellen assoziierten Isotyp des Actins, α-Actin (4, 29, 30, 34).

Obwohl bronchiale Myofibroblasten auch bei Gesunden vorkommen, finden sie sich im Rahmen der asthmatischen Atemwegsentzündung vermehrt. Ihre Funktion könnte durch eine Reihe von Mediatoren aktiviert werden, zu denen Histamin, Tryptase, IL-1, IL-4, PDGF, TGF-β und Endothelin gehören (29). Myofibroblasten produzieren extrazelluläre **Matrixproteine,** wie z. B. Kollagen oder Fibronektin, und sind auf diese Weise am Umbau oder **Remodelling** der Atemwege beteiligt (s. u.).

Glatte Muskelzellen

Obwohl in den vergangenen Jahren im Hinblick auf den Mechanismus der Kontraktion und Relaxation große Fortschritte gemacht wurden, wird die Bedeutung der bronchialen Muskelzellen im Rahmen der Pathogenese des Asthma bronchiale nicht einheitlich beurteilt. Das liegt zu einem großen Teil daran, dass sich die *In-vitro*-Ergebnisse vermutlich nicht auf die *In-vivo*-Situation übertragen lassen (3). Einige Spasmogene, wie etwa das Adenosin, verursachen eine Bronchokonstriktion bei Asthmatikern, nicht aber bei Gesunden. Da Antihistaminika und Leukotrien-Rezeptorantagonisten diese Reaktion hemmen, dürfte es sich hierbei möglicherweise um einen über **Mastzellen** vermittelten indirekten Mechanismus handeln.

Bisher finden sich keine einheitlichen Hinweise dafür, dass die Kontraktion der Muskelzellen von Asthmatikern gegenüber Spasmogenen *in vitro* verändert ist. Einige Studien beschrieben eine **Störung der β-Rezeptorfunktion,** die sich entweder als Änderung der Expressionsdichte

oder Entkoppelung des Rezeptors von der intrazellulären Signaltrans-
duktionskette äußert. Ebenso wie die Identifizierung von β_2-Antagonis-
ten im Serum von Asthmatikern bleibt die Bedeutung dieser Veränderungen bislang unklar.

Eine Zunahme der Masse der Atemwegsmuskulatur gilt als eine
charakteristische Veränderung im Rahmen des Asthma bronchiale. Ob
diese vorwiegend auf eine **Hypertrophie** oder eine **Hyperplasie** der
Muskelzellen zurückgeht, ist nach wie vor unklar. Möglicherweise ist
sowohl die Größenzunahme als auch die Proliferation individueller
Muskelzellen hieran beteiligt. Von verschiedenen Mediatoren ist eine
muskelproliferierende Wirkung bekannt, so dass zwischen muskulärer
Hyperplasie und Atemwegsentzündung ein direkter Zusammenhang
bestehen könnte. Zu den Mediatoren mit muskelproliferierender Wirkung gehören Histamin, das das Protoonkogen c-fos aktiviert, Endothelin und bestimmte Wachstumsfaktoren, wie z. B. der *Platelet Derived
Growth Factor* (PDGF). Die pathophysiologische Bedeutung der Zunahme an bronchialer Muskelmasse beim Asthma bronchiale ist aber ebenfalls noch immer umstritten. Es finden sich Hinweise dafür, dass der Ein-
lagerung extrazellulärer Matrix in die Muskelschicht, nicht aber der
Muskulatur selbst, eine Bedeutung für die verstärkte Bronchokontrakti-
on im Rahmen des Asthma bronchiale beizumessen ist (36).

Mediatoren der allergischen Entzündung

Die oben aufgeführten Entzündungszellen bilden verschiedene
Klassen von Mediatoren (2, 14, 20, 25, 42), die mit der Pathogenese der
asthmatischen Entzündungsreaktion in Verbindung gebracht werden
(Tab. **3.3**). Einem Teil der Mediatoren kommt eine Rolle bei der Regulation der *Entzündungszellen* untereinander zu. Ein anderer Teil vermittelt
die Aktivierung von *Effektorzellen* im Bronchialgewebe. Andere wiederum beeinflussen die Kontraktibilität und Reagibilität der *Bronchialmuskulatur*. Diese Effektormoleküle werden aus Entzündungszellen freigesetzt und dann **primäre Effektormoleküle** genannt. Im Gegensatz dazu
lassen sich Mediatoren aus Strukturzellen als **sekundäre Effektormoleküle** bezeichnen, da sie unter dem Einfluss primärer Mediatoren gebildet werden. Eine Einteilung muss aber auch hier artifiziell bleiben, da in
den meisten Fällen Mediatoren einer Gruppe sowohl regulatorische als
auch Effektorfunktionen ausüben.

Tab. **3.3   Einteilung der wichtigsten beim Asthma bronchiale beobachteten Entzündungsmediatoren**

Bezeichnung	Beispiele
Primär regulatorische Mediatoren	
Zytokine	IL-4, IL-5, IL-13, IFN-γ
Chemokine	RANTES, MIP-1α, MIP-3
Primäre Effektormediatoren	
Immunglobuline	IgE, IgA
biogene Amine	Histamin
Leukotriene	LTC$_4$, LTD$_4$, LTE$_4$
Prostanoide	PGD$_2$, PGE$_2$, PGI$_2$, TxA$_2$
plättchenaktivierender Faktor	PAF
Proteine	C3a, C4a, C5a, MBP, ECP
Enzyme	Metalloproteinasen, Tryptase
Sauerstoffradikale	$^{\bullet}O_2^{-}$, $^{\bullet}OH$, $^{\bullet}O^{-}$, H_2O_2
Sekundäre Effektormediatoren	
Neuropeptide	VIP, PHM, SP, NKA
Endotheline	ET-1, ET-2, ET-3
Stickstoffmonoxid	NO
Enzyme	NEP

Primär regulatorische Mediatoren

Zu den Mediatoren mit überwiegend regulatorischen Funktionen gehört die große Gruppe der *Zytokine* einschließlich der *Chemokine.*

Zytokine

Zytokine werden von nahezu allen initiierenden Zellen, Entzündungszellen, aber auch Strukturzellen gebildet. Sie dienen in erster Linie der **Regulation** der allergischen Entzündung (14, 25). Dabei modulieren sie nicht nur die Funktion von Lymphozyten, wie beispielsweise im Rahmen der Antigenpräsentation oder der Immunglobulin-E-Synthese, sondern präaktivieren und stimulieren auch reife Entzündungszellen im Blut und im Gewebe (Tab. **3.4**). Ein charakteristisches Muster von Zytokinen (IL-2, IL-4, IL-5, IL-8, IL-13, TNF-α und GM-CSF) lässt sich im Blut und Bronchoalveolarraum von Asthmatikern direkt oder indirekt nachweisen (2, 17, 20, 31, 33, 37).

Tab. **3.4** **Für das Asthma bronchiale relevante Zytokin-Familien mit Beispielen**

Zytokin-Familie	Mitglieder
Interleukine	IL-2, IL-3, IL-4, IL-5, IL-8, IL-13, IL-15, IL-16, IL-17, IL-18
Kolonie-stimulierende Faktoren	GM-CSF
Interferone	IFN-β?
Chemokine	MCP-1, MCP-3, Eotaxin, RANTES
Wachstumsfaktoren	TGF-β, PDGF, bFGF
Andere	Stammzellfaktor ('c-kit-Ligand')

Die **biologische Bedeutung** der Zytokine für die postmitotische Entwicklung von Entzündungszellen findet gegenwärtig großes wissenschaftliches Interesse. Danach dürften Zytokine sowohl bei der *Präaktivierung* von Entzündungszellen als auch bei der *Interaktion* zwischen zirkulierenden Granulozyten und Gefäßendothelzellen eine Rolle spielen. Beispielsweise führen GM-CSF, IL-3, IL-5, IL-13 und TNF-α zu einer Steigerung der Effektorfunktionen, der Zytotoxizität, der Glukoseaufnahme, der Bildung von Proteoglykanen sowie zur Expression von Adhäsionsrezeptoren und verlängern die Lebensdauer des Eosinophilen. Darüber hinaus aktivieren andere Zytokine Endothelzellen, die bestimmte Adhäsionsmoleküle exprimieren. Auf ihre Rolle bei der Differenzierung von Lymphozyten und der IgE-Bildung wird weiter unten eingegangen.

Primäre Effektormediatoren

Chemokine

Zytokine mit vorwiegend chemotaktischen Eigenschaften werden auch als Chemokine bezeichnet und dürften eine wesentliche Rolle bei der Attraktion zirkulierender Zellen im Rahmen der asthmatischen Entzündung spielen (6). Sie sind daher im Gegensatz zu anderen Zytokinen eher den primären Effektormediatoren zuzuordnen. Innerhalb der letzten Jahre wurden verschiedene Substanzen mit einer **chemotaktischen Wirkung** auf Eosinophile beschrieben und mit der asthmatischen Entzündung in Zusammenhang gebracht. Hierzu zählen IL-8, das *macrophage inflammatory protein*-1α (MIP-1α), MIP-3 und RANTES, die alle unter *In vitro*-Bedingungen eine PAF oder C5 a vergleichbare biologische

Wirkung besitzen. RANTES induziert ferner die Freisetzung von **ECP** und **Sauerstoffradikalen** aus Eosinophilen. Da RANTES neben den Eosinophilen auch auf CD45 RO$^+$ (memory) T-Zellen, nicht aber auf Neutrophile wirkt, könnte die lokale Produktion des Chemokins durch aktivierte T-Lymphozyten und Thrombozyten zur charakteristischen zellulären **Infiltration** im Rahmen allergischer Erkrankungen beitragen (s. Tab. **3.4**). Ein weiteres Chemokin, das **Eotaxion**, gilt nicht nur als ein hochselektiver, ausschließlich auf Eosinophile wirkender chemotaktischer Faktor, sondern auch als potentestes Chemotoxin für Eosinophile.

Immunglobulin E

Das Immunglobulin E (IgE) findet sich bei aktiven allergischen Erkrankungen regelmäßig im Blut erhöht und stellt als Gesamt-IgE oder allergenspezifisches IgE einen wichtigen Parameter für die Diagnostik dieser Krankheitsgruppe dar. Der größte Teil ist allerdings an Mastzellen im Gewebe gebunden, die hierdurch unmittelbar das eindringende Allergen spezifisch erkennen können (s. o.).

Die physiologische Rolle des IgE umfasst den Schutz von Schleimhautoberflächen des Körpers durch die unmittelbare Einleitung einer lokalen Abwehrreaktion gegen bestimmte infektiöse Partikel, wie z. B. Parasiten. Seine pathophysiologische Rolle erstreckt sich dagegen auf die Auslösung der **allergischen Sofortreaktion** bei entsprechend prädisponierten Individuen und möglicherweise auch auf die Einleitung der **verzögerten allergischen** Reaktion.

IgE bindet primär an *hochaffine IgE-Rezeptoren (FcεRI)* auf Mastzellen, basophilen Granulozyten und epidermalen Langerhans-Zellen. Daneben kann das IgE mit einem zweiten, *niederaffinen IgE-Rezeptor* (FcεRII) interagieren, der mit dem Leukozyten-Differenzierungsantigen CD23 identisch ist. FcεRII findet sich auf reifen, ruhenden B-Lymphozyten, Gewebe- bzw. Alveolarmakrophagen, Monozyten und epidermalen Langerhans-Zellen. Der Rezeptor wird ebenso auf allergenstimulierten T-Lymphozyten exprimiert und spielt u. a. bei der Regulation der IgE-Bildung eine Rolle (28). Das Vorkommen niederaffiner Rezeptoren für IgE auf Eosinophilen ist umstritten.

Die **IgE-Synthese** erfolgt im Zusammenspiel von Makrophagen, B- und T-Lymphozyten. Dabei wird das die Mukosa penetrierende Allergen zunächst von IgM- und IgD-tragenden B-Lymphozyten gebunden. Gleichzeitig wird das Allergen von APCs phagozytiert, in kleinere Fragmente zerlegt und anschließend in Assoziation mit einem Klasse-II-Molekül des Major-Histokompatibilitäts-Komplexes auf deren Membranoberfläche exprimiert. Eine T-Zelle, die diese spezifische Oberflächenstruktur der APC erkennt, beginnt nun mit der Proliferation und Sekretion verschiedener Lymphokine, unter deren Einfluss sich die allergenbesetzten B-Zellen allmählich in die IgE-bildende Plasmazelle differenzieren. Dieser Prozess der **Isotypenumschaltung** und die sekretorische Aktivität der Plasmazellen erfolgt unter Kontrolle Th2-assoziierter Zytokine, wie z.B. IL-4, IL-6 und IL-13.

Immunglobulin A

Monomeres IgA und vor allem dimeres IgA ($[IgA]_2$) ist das vorwiegende Immunglobulin der seromukösen Sekrete auf Schleimhäuten und dient der **lokalen Immunabwehr.** $(IgA)_2$ gilt als ein potenter Aktivator des *eosinophilen Granulozyten* und führt nach Bindung an die Zelle zur Freisetzung der granulär gespeicherten *basischen Proteine.* Im Rahmen der asthmatischen Entzündung könnte es durch die direkte Aktivierung eosinophiler Granulozyten auf der Schleimhautoberfläche von unmittelbarer pathogenetischer Bedeutung sein.

Tryptase

Die Tryptase gehört zu den Serin-Proteasen und ist gemeinsam mit dem Histamin in den Granula der Mastzellen gespeichert. Sie spielt eine wichtige Rolle bei der Abwehr von Parasiten und wird neben Histamin auch während der asthmatischen Entzündung freigesetzt. Die Tryptase besteht aus vier homologen Untereinheiten, die zu einem flachen Ring zusammengefügt sind, in dessen Innerem sich zwei aktive Zentren befinden. Nur kurze Proteine und Peptide, wie z.B. Neuropeptide, können aus sterischen Gründen in den Ring gelangen und hier abgebaut werden.

Neben dieser Wirkung als Protease induziert die Tryptase die **Freisetzung von Neuropeptiden,** wie der *Substance P* (SP) oder dem *Calcitonin Gene-Related Peptide* (CGRP) nach Bindung an sog. „*Proteinase-activated receptors-2*" (PAR2) auf sensorischen Neuronen. Auf diese Weise führt sie zu einem Gewebeödem, das sich durch SP- und CGRO-Antagonisten sowie Capsaicin (einem Neurotoxin sensorischer Nerven) hemmen lässt. Über die Interaktion mit PAR2-Rezeptoren besitzt die Tryptase ferner Einfluss auf die Proliferation von Epithelzellen, Endothelzellen und Muskelzellen sowie Aktivierung und Chemotaxis neutrophiler Granulozyten (23). Inwieweit die Tryptase-vermittelte Freisetzung von Neuropeptiden einerseits mit der enzymatischen Wirkung des Mediators andererseits in Beziehung steht, ist noch nicht bekannt.

Histamin

Histamin ist ein biogenes Amin, das aus der Aminosäure Histidin hervorgeht und in den metachromatischen Granula von *Mastzellen* und *Basophilen,* an saure Proteoglykane gebunden, gespeichert ist (2). Seine Wirkung wird durch Bindung entweder an sog. H_1- oder H_2-, möglicherweise sogar H_3-Rezeptoren, vermittelt. Die Aktivierung von H_1-Rezeptoren induziert die klassischen **Zeichen der Entzündung,** zu denen eine gesteigerte Gefäßpermeabilität mit Ausbildung eines Gewebeödems *(Tumor),* eine Gefäßdilatation mit Erythem *(Rubor),* Überwärmung *(Calor),* Pruritus *(Dolor)* sowie die Kontraktion glatter Muskulatur *(Functio laesa)* gehören. Beim Asthma bronchiale dürfte Histamin vor allem an der Vermittlung der asthmatischen **Früh-** oder **Sofortreaktion** beteiligt sein.

Leukotriene

Einige der **potentesten Mediatoren** beim Asthma bronchiale entstehen beim Abbau ungesättigter *Arachidonsäure* durch die *5-Lipoxygenase* zu Leukotrinen und durch die *Cyclooxygenase* zu Prostaglandinen (Abb. **3.6**). Die biologische Aktivität der Leukotriene ist bereits seit 50 Jahren bekannt. Sie führen zu einer sich langsam entwickelnden und anhaltenden Kontraktion glatter Muskelzellen und wurden deshalb ursprünglich als **slow reacting substance of anaphylaxis** oder **SRS-A** bezeichnet. Die biologische Aktivität der SRS-A geht auf ein Gemisch der drei Zysteinylleukotriene LTC_4, LTD_4 und LTE_4 zurück. LTC_4 und LTD_4 induzieren aber nicht nur eine anhaltende *Kontraktion* der glatten Bronchialmuskulatur, sondern fördern auch die *Mukussekretion* und verursachen ein *Schleimhautödem.* Darüber hinaus induzieren LTD_4 und LTE_4 eine Infiltration der Atemwege durch eosinophile Granulozyten. Ob es sich hierbei um eine direkte chemotaktische Wirkung handelt, muss allerdings angezweifelt werden. Möglicherweise wirken die Leukotriene indirekt über die Modulation von Lymphozyten. Ein weiteres Arachidonsäure-Derivat dieser biochemischen Mediatorklasse, das LTB_4, gilt als chemotaktischer Faktor, der beim Menschen vor allem auf neutrophile Granulozyten wirkt. Darüber hinaus nimmt es Einfluss auf die Hyperreagibilität der glatten Muskulatur und die Funktion von Lymphozyten.

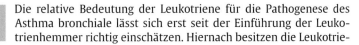

Die relative Bedeutung der Leukotriene für die Pathogenese des Asthma bronchiale lässt sich erst seit der Einführung der Leukotrienhemmer richtig einschätzen. Hiernach besitzen die Leukotrie-

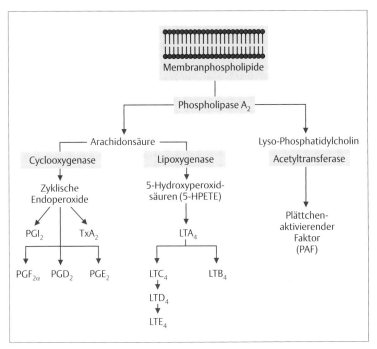

Abb. 3.6   Synthese der Leukotriene, Prostanoide und des plättchenaktivierenden Faktors aus Membranphospholipiden.

ne nicht nur einen bronchokonstriktorischen Effekt, sondern tragen auch zu den entzündlichen Prozessen beim Asthma bronchiale bei. Die zuletzt genannte Wirkung erfolgt dabei über einen Mechanismus, der von Kortikosteroiden nicht oder nur teilweise beeinflusst wird.

Hierzu und für eine detailliertere Betrachtung der pharmakologischen und klinischen Wirkungen der Leukotriene sei auf die nachfolgenden Kapitel verwiesen.

Prostanoide

Unter der Bezeichnung Prostanoide werden die verschiedenen **Prostaglandine** (PG), das *Prostacyclin (PGI₂)* und die *Thromboxane (Tx)* zusammengefasst (s. Abb. **3.6**). Sie entstehen aus der Arachidonsäure unter dem Einfluss der Cyclooxygenase, einem Enzym, das sich durch die nichtsteroidalen Antirheumatika Aspirin oder Indomethacin hemmen lässt. Prostanoide, wie PGD_2, 9α, 11β-PGF_2, 6-keto-$PGF_{1\alpha}$und TxA_2, finden sich neben Histamin bereits 10 Minuten nach **Antigenprovokation** im Bronchoalveolarraum. Aber auch während der Spätreaktion werden bestimmte Prostanoide, wenn auch in geringeren Mengen, gebildet (20). Die Synthese der Lipidmediatoren in dieser frühen Phase geht vor allem auf gewebeständige Mastzellen, in der Spätphase auf Eosinophile, Thrombozyten und möglicherweise Makrophagen zurück.

Prostanoide zeigen eine Vielfalt pro- und antientzündlicher pharmakologischer Wirkungen, $PGF_{2\alpha}$, PGD_2 und das Thromboxan A_2 induzieren eine Bronchokonstriktion und verstärken die cholinerge synaptische *Signalübertragung*. PGI_2 und PGE_2 gelten als potente *Vasodilatatoren,* die in Gegenwart von LTB_4 die Gefäßpermeabilität erhöhen und ein Bronchialödem verursachen. PGI_2, PGD_2, $PGF_{2\alpha}$ sowie TxA_2 verstärken die Produktion und Freisetzung von *Mukus* aus Drüsenzellen des Bronchialsystems.

Plättchenaktivierender Faktor (PAF)

Der plättchenaktivierende Faktor (PAF) wurde ursprünglich durch seine Wirkung auf Thrombozyten entdeckt, hat aber potente biologische Effekte auf verschiedenste Gewebe und Entzündungszellen (2, 14). Er wird aus Membranphospholipiden unter dem katalytischen Einfluss einer Phospholipase A_2 und einer Acetyltransferase in Eosinophilen, Neutrophilen, Makrophagen, Thrombozyten und Mastzellen gebildet (s. Abb. **3.6**). PAF oder sein stabiles Abbauprodukt lyso-PAF wurden in z.T. hohen Konzentrationen im Bronchoalveolarraum von Asthmatikern nachgewiesen. Er besitzt nicht nur eine potente **chemotaktische Wirkung** auf Eosinophile, sondern aktiviert darüber hinaus auch alle Effektorfunktionen dieser Zelle. Ferner führt PAF zu **Permeabilitätserhöhung** und **Ödembildung** in Atemwegen. Schließlich soll der Lipidmediator bei der Entwicklung der bronchialen **Hyperreagibilität** eine Rolle spielen, vermutlich auch indirekt über die Aktivierung von Eosinophilen.

Die vielschichtigen und grundsätzlich für das Asthma relevanten Wirkungen des PAF ließen vermuten, dass eine selektive Hemmung des Mediators günstige Effekte zeigt. Die Ergebnisse mit der ersten Generation spezifischer PAF-Rezeptorantagonisten waren allerdings zunächst ohne messbaren Einfluss auf die asthmatische Erkrankung. Mehrere neue potente Rezeptorantagonisten (Y-24 180, SR27 417 A, Apafant) wurden in der Zwischenzeit entwickelt. Sie zeigen einen beim Menschen mäßigen anti-obstruktiven Effekt während der asthmatischen Spätreaktion und hemmen die bronchiale Hyperreagibilität.

Die Ergebnisse weiterführender Untersuchungen mit Substanzen dieser Klasse und deren Beziehung mit Leukotrienhemmern bleiben abzuwarten.

Proteine

Im Rahmen der allergischen Entzündung ist eine Reihe von Proteinmediatoren beteiligt. Hier sind zunächst die Proteine der Komplement-Kaskade zu nennen. Die Aktivierung des **Komplementsystems** ist ein integraler Bestandteil verschiedener physiologischer und pathophysiologischer Vorgänge. Seine Aktivierung über den klassischen oder alternativen Weg führt letztlich zur Bildung von drei Proteinen (C3a, C4a, C5a), denen eine proentzündliche Wirkung zugeschrieben wird. Von diesen **Anaphylatoxinen** besitzt das C5a die stärkste biologische Aktivität auf Entzündungszellen. Nach Kontakt mit eosinophilen Granulozyten führt das Protein u. a. zur Chemotaxis, Degranulation und Freisetzung von Lipidmediatoren. Andere pathophysiologische Effekte umfassen die Kontraktion glatter Muskelzellen und die Erhöhung der vaskulären Permeabilität.

Eine andere Gruppe von Proteinen bilden die von Eosinophilen abstammenden **basischen Proteine** MBP, ECP und EPO (s. oben). Neben der *Zerstörung* des respiratorischen Epithels (s. Tab. **3.2**, S. 42) können sie jedoch auch andere Entzündungszellen wie Neutrophile, Mastzellen und Thrombozyten stimulieren. Zudem wird ihnen eine Rolle bei der Ausbildung der bronchialen Hyperreagibilität zugeschrieben (5, 16).

Die Bestimmung basischer Proteine des Eosinophilen im Sputum, Serum oder in der BAL-Flüssigkeit wird zur Diagnostik und Beurteilung der Krankheitsaktivität asthmatischer Erkrankungen herangezogen. Aufgrund der vor allem methodisch bedingten Variabilität und der vergleichsweise hohen Kosten hat sich die ECP-Bestimmung im Serum aber nicht als Routineparameter durchgesetzt.

Metalloproteinase und endogene Gewebeinhibitoren

Matrixmetalloproteinasen (MMPs) bezeichnen eine Gruppe zinkhaltiger Enzyme, die Proteine und Proteoglykane der extrazellulären Matrix (ECM) des Bindegewebes abbauen. Sie spielen eine wesentliche Rolle bei der normalen **Gewebehomöostase.** Ein Gleichgewicht zwischen der Aktivität der *MMPs* und ihren *endogenen Gewebeinhibitoren*

(TIMPs) sorgt vermutlich für eine kontinuierliche Erneuerung und Reparatur des ECM-Maschenwerks mit Wiederherstellung der ursprünglichen physiologischen Bedingungen nach passageren Störungen (18).

Im Rahmen chronisch-entzündlicher Prozesse kann es jedoch über eine Imbalance zwischen MMPs und TIMPs zu einer Verschiebung des Gleichgewichts zwischen Abbau und Ablagerung der ECM-Proteine kommen. Da Asthma mit einer Zunahme der ECM in den subepithelialen Schichten der Atemwege einhergeht, liegt es nahe zu vermuten, dass das MMP/TIMP-System auch im Rahmen der asthmatischen Entzündung eine Rolle spielt.

> Während eine Beteiligung dieses Systems im Rahmen der Tumorinvasion, Metastasierung und Angiogenese vermutet wird, finden sich nun auch Hinweise dafür, dass MMPs auch beim Asthma bronchiale eine pathogenetische Rolle spielen.

So zeigte sich beispielsweise bei Untersuchungen zur Ultrastruktur asthmatischer Atemwege ein Abbau von Elastin (5). Darüber hinaus ließen sich während symptomatischer Perioden der Asthmaerkrankung im Urin Proteoglykanderivate als Ausdruck des gesteigerten ECM-Metabolismus nachweisen (29). Neuere Untersuchungen an natürlichem Asthma und am Modell der segmentalen Allergenprovokation (39, 40) zeigen ferner, dass MMPs im Rahmen der verzögerten allergischen Reaktion in den Atemwegen freigesetzt werden. Danach kommt es im Rahmen der asthmatischen Spätreaktion vor allem zur Sekretion der **MMP-9** und **MMP-2**. Parallel hierzu findet sich in der BAL-Flüssigkeit auch vermehrt **TIMP-1**. Insgesamt verschiebt sich das Gleichgewicht zwischen MMP-9 und TIMP-1 zugunsten der Metallproteinase.

> Aufgrund der potentiellen Bedeutung des **Atemwegsremodelling** für den Langzeitverlauf des Asthma bronchiale wird das MMP/TIMP-System in den kommenden Jahren stärker in den Mittelpunkt des Interesses rücken.

Sauerstoffspezies (Sauerstoffradikale)

Sauerstoffspezies sind kurzlebige, aber hochtoxische Radikale des oxidativen Zellmetabolismus, die während der Zellaktivierung von Entzündungszellen in die Umgebung freigesetzt werden (35). Hierzu zählen Superoxidanionen ($^{\bullet}O_2^-$, Hydroxylradikale ($OH^{\bullet}$), Singlet-Sauerstoff ($^{\bullet}O^-$) oder Wasserstoffperoxid (H_2O_2). Die oxidative Wirkung dieser Sauerstoffmetabolite zerstört organische Moleküle, Mikroorganismen und Säugetierzellen und -gewebe (s. Tab. **3.3**, S. 48). Die Bildung der Sauerstoffmetaboliten beim Asthma trägt zur **Schädigung des Bronchial-epithels** durch eosinophile Granulozyten wesentlich bei.

Sekundäre Effektormediatoren

Neuropeptide

Arbeiten aus den letzten Jahren haben eine Reihe von Peptiden aus Nervenendigungen charakterisiert, die die **Funktion des Bronchialsystems** modifizieren können (Tab. **3.5**). Diese Neuropeptide beeinflussen den Tonus der glatten Muskulatur in Bronchien und Lungengefäßen und erhöhen die bronchiale *Mukussekretion* (2). Das *Vasoactive Intestinal Peptide (VIP)* oder das *Peptide Histidin Methionin (PHM)* zeigt beispiels-

Tab. **3.5** Neuropeptide der Atemwege und ihre pathophysiologische Bedeutung beim Asthma bronchiale

Neuropeptid/Abkürzung		biologische Wirkung
Calcitonin Gene Related Peptide	CGRP	Bronchokonstriktion und anhaltende Vasodilatation
Cholecystokinin Octapeptide	CCK-8	Bronchokonstriktion
Galantin		neuromodulatorisch?
Gastrin Releasing Peptide	GRP	?
Neurokinin A	NKA	starke Bronchokonstriktion, geringe Mukussekretion
Neuropeptid K	NPK	?
Neuropeptid Y	NPY	Regulation des bronchialen Blutflusses und der Ganglien
Neurotrophin	NGF	Reifung, Proliferation und Aktivierung von Immunzellen
Peptide Histidine Isoleucine/ Methionin	PHM	Broncho- und (Vaso)dilatation
Substance P	SP	Bronchokonstriktion, Mukus-Sekretion, erhöht Permeabilität der Lungengefäße und damit den Austritt von Plasma in die Lunge, degranuliert Mastzellen und Eosinophile
Vasoactive Intestinal Peptide	VIP	Broncho- und Vasodilatation

weise starke bronchodilatatorische Eigenschaften. Während der asthmatischen Entzündungsreaktion werden beide Peptide rascher abgebaut als unter physiologischen Bedingungen und tragen hierdurch zu einer erhöhten *bronchialen Reagibilität* bei. Andere Neuropeptide aus sensorischen Nervenendigungen, wie die *Substance P (SP)*, das *Neurokinin A (NKA)* oder das *Calcitonin Gene Related Peptide (CGRP)*, besitzen proinflammatorische Eigenschaften und sind so direkt an den entzündlichen Vorgängen beim Asthma beteiligt.

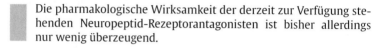

Die pharmakologische Wirksamkeit der derzeit zur Verfügung stehenden Neuropeptid-Rezeptorantagonisten ist bisher allerdings nur wenig überzeugend.

Weiterführende Untersuchungen zur Bedeutung der Neuropeptide beim Asthma bronchiale bleiben abzuwarten.

Endotheline

Unter dem Begriff Endotheline fasst man drei **Isoformen** eines aus 21 Aminosäuren aufgebauten Peptids zusammen (22). Sie werden von Epithelzellen, Endothelzellen, Makrophagen, Thrombozyten und pulmonalen neuroendokrinen Zellen unter dem Einfluss verschiedener Mediatoren gebildet, zu denen IL-1α, IL-1β, TNF-α, TGF-β, Thrombin sowie IgE/anti-IGE-Komplexe und Lipopolysaccharide gehören. Obwohl es sich bei den Endothelinen um ubiquitär wirkende Mediatoren handelt (22), scheinen sie zur Immunpathogenese des Asthma bronchiale beizutragen. Endothelin-1 und Endothelin-2, möglicherweise auch Endothelin-3, kontrahieren isolierte Atemwegsmuskulatur entweder durch 1. eine direkte Wirkung auf Muskelzellen, 2. indirekt durch Freisetzung von Mediatoren aus anderen Zellen oder 3. durch Potenzierung der neural vermittelten Bronchokonstriktion. Über den bronchokonstriktorischen Effekt hinaus können Endotheline aber auch zum lokalen Mukosaödem, zur Entwicklung der bronchialen Hyperreagibilität und glandulären Hypersekretion sowie zu strukturellen Atemwegsveränderungen (Remodelling) beitragen (s. u.). Weitere Studien zum Verständnis der pathogenetischen Funktion und Bedeutung der Endotheline im Rahmen des Asthma bronchiale bleiben abzuwarten.

Stickstoffmonoxid (NO)

Stickstoffmonoxid (NO) ist ein leicht diffundierendes Gas, das sowohl als *intrazelluläres* als auch *interzelluläres Signal* wirkt. NO wird über eine induzierbare, Ca^{2+}-unabhängige NO-Synthase (iNOS) oder über eine Ca^{2+}/calmodulinabhängige Isoform (cNOS) aus L-Arginin gebildet. Als NO-Produzenten gelten Makrophagen, Neutrophile, glatte Muskelzellen und Fibroblasten, Endothelzellen, Epithelzellen, Neurone und Thrombozyten. Als Stimuli der iNOS wurden Zytokine, einschließlich TNF-α, TNF-β, IL-1 und IFN-γ sowie Endotoxin identifiziert. Im Gegensatz dazu wird eine Aktivierung der cNOS durch Bradykinin, Histamin, PAF und Leukotriene induziert. Aufgrund dieser Konstellation könnte NO eine regulatorische Rolle bei der **Relaxation** der Atemwegsmuskulatur, der Neurotransmission, der **Regulation** epithelialer Funktionen und bei der **Modulation** von Entzündungszellen spielen (6).

Die NO-Konzentration in der Exspirationsluft von Asthmatikern ist höher als in der von gesunden, nicht asthmatischen Personen. Das widerspricht auf den ersten Blick der Wirkung des NO als Bronchodilatator, könnte aber Ausdruck einer kompensatorischen Synthese als Resultat bronchokonstriktorischer oder entzündlicher Stimuli sein. Eine abschließende Zuordnung der Rolle des NO im Rahmen der Pathogenese des Asthma bronchiale lässt sich gegenwärtig noch nicht vornehmen.

Neutrale Endopeptidase

Die neutrale Endopeptidase (NEP) ist ein membrangebundenes, zinkhaltiges Ektoenzym, das eine Reihe von Substratmolekülen, wie Bradykinin, Substance P, Neurokinin A, Vasoactive Intestinal Peptide, Brombesin u.a., am N-terminalen Ende der hydrophoben Aminosäuren spaltet. Durch diesen Effekt verlieren die Neurotransmitter ihre biologische Aktivität, so dass NEP die lokale **extrazelluläre Peptidhormonkonzentration** reguliert. Die Expression der NEP wird seinerseits durch Zigarettenrauch, der das Enzymprodukt hemmt, oder entzündliche Veränderungen, die mit einer Hemmung der NEP-Transskription und Internalisierung des Exoenzyms einhergehen, reguliert. Umgekehrt lässt sich die lokale NEP-Aktivität durch Glukokortikoide oder die Einwanderung NEP-tragender Zellen erhöhen. Obwohl weitere Untersuchungen erforderlich sind, weisen die vorliegenden Ergebnisse der NEP eine regulatorische Rolle in der Pathogenese des Asthma zu (6).

Transkriptionsfaktoren

Transkriptionsfaktoren sind Proteine, die ein externes Signal auf der DNA-Ebene umsetzen. Die von ihnen regulierten Gene des Immunsystems werden z.B. im Rahmen der chronischen asthmatischen Entzündung aktiviert. Hierbei ist die **NF-$\varkappa$B/Rel-Familie der Transkriptions-**

faktoren von besonderem Interesse, da sie die Aktivität zahlreicher relevanter, an der asthmatischen Atemwegsentzündung beteiligter Gene vermittelt (z. B. IL-4, IL-5) (41). Zu der Familie der NF-$\varkappa$B/Rel-Transkriptionsfaktoren gehören: c-Rel, p65 (relA); p50 und sein p105-Precursor; p52 und sein p100-Precursor; RelB; v-Rel; und die *Drosophila*-Proteine Dorsal und DIF.

Die Beteiligung des NF-$\varkappa$B an der Pathogenese des Asthma bronchiale ist durch viele Studien belegt. Beispielsweise wird NF-$\varkappa$B durch Zytokine und Allergene aktiviert. Die Inhibition von NF-$\varkappa$B durch Glukokortikoide stellt einen zentralen Wirkmechanismus dar, durch den Kortikosteroide die dem Asthma zugrunde liegende Entzündung hemmen (27). P50-defiziente Mäuse entwickeln keine allergeninduzierte Atemwegsinfiltration durch eosinophile Granulozyten. Gleichzeitig ist die Bildung von IL-5 und Eotaxin vermindert. Bei c-Rel-defizienten Mäusen bleibt nach Allergenprovokation die pulmonale Entzündung, eine Eosinophilie der Atemwege und ein Anstieg der Gesamt-IgE-Konzentration im Serum aus. Darüber hinaus wird die Induktion der bronchialen Hyperreagibilität gehemmt. Lymphozyten aus c-Rel-defizienten Mäusen produzieren geringere Mengen an Zytokinen und zeigen eine Störung der Aktivierung, Proliferation, Antikörperproduktion und des Immunglobulinklassen-Switch von B-Zellen. Trotz dieser Ergebnisse bleibt abzuwarten, ob eine medikamentöse Hemmung von Transkriptionsfaktoren aufgrund ihres ubiquitären Vorkommens in Säugetierzellen überhaupt möglich ist.

Extrazelluläre Matrixproteine

Die extrazelluläre Matrix besteht aus verschiedenen Proteinen, die aufgrund ihrer physikochemischen und strukturellen Eigenschaften je nach Zusammensetzung dem Bindegewebe seine charakteristischen Eigenschaften verleihen. Zu dieser Gruppe von Proteinen gehören die interstitiellen Kollagene, die Glykoproteine, Elastin und die Proteoglykane. Innerhalb der Glykoproteine wird nochmals zwischen Fibronektin, Tenascin und Laminin unterschieden (25, 18). Die Basalmembran der Atemwege enthält Kollagen Typ IV, Laminin und Fibronektin, während die sich basal anschließende retikuläre Schicht aus Fibronektin und den interstitiellen Kollagenen vom Typ I, III und V besteht.

Welche möglichen pathophysiologischen Konsequenzen sich grundsätzlich aus dem Umbau und der vermehrten Deposition der Matrixproteine in den Atemwegen ergeben können und welche Mechanismen hierbei beteiligt sind, beginnt sich erst jetzt allmählich abzuzeichnen (s. u.).

Extrazelluläre Matrixproteine lassen sich zwischen den sie umgebenden, glatten Muskelzellen, dem Gefäßplexus, dem Atemwegsknorpel, der Atemwegsmukosa und den subepithelialen Gewebeschichten einschließlich der Basalmembran finden. Die Matrixproteine durchflechten als ein **extrazelluläres Maschenwerk** das Bindegewebe und dienen somit unter physiologischen Bedingungen dem Erhalt von Struktur, Form und Funktion der Lunge bzw. der Atemwege. Neben ihrer mechanischen Aufgabe spielen extrazelluläre Matrixproteine auch bei der **Regulation des Mikromilieus** eine wichtige Rolle (19). Zellen interagieren z. B. über Integrin-Rezeptoren mit Matrixproteinen oder binden Zytokine, wie z. B. PDGF, TGF-β oder GM-CSF. Sie nehmen so indirekt Einfluss auf Differenzierung, Wachstum und Aktivierungsgrad umgebender Zellen.

Initiierung und Verlauf der asthmatischen Immunreaktion

Aufgrund der gegenwärtigen Kenntnisse ließe sich die dem Asthma zugrunde liegende immunologische Entzündung in drei relevante Aspekte gliedern. Hierzu gehören:

Aspekte der immunologischen Entzündung bei Asthma bronchiale

1. Initiierende Prozesse,
2. eigentliche asthmatische Entzündung der Atemwege,
3. längerfristige Konsequenzen der asthmatischen Entzündung.

Initiierende Prozesse

Die asthmatische Entzündung nimmt ihren Ausgang im direkten Kontakt zwischen APCs und dem potenziellen Allergen (s. o.). Dabei werden die Allergene phagozytiert, in Peptidfragmente zerlegt und gemeinsam mit dem **Klasse-II-HLA-Antigen** auf der Oberfläche präsentiert. Naive Lymphozyten, die diesen Komplex über ihren T-Zellrezeptor (TCR) binden, können nun unter bestimmten Bedingungen aktiviert werden und proliferieren (28). Während dieser erste Kontakt zwischen APC und T-Zelle für die Spezifität sorgt, ist jedoch mindestens ein weiteres Signal erforderlich, das die T-Zellaktivierung und -proliferation initiiert und aufrechterhält.

Dieses **kostimulatorische Signal** kann von verschiedenen Liganden-Rezeptorpaaren bereitgestellt werden, zu denen die Interaktion zwischen B7 und CD28/CTLA-4 gehört. Hieran beteiligt sind 2 kostimulatorische Liganden auf APCs (B7,1 und B7,2), die beide an 2 korrespondierenden Rezeptoren auf T-Zellen binden können, CD28 und CTLA-4 (Abb. **3.7**). Alle 4 Moleküle gehören zur Immunoglobulin-Superfamilie. Die Bindung zwischen B7 und CD28 resultiert in einer anhaltenden T-Zellaktivierung mit Expression von Zytokinen, Zytokinrezeptoren und Genen, die die zelluläre Viabilität fördern. Fehlen dagegen kostimulatorische Signale bei der Interaktion zwischen präsentiertem Allergen und T-Zellrezeptor, kommt es entweder zur Toleranz in Form einer Anergie, einer Ignoranz oder einer Apoptosis der beteiligten T-Zelle gegenüber dem allergenen Peptid (28).

> Die an der Differenzierung von CD4⁺-Lymphozyten in Richtung einer Th2-Dominanz beteiligten initialen Faktoren und Bedingungen sind zu einem großen Teil nach wie vor unbekannt.

Zwar schreiben hierbei verschiedene Studien *in vitro* und im transgenen Mausmodell dem IL-4 eine wichtige Rolle zu. Jedoch sind andere kostimulatorische Faktoren erforderlich, denn in Abwesenheit von IL-4 (IL-4-defiziente transgene Mäuse) bleibt ein Th2-Differenzierungsmus-

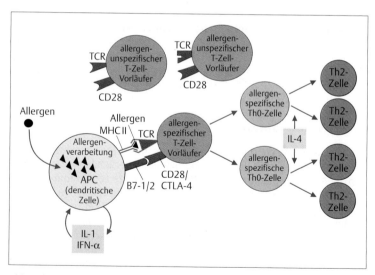

Abb. **3.7   Initiale Differenzierungsprozesse im Rahmen der frühen Immunreaktion beim Asthma bronchiale.** APC: Allergenpräsentierende Zelle; MHC: Histokompatibilitätskomplex; TCR: T-Zellrezeptor.

ter mit Eosinophilie, Bildung von Th2-assoziierten Zytokinen und Synthese von IgE nicht vollständig aus. Möglicherweise liegt der IL-4-unabhängigen Th2-Differenzierung ein **Default-Mechanismus** zugrunde, der in Abwesenheit eines dominierenden Signals für eine Th1-Differenzierung (z. B. IL-12) wirksam wird. Als alternative Erklärung könnte man die Wirkung eines redundanten Zytokins (z. B. IL-13) postulieren, das den IL-4-Rezeptor über die Bindung an die 140 kDa Subunit aktiviert.

Schließlich sind sowohl IL-1β als auch die CD28-abhängige Kostimulation in der Lage, eine IL-4-unabhängige Th2-Differenzierung aus anti-CD3-aktivierten humanen T-Zellen zu vermitteln. Denkbar wäre auch ein spezieller Typ der Kostimulation zwischen B7 – 2 und CD28, ohne die nur geringe Mengen an IL-4 gebildet werden (29).

Eine weitere zentrale und bisher noch nicht beantwortete Frage betrifft die der Differenzierung zugrunde liegenden Bedingungen, die verantwortlichen Trigger und den Ursprung der initialen Zytokinfreisetzung.

Aktivierte antigennaive, ruhende CD4$^+$-Zellen scheinen dabei ebensowenig eine Rolle zu spielen wie Mastzellen, Monozyten oder Basophile. Verschiedene tierexperimentelle Beobachtungen sprechen dagegen für eine Rolle bestimmter, aus dem Thymus emigrierender Zelltypen mit einem **Memory-Phänotyp.** Dabei handelt es sich offenbar um eine wenig definierte Ziellinie, die entweder CD4$^+$ oder CD4$^-$, CD8$^-$, niemals jedoch CD8$^+$ ist und zusätzlich NK1,1; CD44^{bright}, LECAM^{dull} oder MEÖ-14^{low} exprimiert. Diese Zellen benutzen ein stark restringiertes **TCR-Repertoire,** bestehend aus nur 3 Vβ-Regionen 2,7 und 8 sowie einer invarianten TcR-α-Kette, Vα14-Jα281 bei der Maus und Vα24-Jα Q/Vβ11 beim Menschen. Nach Kontakt mit Superantigen oder anti-CD3 exprimieren diese Zellen IL-4 mRNA.

Es bleibt trotz dieser Beobachtungen noch völlig offen, ob während dieser initialen Phase der allergischen Immunreaktion nicht auch andere Zellen eine Rolle spielen (33).

Entzündliche Effektorprozesse in der Bronchialwand

Die entzündlichen Effektorprozesse in der Bronchialwand sind in Abb. **3.8** schematisch dargestellt.

Mit der suffizienten Erkennung eines Allergens Ⓐ werden **Amplifikationsprozesse** in Gang gesetzt, die letztlich in eine T-Zell-Rezeptor (TCR)-restringierte klonale T-Zellproliferation mit Differenzierung einer spezifischen Lymphozytensubpopulation münden (1, 9, 31, 33). Dabei

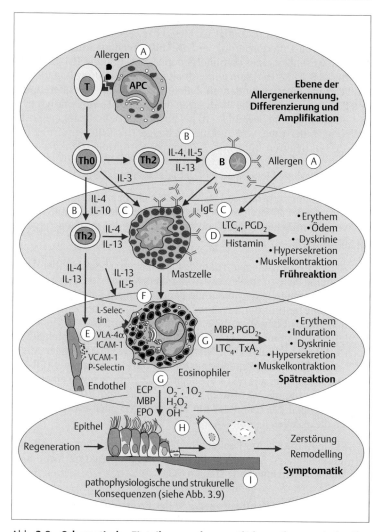

Abb. 3.8 Schematische Einteilung und wesentliche pathogenetische Elemente der Immunreaktion im Rahmen des allergischen Asthma bronchiale. Die mit einem Kreis versehenen Buchstaben beziehen sich auf wesentliche pathogenetische Prozesse und werden im Text erläutert. APC: allergenpräsentierende Zelle; B: B-Lymphozyt bzw. Plasmazelle; T: T-Lymphozyt; Th0: undifferenzierte T-Helferzelle; Th2: durch die Bildung von IL-4, IL-5, IL-10 und IL-13 charakterisierte T-Helferzelle.

kommt es zur Dominanz eines bestimmten CD4$^+$-Phänotyps, der funktionell durch die überwiegende Sekretion von IL-4, IL-5, IL-10 und IL-13 charakterisiert ist und als **Th2-Zelle** bezeichnet wird (Abb. **3.2**, S. 38). Diese Zytokine vermitteln nun die Aktivierung von Mastzellen Ⓑ, die Rekrutierung Ⓔ und Aktivierung Ⓕ eosinophiler Granulozyten und den Immunglobulin-Isotypenwechsel zu IgE-produzierenden Plasmazellen Ⓑ. Gleichzeitig wirken IL-4 und IL-10 hemmend auf die IL-2-8- und IFN-γ produzierende Th1-Zelle und erhalten so die Th2-Dominanz der asthmatischen Entzündungsreaktion aufrecht.

Mit der Bindung von allergenspezifischem IgE an gewebeständige Mastzellen Ⓒ sind bei Fortdauer der inhalativen Exposition mit dem Allergen die Voraussetzungen für eine Entzündung der Atemwege geschaffen.

Der Verlauf der allergischen Atemwegsentzündung nach Allergenexposition lässt sich nach lungenfunktionellen und pathophysiologischen Gesichtspunkten vereinfachend in eine **asthmatische Frühreaktion** und eine verzögert auftretende **asthmatische Spätreaktion** unterteilen.

Die asthmatische **Frühreaktion** Ⓓ entwickelt sich innerhalb weniger Minuten nach Allergenexposition und imponiert klinisch durch eine ausgeprägte Bronchialverengung, die sich im Verlaufe von 1–2 Stunden wieder spontan zurückbildet. Pathogenetisch liegt ihr vor allem die Aktivierung von *Mastzellen* über die klassische, IgE-vermittelte *Immunreaktion vom Soforttyp* zugrunde. Auf humoraler Ebene dominieren in den ersten Minuten nach Allergenexposition die Bildung und lokale Freisetzung verschiedener Mediatoren, zu denen vor allem Histamin, PGD$_2$, Leukotriene und PAF gehören (17, 20, 37). Die konzertierte biologische Wirkung dieser Mediatoren Ⓓ auf das Bronchialsystem löst die **akute asthmatische Symptomatik** aus.

Während sich die klinische Symptomatik der asthmatischen Sofortreaktion durch den Abbau der Mediatoren wieder spontan zurückbildet, schafft die verzögerte Bildung von Zytokinen durch Mastzellen Ⓕ und ausdifferenzierte Th2-Lymphozyten Ⓑ die Voraussetzung für eine **chronische Entzündung** des Bronchialgewebes mit Veränderungen der Strukturzellen (s. Abb. **3.8**). Die ersten eosinophilen Granulozyten lassen sich etwa 1–2 Stunden nach Antigenexposition im Bronchialgewebe nachweisen und akkumulieren dort über die nachfolgenden Stunden. Vom Bronchialgewebe gelangen einige Zellen über die Epithelbarriere bis ins Bronchiallumen und bilden einen Bestandteil des viskösen Bronchialsekrets. Von hier aus gelangen sie schließlich bis ins Sputum, in dem man komplette Zellen oder Zellbestandteile nachweisen kann.

Die Infiltration des Bronchialgewebes und der angrenzenden Bereiche durch Eosinophile bildet die pathogenetische Grundlage für die asthmatische **Spätreaktion** (5, 13, 16, 31). Die mit weiteren lokalen Mediatoren in Kontakt kommenden einwandernden Eosinophilen setzen nach den Mastzellen nun eine „2. Welle" *bronchokonstriktorisch wirkender Mediatoren* frei ©. Hierzu gehören ein Spektrum von Prostanoiden und Leukotrienen, basische Proteine sowie Sauerstoffradikale und PAF (s. Abb. **3.4**, S. 41). Neben der Bronchialobstruktion durch Lipidmediatoren bewirken die basischen Proteine und Sauerstoffmetabolite eine *Hemmung des Flimmerepithels* und eine *Zerstörung von Epithelzellen,* die bis zur vollständigen Abtragung des Bronchialepithels reichen kann.

Beziehung zwischen Atemwegsentzündung und Klinik

Obwohl die Beziehung zwischen Immunpathogenese und Symptomatik noch nicht in allen Einzelheiten bekannt ist, lässt sich doch über die klinischen Konsequenzen der Atemwegsentzündung spekulieren.

Unmittelbare Konsequenzen der asthmatischen Atemwegsentzündung

Die zentrale Konsequenz der von Eosinophilen dominierten Entzündung ist eine **Schädigung des Bronchialepithels** (Ⓗ in Abb. **3.8**, S. 64). Die freiliegende Basalmembran ist hierdurch der Wirkung verschiedener exogener (z. B. Umweltantigene und -schadstoffe) und endogener Faktoren (z. B. Mediatoren, Neurotransmitter) direkt ausgesetzt. Diese Noxen ebenso wie der Wegfall epithelialer dilativer Schutzmechanismen (NO, *Epithelial Derived Relaxing Factor*) tragen vermutlich zur Steigerung der Reagibilität der glatten Bronchialmuskulatur bei. Basische Proteine des Eosinophilen führen aber auch direkt zu einer Steigerung der **bronchialen** Hyperreagibilität.

> Die zentrale Bedeutung der bronchialen Hyperreagibilität für den Verlauf des Asthma bronchiale liegt vor allem darin, dass sie das Spektrum obstruierender Faktoren vom spezifischen Allergen auf unspezifische Faktoren, wie kalt-feuchte Luft, Gase und andere Umweltnoxen, erweitert.

Die Zerstörung des Bronchialepithels einschließlich des Flimmerzellapparates führt aber nicht nur zu einer gesteigerten Reagibilität der Bronchialmuskulatur, sondern beeinträchtigt auch die Funktion des **mukoziliären Reinigungsapparates** und auch die lokale immunologische **Abwehr- und Barrierefunktion** (Abb. **3.9**). Der ungenügende Sekrettransport bei vermehrter Mukusbildung begünstigt gemeinsam mit der Störung der lokalen unspezifischen Abwehrmechanismen interkurrierende respiratorische Infekte. Darüber hinaus nimmt als Folge der Atemwegsentzündung die Dicke der epithelialen **Basalmembran** zu ①. Das Bronchialödem und gewebeinfiltrierende Entzündungszellen tragen ferner zu einer Verkleinerung des Lumens bei, so dass bereits nur eine relativ geringe muskuläre Kontraktion sich klinisch als Dyspnoe manifestiert.

Fasst man den bisherigen Verlauf der asthmatischen Entzündung zusammen, lassen sich im zeitlichen Verlauf drei sich teilweise überlappende und grundsätzlich noch als reversibel zu betrachtende Phasen unterscheiden: Die asthmatische Frühreaktion, die asthmatische Spätreaktion und die Entwicklung der bronchialen Hyperreagibilität (Abb. **3.10**). Hinzu kommt nun noch eine weitere Phase, die auf eher irreversible strukturelle Veränderungen innerhalb der Bronchialwand zurückgeht. Hierbei spricht man von der Remodulierung der Atemwege oder kurz dem **„Remodelling".**

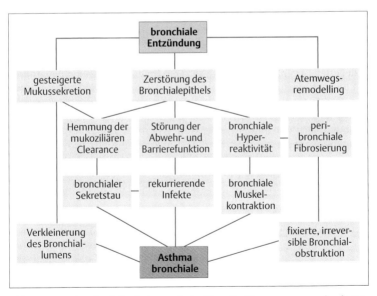

Abb. **3.9 Pathophysiologische und strukturelle Konsequenzen der bronchialen Entzündung für Klinik und Verlauf des Asthma bronchiale.** Siehe auch Abb. **3.8**.

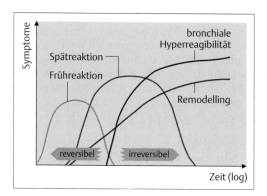

Abb. **3.10 Zeitliche Beziehung der asthmatischen Früh- und Spätreaktion, der Entwicklung der bronchialen Hyperreagibilität sowie der strukturellen Langzeitveränderungen.**

Langfristige Konsequenzen der asthmatischen Atemwegsentzündung

Asthma ist eine entzündliche Atemwegserkrankung, die durch eine Reihe histopathologischer Veränderungen, wie einer von Eosinophilen dominierten Gewebeinfiltration, der Zerstörung und Desquamation des Bronchialepithels, einer Hyperplasie der glatten Muskel- und Drüsenzellen sowie einer Verdickung der bronchialen Basalmembran, charakterisiert ist (**Atemwegsremodelling**). Eine Verbreiterung der Atemwege findet sich vor allem im Bereich der unter den Laminae lucida und densa gelegenen Lamina reticularis, deren Durchmesser sich selbst bei milden Asthmaformen um mehr als die Hälfte auf 8 μm verdickt (11, 29, 30, 34).

Bei dieser strukturellen Veränderung lassen sich die subepithelialen **Kollagenablagerungen** innerhalb der Lamina reticularis bereits bei Asthmatikern mit milder Erkrankung innerhalb von 12 Monaten nach Krankheitsbeginn beobachten (34). Die Zunahme des subepithelialen Gewebes steht räumlich mit der Zahl an subepithalialen **Myofibroblasten** in Beziehung, die das α-Aktin der glatten Muskulatur exprimieren und sich deshalb mit dem spezifischen Antikörper *PR2 D3* anfärben lassen (3).

Eine Allergenkarenz über 6 Monate führt zu einer Regression der peribronchialen Verdickung, während die entzündliche Infiltration persistiert. Demgegenüber vermindern inhalative Kortikosteroide die bronchiale Entzündung, scheinen aber keinen Einfluss auf das Ausmaß der subepithelialen Veränderungen zu besitzen (11). Diese Beobachtung ist von besonderem Interesse, da sie suggeriert, dass sich mit Hilfe einer antientzündlichen Therapie strukturelle Veränderungen der Atemwege per se nicht rückgängig machen lassen. Sie macht ferner die Notwendigkeit deutlich, andere bei der Therapie des Asthma bronchiale eingesetzte Medikamente hinsichtlich ihrer Wirkung auf strukturelle Atemwegsveränderungen zu untersuchen.

In der Zwischenzeit finden sich mehrere Studien, die zeigen, dass diese **peribronchiale Ummantelung** der Atemwege mit einer verdickten kollagenhaltigen Bindegewebeschicht direkt Einfluss auf die Atemwegsmechanik nimmt und sich damit verschiedene pathophysiologische bzw. lungenfunktionelle Aspekte des Asthma bronchiale erklären lassen (18, 29, 43).

Einfluss der peribronchialen Ummantelung auf die Atemmechanik

- Entkoppelung der Atemwege von der elastischen Retraktionskraft des Lungenparenchyms,
- direkte Verengung des Atemwegslumens durch Zunahme der Gewebedicke,
- Reduktion der Verformbarkeit oder Elastizität der Atemwege durch die fibrotische Ummantelung,
- verstärkte definitive Lumenobstruktion bei einer vorgegebenen definierten Muskelkontraktion.

Jede einzelne, ebenso wie die Kombination dieser morphologischen bzw. strukturellen Veränderungen, führt nicht nur zu einem Anstieg der Atemwegsresistance (Raw) mit Abfall der maximal erreichbaren Flussrate (FEV_1) in Ruhe, sondern hat auch eine gesteigerte bronchiale Hyperreagibilität (43) und eine verstärkte Atemwegsverengung nach Provokation zur Folge (s. Abb. **3.9,** S. 67).

Eine zumindest ebenso große Bedeutung dürften diese strukturellen Veränderungen für den chronischen Verlauf des Asthma bronchiale besitzen. So könnte das Remodelling der Atemwege für die progressive Abnahme der Lungenfunktion bei Asthmatikern verantwortlich sein, wie sie bereits in den 80er Jahren beschrieben und in neueren Studien bestätigt wurde (8, 24, 30, 35). Sie dürfte darüber hinaus aber auch zu einer Fixierung der Bronchialobstruktion mit persistierender Symptomatik sowie abnehmender Reversibilität unter bronchialerweiternden Medikamenten führen (Abb. **3.11**).

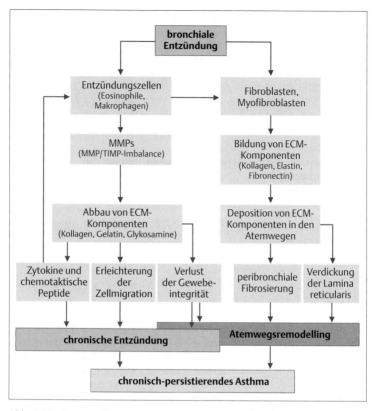

Abb. **3.11** **Langzeitkonsequenzen des chronisch-persistierenden Asthmas beim Asthma bronchiale zwischen chronischer Immunreaktion und Atemwegsremodelling.**

Fazit

An der grundlegenden Bedeutung der Entzündungsreaktion für die Entwicklung des Asthma bronchiale mit bronchialer Hyperreagibilität besteht heute kein Zweifel mehr. Aus gewebeständigen und infiltrierenden Entzündungszellen freigesetzte Mediatoren bestimmen direkt oder indirekt das Ausmaß der akuten Atemwegsfunktion und den chronischen Verlauf des Asthma bronchiale. Die Bestandteile der asthmatischen Atemwegsentzündung erfordern eine enge Kooperation zwischen Entzündungszellen und Strukturzellen, die durch ein komplexes Netzwerk von Mediatoren ermöglicht wird. Die Entzündung schafft zunächst die Voraussetzungen für kurzfristige pathophysiologische Veränderungen, zu denen die Bronchokonstriktion der asthmatischen Frühreaktion, die Hemmung der mukoziliären Clearance und die Zerstörung des Oberflächenepithels ebenso wie die Entwicklung der bronchialen Hyperreagibilität im Laufe der asthmatischen Spätreaktion gehören. Die chronische Atemwegsentzündung spielt aber auch eine wichtige Rolle im Rahmen des Remodellings der Atemwege, das vermutlich wesentlich zu einer beschleunigten Abnahme der Lungenfunktion und einer zunehmenden Therapieresistenz beiträgt.

Neben dem Asthma bronchiale findet sich kaum eine Erkrankung, bei der pathogenetische Einsichten in den letzten Jahren zu direkt umsetzbaren therapeutischen Konsequenzen geführt haben.

Die jetzt zur Verfügung stehenden **Leukotrienhemmer** bilden hierfür ein gutes Beispiel. Das weiter zunehmende Verständnis der immunologischen Interaktionen zwischen Entzündungszellen, Mediatoren und Bronchialgewebe lässt die Annahme zu, dass diese Entwicklung auch in Zukunft anhält und zu neuen Behandlungsmöglichkeiten führen wird.

Literatur

[1] Anderson, G. P., A. J. Coyle: Th2 and Th2-like cells in allergy and asthma: pharmacological perspectives. TIPS 15 (1994) 324 – 332

[2] Barnes, P. J., K. F. Chung, C P. Page: Inflammatory mediators and asthma. Pharmacol. Rev. 40 (1988) 49 – 84

[3] Black, J. L.: Role of airway smooth muscle. Am. J. Respir. Care. Med. 153 (1996) S2 – S4

[4] Brewster, C. E. P., P. H. Howarth, R. Djunkanovic, J. Wilson, S. T. Holgate, W. R. Roche: Myofibroblasts and subepithelial fibrosis in bronchial asthma. Am. J. Respir. Cell. Mol. Biol. 3 (1990) 507 – 511

[5] Bousquet, J., P. Chanez, J. Y. Lacoste, G. Barneon, N. Ghavanian, I. Enander, P. Venge, S. Ahlstedt, J. Simony-Lafontaine, P. Godard, F. B. Michel: Eosinophilic Inflammation in Asthma. N. Engl. J. Med. 323 (1990) 1033 – 1039

[6] Drazen, J. M., J. F. Evans, R. L. Stevens, M. A. Shipp: Inflammatory effector mechanisms in asthma. Am. J. Respir. Crit. Care. Med. 152 (1995) 403 – 407

[7] Djukanovic, R., W. R. Roche, J. W. Wilson, C. R. W. Beasley, O. P. Twentyman, P. H. Howarth, S. T. Holgate: Mucosal inflammation in asthma. Am. Rev. Respir. Dis. 142 (1990) 434 – 457

[8] Haahtela, T., M. Järvinen, T. Kava et al.: Effects of reducing or discontinuing inhaled bedusonide in patients with mild asthma. N. Engl. J. Med. 331 (1994) 700 – 705

9 Holt, P. G.: Immunoregulation of the allergic reaction in the respiratory tract. Eur. Respir. J. 22 (Suppl.) (1996) 85 – 89

10 Hozawa, S., Y. Haruta, S. Ishioka, M. Yamakido: Effects of a PAF antagonist, Y-24 180, on bronchial hyperresponsiveness in patients with asthma. Am. J. Respir. Crit. Care. Med. 152 (1995) 1198 – 1202

11 Jeffrey, P. K., R. W. Godfrey, E. Adelroth, F. Nelson, A. Rogers, S. A. Johansson: Effects of treatment on airway inflammation and thickening of basement membrane reticularcollagen in asthma: a quantitative light and electron microscopic study. Am. Rev. Respir. Dis. 145 (1992) 890 – 899

12 Knauer, K. A., L. M. Lichtenstein, N. F. Adkinson jr., J. E. Fish: Platelet activation during antigen-induced airway reactions in asthmatic subjects. N. Engl. J. Med. 304 (1981) 1404 – 1407

13 Kroegel, C., U. Costabel, H. Matthys: Mechanisms of membrane damage mediated by eosinophil major basic protein. Lancet 1 (1987) 1380 – 1381

14 Kroegel, C., C. Kortsik, W. Luttmann, H. Matthys, P. Werner, J. C. Virchow jr.: Pathomechanismen der asthmatischen Entzündungsreaktion. Entzündungszellen und Mediatoren. Dtsch. Ärztebl. 90 (Suppl. 46) (1993) 4 – 15

15 Kroegel, C., J. C. Virchow jr., W. Luttmann, C. Walker, J. A. Warner: Pulmonary immune cells in health and disease. The eosinophil leukocyte. Part I. Eur. Respir. J. 7 (1994) 519 – 543

16 Kroegel, C., J. A. Warner, H. Matthys, J. C. Virchow jr.: Pulmonary immune cells in health and disease. The eosinophil leukocyte. Part II. Eur. Respir. J. 7 (1994) 743 – 760

17 Kroegel, C., P. Julius, H. Matthys, J. C. Virchow jr., W. Luttmann: Endobronchial secretion of interleukin-13 following local allergen challenge in atopic asthma: relationship to interleukin-4 and eosinophil counts. Eur. Respir. J. 9 (1996) 899 – 904

18 Kroegel, C., M. Förster, D. Häfner, P. R. Grahmann, J. A. Warner, R. Braun: Immunologische und molekulare Aspekte des Atemwegsremodellings beim Asthma bronchiale. Bedeutung der Metalloproteinasen für die epitheliale Entzündung. Allergologie 22 (1999) 589 – 597

19 Kroegel, C., M. Foerster, D. Häfner, R. Grahmann, J. A. Warner, R. Braun: Putting priming in perspective – From cellular heterogeneity to cellular plasticity. Immunol. Today 21 (2000) 218 – 222

20 Liu, M. C., E. R. Bleecher, L. M. Lichtenstein, A. Kagey-Sobotka, Y. Niv, T. L. McLemore, S. Permutt, D. Proud, W. C. Hubbard: Evidence for elevated levels of histamine, prostaglandin D2, and other bronchoconstricting prostaglandins in the airways of subjects with mild asthma. Am. Rev. Respir. Dis. 142 (1990) 126 – 132

21 Maurer, D., C. Ebner, B. Reininger, E. Fiebiger, D. Kraft, J. P. Kinet, G. Stingl: The high affinity receptor (FcεRI) mediates IgE-dependent allergen presentation. J. Immunol. 154 (1995) 6285 – 6290

22 Michael, J. R., B. A. Markewitz: Endothelins and the lung. Am. J. Respir. Crit. Care. 154 (1996) 555 – 581

23 Moffat, J. D., T. M. Cocks: The role of th protease-activated receptor-2 (PAR-2) in the modulation of beating of the mouse isolated ureter: lack of involvement of mast cells or sensory nerves. Br. J. Pharmacol. 128 (1999) 860 – 864

[24] Overbeek, S. E., H. A. M. Kerstjens, J. M. Bogaard, P. G. H. Mulder, D. S. Postma and the Dutch CNSLD study group: Is delayed introduction of inhaled corticosteroids harmful in patients with obstructive airway disease (asthma and COPD)? Chest 110 (1996) 35 – 41

[25] Owen, W. F.: Cytokine regulation of eosinophil inflammatory disease. Res. Trends 8 (1991) 85 – 89

[26] Raeburn, D., S. E. Webber: Proinflammatory potential of the airway epithelium in bronchial asthma. Eur. Respir. J. 7 (1994) 2226 – 2233

[27] Ray, A., K. E. Prefontaine: Physicyl association and functional antagonism between the p65 subunit of transcription factor NF-ϰB and the glucocorticoid receptor. Proc. Natl. Acad. Sci. USA 91 (1994) 752

[28] Reiser, H., M. J. Stadecker: Costimulatory B7 molecules in the pathogenesis of infectious and autoimmune diseases. N. Engl. J. Med. 335 (1996) 1369 – 1377

[29] Roberts, C. R.: Is asthma a fibrotic disease. Chest 107 (1995) 111 – 117

[30] Roche, W. R., R. Beasley, J. H. Williams, S. T. Holgate: Subepithelial fibrosis in bronchi of asthmatics. Lancet II (1989) 520 – 523

[31] Robinson, D. A., Q. Hamid, S. Ying et al.: Predominant Th2-like bronchoalveolar T-lymphocyte population in atopic asthma. N. Engl. J. Med. 326 (1992) 298 – 304

[32] Romagnani, S.: Regulation and deregulation of human IgE synthesis. Immunol. Today 11 (1990) 316 – 321

[33] Romagnani, S.: Technological advances and new insights into pathogenesis prelude novel therapeutic strategies. Curr. Opin. Immunol. 7 (1995) 745 – 750

[34] Saetta, M., P. Mastrelli, G. Turato, C. E. Mapp, G. Milani, F. Pivirotto, L. M. Fabbri, A. Di Steffano: Airway wall remodelling after cessation of exposure to isocyanate in sensitized asthmatic subjects. Am. J. Respir. Crit. Care. Med. 151 (1995) 489 – 494

[35] Selroos, O., A. Pietinalho, A. B. Löfroos, H. Riska: Effect of early vs late intervention with inhaled corticosteroids in asthma. Chest 108 (1995) 1228 – 1234

[36] Thomson, R. J., A. M. Bramley, R. R. Schellenberg: Airway muscle sterology: implications for increased shortening in asthma. Am. J. Respir. Care. Med. 154 (1996) 749 – 757

[37] Virchow Jr. J. C., C. Walker, D. Häfner, C. Kortsik, P. Werner, H. Matthys, C. Kroegel: T cells and cytokines in bronchoalveolar lavage fluid after segmental allergen challenge in atopic asthma. Am. J. Crit. Care. Respir. Med. 151 (1995) 960 – 968

[38] Warner, J. A., C. Kroegel: Pulmonary immune cells in health and disease. Mast cells and basophils. Eur. Respir. J. (1994) 1326 – 1341

[39] Warner, J. A., P. Julius, W. Luttmann, R. Engelstätter, J. C. Virchow, C. Kroegel: Metalloproteinase activity in bronchoalveolar lavage fluid in bronchial asthma following endobronchial allergen challenge. Effects of the theophylline treatment. Eur. Respir. J. 9 (1996) 3 s

[40] Warner, J. A., P. Julius, W. Luttmann, C. Kroegel: Matrix metalloproteinases in bronchoalveolar lavage fluid following antigen challenge. Int. Arch. Allergy Immunol. 113 (1997) 318 – 320

[41] Wulczyn, F. G., D. Krappmann, C. Scheidereit: The NF-ϰB/Rel and IϰB gene families: mediators of immune response and inflammation. J. Mol. Med. 74 (1996) 749

[42] Weiss, S. J.: Oxygen, ischemia and inflammation. Acta Physiol. Scand. [Suppl.] 548 (1986) 9 – 37

[43] Wiggs, B. R., C. Bosken, P. D. Paré, A. James, J. C. Hogg: A model of airway narrowing in asthma and chronic obstructive pulmonary disease. Am. Rev. Respir. Dis. 145 (1992) 1251–1258

[44] Xia, W., C. E. Pinto, R. L. Kradin: The antigen-presenting activities of Ia⁺ dendritic cells shift dynamically from lung to lymph node after airway challenge with soluble antigen. J. Exp. Med. 181 (1995) 1275–1283

[45] Yukawa, T., R. C. Read, C. Kroegel, A. Rutman, K. F. Chung, R. J. Wilson, P. J. Cole, P. J. Barnes: The effects of activated eosinophils and neutrophils on guinea pig airway epithelium *in vitro*. Am. J. Respir. Cell. Mol. Biol. 2 (1990) 341–353

Teil II

Diagnostik

4 Diagnostik des Asthma bronchiale

Rolf Merget
Gerhard Schultze-Werninghaus

Asthma ist durch eine variable Atemwegsobstruktion, eine bronchiale Hyperreaktivität und eine Entzündung der Atemwege definiert (9). Da die Entzündung der Atemwege mit nicht-invasiven Verfahren bisher nicht oder nur schwer valide erfasst werden kann, besteht die Diagnostik im wesentlichen aus dem Nachweis der variablen Atemwegsobstruktion, der bronchialen Hyperreaktivität und dem Ausschluss anderer Erkrankungen.

Wichtige **Differenzialdiagnosen** des Asthma bronchiale sind neben den anderen obstruktiven Atemwegserkrankungen, wie der chronisch-obstruktiven Bronchitis, dem Lungenemphysem, der Bronchiolitis, der Bronchiektasie oder dem RADS (reactive airways dysfunction syndrome), interstitielle Lungenerkrankungen, Herzerkrankungen, Lungenembolie(n), Aspiration (vor allem bei Kindern) oder psychogene Dyspnoe. Die diffenzialdiagnostische Abgrenzung zur chronisch-obstruktiven Bronchitis ist gelegentlich schwierig und nicht immer eindeutig möglich. Die diagnostischen Kriterien für die Diagnose des Asthma bronchiale sollen nachfolgend dargestellt werden.

Anamnese

Die Anamnese gilt als ein wichtiger, diagnostisch hilfreicher Ansatz (Tab. **4.1**). Meist wird eine variable, wiederholt auftretende Symptomatik mit „Giemen" oder „Pfeifen" mit oder ohne Kurzatmigkeit angegeben. Von besonderer Bedeutung ist die Frage nach auslösenden Faktoren (Auslösern) wie Allergenen, Irritanzien, körperlicher Anstrengung oder Virusinfekten. Die häufigste Differenzialdiagnose variabler Dyspnoe bei jungen Menschen stellt das Hyperventilationssyndrom dar, das aber meist nicht mit Giemen und Dyspnoeattacken verknüpft ist. In unklaren Fällen kann ein unspezifischer bronchialer Provokationstest durchgeführt werden.

Tab. 4.1 Diagnostische Verfahren bei Verdacht auf Asthma bronchiale

1. Untersuchungen von hoher diagnostischer Wertigkeit

Anamnese
klinische Untersuchung
Spirometrie (ggf. Bronchodilatationstest)
serielle Lungenfunktionsmessungen (z. B. PEF)

2. Weitere Basisuntersuchungen

Röntgenuntersuchung des Thorax
Blutgasanalyse

3. Erweiterte Diagnostik zur Differentialdiagnose

erweiterte Lungenfunktion (Bodyplethysmographie, Diffusionskapazität,
  Ergometrie)
erweiterte Radiologie
Lungenperfusionsszintigraphie
Echokardiographie
Elektrokardiographie/Belastungstest
Hyperreaktivitätstest
HR-Computertomographie

4. Erweiterte Diagnostik zur Ursachenklärung

Diagnostik eines gastroösophagealen Refluxes
Allergiediagnostik
Laboruntersuchungen
Bronchoskopie
HNO-ärztliche Untersuchungen

Körperlicher Untersuchungsbefund

Die körperliche Untersuchung ist bei leichten ebenso wie bei schwereren Asthmaformen wenig ergiebig. In der Regel lässt sich ein Pfeifen bei forcierter Exspiration mit geöffnetem Mund vernehmen. Die Auskultation ist von unterschiedlicher Spezifität für verschiedene Altersgruppen. Bei *jungen* Patienten kann Giemen als hochspezifisch angesehen werden, wenngleich bei einzelnen Patienten mit diesem Befund der Nachweis einer variablen Lungenfunktionseinschränkung nicht immer gelingt (Tab. **4.2**). Im Rahmen von akuten Asthmaexazerbationen mit schwerer Obstruktion nimmt das Giemen an Intensität ab oder ist überhaupt nicht mehr vorhanden ("*stille Lunge*"). Die klinischen Zeichen der chronischen Lungenüberblähung sind beim Asthma selten, bronchitische Beschwerden bestehen häufig, sind jedoch wenig spezifisch für Asthma.

Tab. **4.2 Krankheiten mit trockenen Nebengeräuschen (Auskultation).** Nach Meslier et al. 1995 (10)

- Asthma
- Infektionen (Krupp, Keuchhusten, Laryngitis, akute Tracheobronchitis)
- Laryngo-, Tracheo- oder Bronchomalazie
- laryngeale oder bronchiale Tumoren
- Trachealstenose
- psychogene Larynxstenose
- Fremdkörperaspiration
- alle Formen der Kompression oder Stenose der großen Atemwege
- COPD
- Erkrankungen mit vermehrter Schleimproduktion (z. B. Bronchiektasen)
- Lungenfibrosen
- Lungenödem
- forcierte Exspiration bei Gesunden

Radiologische Untersuchungen

Die Röntgenuntersuchung des Thorax dient überwiegend dem Ausschluss anderer Erkrankungen, vor allem bei Kindern. Die bei Asthma häufig zu sehende Peribronchitis („*tram lines*") ist wenig spezifisch. Gleiches gilt auch für radiologische Zeichen der Lungenüberblähung. Eine genauere Aussage lässt sich mittels HR-CT machen. Das betrifft einerseits die Diagnose eines Emphysems mit oder ohne Bullae. Das CT erlaubt gleichzeitig aber auch eine differenzialdiagnostische Abgrenzung zu anderen Erkrankungen.

Laboruntersuchungen

Laboruntersuchungen stehen bei der Diagnostik des Asthmas im Hintergrund. **Entzündungsparameter** (BSG, CRP, Elektrophorese, Fibrinogen u. a.) sind zum Nachweis einer Infektion hilfreich. Dagegen ist eine **Bluteosinophilie** bei Asthma im Gegensatz zur chronisch-obstruktiven Bronchitis häufiger anzutreffen, sofern keine systemische Kortikosteroidbehandlung vorgenommen wird. Der Nachweis von eosinophilen Granulozyten im Sputum wird selten durchgeführt, kann aber als quantitativer Entzündungsmarker betrachtet werden (s. Kap. 9, Monitoring, S. 195). Die Bestimmung des eosinophilen kationischen Proteins (ECP) hat in der Diagnostik und Verlaufskontrolle bisher keinen Stellenwert. Die arteriellen Blutgase sind häufig bei leichtem bis mittelschwerem Asthma durch eine alveoläre Hyperventilation gekennzeichnet, erst bei sehr schwerem Asthma (Asthmaanfall) kann sich eine alveoläre Hyperventilation und/oder Hypoxämie ausbilden.

Allergiediagnostik

Bei der Ursachenklärung eines sicher diagnostizierten Asthmas ist die im Vordergrund stehende Allergiediagnostik wichtig, ferner die Diagnostik im Bereich des Nasen-Rachenraumes (Sinusitis, Adenome?, Nasenatmung?, Kehlkopffunktion?) und des Gastrointestinaltraktes (Reflux?). Bei therapieresistentem Asthma muss immer der Verdacht auf ein sog. „Pseudoasthma" geäußert werden.

Die Assoziation von Allergie und Asthma wurde wiederholt nachgewiesen. Dabei scheint die Beziehung zwischen IgE und Asthma enger zu sein als zwischen Hauttest und Asthma. Standardisierte Fragen der **Allergieanamnese** bei V. a. Asthma bronchiale wurden vorgeschlagen (Tab. **4.3**). Mittels Haut-Pricktest sollte dann ein **Sensibilisierungsnachweis** erfolgen. Es empfiehlt sich, einen „Standardtest" zu konzipieren, der die häufigsten regionalen Allergene enthält. Der Trend geht weg von Sammelextrakten und hin zu Einzelextrakten. Ob die Zukunft rekombinant hergestellten, künstlichen Allergenen gehört, ist derzeit nicht abzusehen. Erste Studien zeigen, dass eine ausreichende Sensitivität und Spezifität rekombinanter Allergene gegeben ist.

Tab. **4.3** Checkliste zur Ermittlung einer allergischen Diathese bei allergischem Asthma (nach 7)

1. Sind die Symptome in manchen **Monaten** schlimmer? Wenn ja, treten die asthmatischen Beschwerden dann mit (Heu)Schnupfen auf?
2. Treten die Symptome in Haushalten auf, in dem **Haustiere** gehalten werden?
3. a) Wenn im Haus des Patienten Tiere gehalten werden, werden die Symptome bei Abwesenheit für mindestens eine Woche besser?
   b) Bessern sich nasale, konjunktivale und thorakale Symptome?
   c) Verstärken sich die Beschwerden innerhalb von 24 h nach Heimkehr?
4. a) Jucken die Augen und werden diese rot nach Kontakt mit dem Haustier?
   b) Wenn das Tier den Patienten ableckt, treten dann rote, juckende Hauterhabenheiten auf?
5. Treten Symptome beim **Staubsaugen** auf?
6. Treten Symptome bei Kontakt zu **Heu**, in Scheunen oder Ställen auf?
7. Treten Symptome in **feuchten Kellern** oder Ferienhütten, die lange geschlossen waren, auf?
8. Treten Symptome bei gewissen **beruflichen Tätigkeiten** oder danach auf? Wenn arbeitsbezogene Symptome auftreten, bessern sie sich nach einigen Tagen Urlaub?

Vielfach wird behauptet, der Intrakutantest sei sensitiver als der Prick-Test. Jüngste Daten unterstützen diese Hypothese jedoch nicht.

Bei Patienten mit **saisonaler Symptomatik** und negativem Prick-Test mit Gräserpollen konnte auch der positive Intrakutantest keine relevante Allergie nachweisen (11). Die Empfehlung, den Hauttest als Screeninguntersuchung einzusetzen, gründet sich im Wesentlichen auf die geringen Kosten und die schnelle Verfügbarkeit. Bei Kenntnis der Extrakte steht der Hauttest gleichberechtigt neben der Bestimmung des allergenspezifischen IgE. Neuere Daten bestätigen, dass Differenzen zwischen Hauttest und IgE-Nachweis im Blut nicht nur auf methodische Unzulänglichkeiten zurückzuführen sind (16). Hauttests werden durch Antihistaminika, nicht aber durch Kortikosteroide abgeschwächt.

Bei der Diagnostik des Asthmas sollten in Deutschland als Allergene Gräserpollen, Baumpollen (vor allem Birke), Kräuterpollen (Beifuß, Wegerich), Tiere (Hund, Katze, Meerschwein, Goldhamster, Pferd), Hausstaubmilben und die wichtigsten Schimmelpilze (saisonal: Alternaria, Cladosporium; perennial: Penicillium, Aspergillus) im Test enthalten sein. Aufgrund der zunehmenden Häufigkeit auch in unselektionierten Kollektiven sollte bei entsprechender Exposition auch Naturlatex berücksichtigt werden.

Bei durch Pharmaka (z. B. Acetylsalicylsäure; ASS), Nahrungsmittel (z. B. Ei, Fisch und andere) oder Nahrungsmittelzusätze (z. B. Sulfite) ausgelöstem Asthma steht die Anamnese im Vordergrund.

Im Rahmen des **nahrungsmittelinduzierten Asthmas** gelingt in der Regel ein Sensibilisierungsnachweis durch Hauttestung (hohe Sensitivität). Bei der Baumpollen-assoziierten Nahrungsmittelallergie ist eine weitere Testung mit Obst nicht erforderlich, man kann sich auf die anamnestische Unverträglichkeit von meist Nüssen, Äpfeln, Kirschen und anderem Kernobst stützen.

Bei den niedermolekularen Pharmaka und Nahrungsmittelzusätzen steht kein Sensibilisierungsnachweis zur Verfügung. Hier sollte ein oraler Provokationstest durchgeführt werden. Ist die Anamnese eindeutig, d. h. trat ein Asthmaanfall nach Applikation eines bekanntermaßen asthmainduzierenden Pharmakons auf, so erübrigt sich in der Regel eine weitere Diagnostik. Allenfalls kann eine Ausweichsubstanz unter kontrollierten Bedingungen getestet werden (z. B. Paracetamol bei ASS-Unverträglichkeit).

Ausnahme ist eine geplante Desensibilisierung mit ASS, vor der unseres Erachtens eine orale oder inhalative Provokation erfolgen sollte.

Lungenfunktionsdiagnostik

Eine Lungenfunktionsprüfung gehört zur Basisdiagnostik und ist von **hoher diagnostischer Wertigkeit** (Tab. **4.1**, S. 77). Die spirometrische Untersuchung ist einfach durchzuführen und bei Beachtung der empfohlenen Richtlinien (1, 13) gut reproduzierbar. Sie erlaubt durch Messung der Vitalkapazität (VC) und der Einsekundenkapazität (FEV_1) eine diagnostische Zuordnung von *obstruktiver* oder *restriktiver* Ventilationsstörung. Beide Parameter sind Volumina, deren individuelle Sollwerte sich aus Alter, Geschlecht und Größe ableiten. Am verbreitetsten sind die Sollwerte der Europäischen Gesellschaft für Kohle und Stahl (EGKS, 13). Der **Tiffeneau-Index** errechnet sich nach folgender Formel:

$FEV_1/FVC \times 100$

Er hat keine Dimension. FVC steht hierbei für die durch forcierte Exspiration erzeugte VC. Der Tiffeneau-Index liegt im Rahmen einer Obstruktion unterhalb des Sollwertes, während die Einsekundenkapazität (FEV_1) sowohl bei restriktiven als auch obstruktiven Ventilationsstörungen erniedrigt ist. Vorsicht ist bei der Diagnose einer restriktiven Ventilationsstörung mit gleichzeitig bestehender Obstruktion geboten, da es insbesondere bei höheren Obstruktionsgraden zu „trapped air" und damit zu einer sekundären Restriktion kommt. In diesen Fällen ist dann spirometrisch eine Restriktion, die formal durch die Totalkapazität (TLC) definiert ist, nicht sicher zu beweisen.

Als Standard gilt heute anstelle der einfachen **Spirometrie** (Volumen-Zeit-Kurve) die **Pneumotachygraphie** (z. B. Flowscreen, Jaeger, Würzburg), bei der mittels Bestimmung der Atemwegsflüsse die **Fluss-Volumen-Kurve** erstellt wird. Die Volumina werden dabei aus dem Fluss integriert. Mit zunehmend geringerem Fluss im Verlauf der Exspiration werden die mitarbeitsabhängigen Anteile geringer. Dieser (weitgehend mitarbeitsunabhängige) Endteil des Fluss-Volumen-Diagramms beschreibt überwiegend die Obstruktion der peripheren Atemwege und ist ein guter Parameter für das Vorliegen einer „small airways disease". Besonders bewährt hat sich dabei der maximale exspiratorische Fluss bei 50 % der Vitalkapazität (MEF_{50}), der sowohl weitgehend mitarbeitsunabhängig als auch gut reproduzierbar ist.

Wird eine Obstruktion gemessen, kann bei unzureichender Anamnese durch die Applikation eines inhalativen β-Sympathomimetikums geprüft werden, ob die Obstruktion teil- oder vollreversibel ist (**Bronchodilationstest**).

Serielle Lungenfunktionsmessungen, bisher meist mittels einfacher Peak-Flow-(PEF-)Meter durchgeführt, besitzen in unklaren Fällen einen hohen Stellenwert. Unter dem maximalen Exspirationsfluss oder PEF wird der maximale Fluss während einer forcierten Exspiration nach maximaler Einatmung verstanden. Die Bestimmung des PEF lässt sich gelegentlich aus diagnostischen Gründen einsetzen, insbesondere wenn es um die Identifizierung von ursächlich verantwortlichen Triggern zu Hause oder am Arbeitsplatz geht.

Sehr viel häufiger findet das **Peak-Flow-Meter** jedoch Einsatz im Rahmen des Asthma-Monitorings der Asthmatherapie und wird in Form von PEF-Protokollen vom Patienten selbst aufgezeichnet. Idealerweise sollte der Patient jeweils drei Messungen in vom Arzt vorgegebenen Abständen durchführen und das Ergebnis mit Symptomen, Medikation und Infekten oder anderen Trigger-Faktoren notieren. Die so erhaltenen Verläufe erlauben eine Beurteilung des Schweregrades des Asthmas (9).

Bei manchen Patienten können die Messungen aufgrund von mangelndem Verständnis nicht durchgeführt werden, so dass sich der behandelnde Arzt von der Mitarbeit des Patienten persönlich überzeugen sollte. Neuere Entwicklungen gestatten die Aufzeichnung und elektronische Speicherung nicht nur des PEF, sondern der kompletten Fluss-Volumen-Kurve und damit eine wesentlich verbesserte Kontrolle über die tatsächliche Mitarbeit des Patienten (z. B. Asthmamonitor AM 1, Jaeger, Würzburg).

Bronchiale Provokationstests

Bei den bronchialen Provokationstets wird zwischen **unspezifischen** und **spezifischen** Provokationstests unterschieden. Während für den unspezifischen Test definierte Konzentrationen eines unspezifischen Atemwegsirritans (Methacholin oder Histamin) Verwendung finden, werden im zweiten Fall die potenziell verantwortlichen spezifischen Allergene eingesetzt.

Unspezifischer Provokationstest

Die unspezifischen Provokationstests durch Provokation mit **physikalischen Stimuli,** z. B. Kaltluft, körperlicher Belastung oder nicht-isotonischen Lösungen, werden aufgrund ihrer geringen Invasivität vor allem bei der Untersuchung von Kindern, in der Arbeitsmedizin oder im Rahmen epidemiologischer Studien eingesetzt. Sie korrelieren mäßig mit den Tests, die pharmakologische Stimuli verwenden. In der klinischen Praxis haben sich aber aufgrund der besseren Quantifizierbarkeit Tests durchgesetzt, die pharmakologische Stimuli verwenden.

Asthma ist u. a. durch die bronchiale Hyperreaktivität definiert. Deshalb sollte bei der Definition der Hyperreaktivität ein **Schwellenwert** gewählt werden, der sensitiv (etwa 80–90%) ist. Dies bedeutet, dass Personen mit variablen Atembeschwerden auch tatsächlich ein pathologisches Testergebnis aufweisen sollten. In Grenzfällen ohne eindeutige Reaktion im Provokationstest ist die Spezifität und der positive prädiktive Wert des Tests gering, so dass sich grundsätzlich Hyperreaktivitätstests besser zum Ausschluss als zum Beweis von Asthma eignen. Allerdings gibt es auch Kasuistiken, bei denen zum Zeitpunkt variabler Atemwegsobstruktion keine bronchiale Hyperreaktivität nachgewiesen wurde.

Insbesondere beim Berufsasthma scheint eine bronchiale Hyperreaktivität nicht immer nachweisbar zu sein.

Neben dieser klinisch relevanten Problematik hat der Hyperreaktivitätstest seinen Platz bei wissenschaftlichen Fragestellungen, insbesondere bei der Erfassung des Effektes von Interventionen wie Pharmakotherapie, Allergenkarenz oder Hyposensibilisierung.

Für die praktische Therapieentscheidung im Einzelfall sollte das Ergebnis des Hyperreaktivitätstests nicht benutzt werden.

Die Häufigkeit bronchial hyperreaktiver Personen schwankt, vermutlich überwiegend aufgrund unterschiedlicher Testmodalitäten, in den publizierten epidemiologischen Studien etwa zwischen 5 und 10%, zum Teil wurden noch höhere Zahlen publiziert.

Es wurde postuliert, dass der Grad der bronchialen Hyperreaktivität ein prognostischer Faktor bei asthmatischen Kindern, bei asthmatischen Erwachsenen, bei Erwachsenen mit Atemwegsbeschwerden, bei Patienten mit COPD und bei einer nicht ausgewählten Patientengruppe sei. Sollte sich dies bestätigen (was für den einzelnen Patienten höchst fraglich ist) und eine therapeutische Intervention in der Frühphase der Erkrankung erfolgreich sein, dann wäre eine neue Indikation für Hyperreaktivitätstests gefunden. Es bestehen folgende **absolute** und **relative Kontraindikationen** für die Durchführung des Provokationstests (Sterck 1993):

Absolute Kontraindikationen für den Provokationstest

- $FEV_1 < 1,2$ l,
- Myokardinfarkt in den letzten 3 Monaten,
- zerebraler Infarkt in den letzten 3 Monaten,
- bekannte arterielle Aneurysmen,
- fehlendes Verständnis für den Test.

Relative Kontraindikationen für den Provokationstest

- Spirometrieasthma (deshalb sollte zumindest bei anamnestisch deutlichem Asthma ein Plazebotest vorgeschaltet werden),
- deutliche Atemwegsobstruktion,
- Atemwegsinfekt in den letzten 2 Wochen,
- Durchführung während manifester Asthmaexazerbationen,
- Hypertonie,
- Schwangerschaft,
- Epilepsie unter Medikation (15).

Auch wenn die zur Verfügung stehenden Daten für diese Empfehlungen nur begrenzt sind, haben sich diese Empfehlungen in der Praxis bewährt.

Seit langem ist bekannt, dass Virusinfekte die **bronchiale Hyperreaktivität** verstärken können. Auch nach saisonaler Allergenbelastung bei Pollenallergikern oder nach bronchialer Allergenprovokation kann die unspezifische Hyperreaktivität gesteigert sein. Schließlich können Pharmaka, wie etwa Kortikosteroide, die Testreaktion beeinflussen. Im Idealfall sollte der Patient keine Medikation einnehmen. Kortikosteroide sollten mindestens 2 Wochen vor Durchführung des Testes abgesetzt werden. Die entsprechenden Zeiträume für andere Medikamente sind in Tab. **4.4** zusammengestellt. In einigen Fällen ist eine Unterbrechung der Kortikosteroidmedikation jedoch nicht möglich.

Spezifischer Provokationstest

Der spezifische Provokationstest lässt sich intraindividuell in kurzen Zeiträumen gut reproduzieren. Über die Langzeitreproduzierbarkeit liegen wenige Daten vor. Vermutlich wird die Variabilität der bronchialen Reaktivität überschätzt, da ein Teil der Variabilität durch technische Unzulänglichkeiten vorgetäuscht wird.

Grundsätzlich handelt es sich bei Hyperreaktivitätstests mit pharmakologischen Substanzen zwar um wenig risikoreiche Tests, dennoch können in seltenen Fällen **bedrohliche Reaktionen** auftreten. Deshalb ist der Patient vor dem Test aufzuklären und das Einverständnis schriftlich niederzulegen, dies gilt nicht nur für unspezifische Provokationstests. Das Personal muss mit dem Test vertraut sein und sollte mit dem Erkennen und der Erstversorgung von Asthmaanfällen vertraut sein. Ein Arzt sollte während der Durchführung der Provokation erreichbar sein.

Hyperreaktivitätstests mit pharmakologischen **Substanzen** werden meist mit Carbachol, Histamin, Methacholin oder Acetylcholin durchge-

Tab. 4.4 **Modifikation inhalativer Provokationstests durch Pharmaka**

Substanz	empfohlenes Intervall zum Test
Hyperreaktivität abschwächend	
kurzwirkende β_2-Sympathomimetika	12 h
langwirkende β_2-Sympathomimetika	24 h
Parasympatholytika	12 h
Theophyllin	48 h
Antihistaminika	7 d[*]
Cromoglycinsäure/Nedocromil-Natrium	24 h
Kortikosteroide	14 d[**]
Leukotrienhemmer	7d
Hyperreaktivität verstärkend	
β-Rezeptoren-Blocker	12 h
Parasympathomimetika	12 h

[*] Bei Astemizol bedeutend länger.
[**] Eine relevante Unterdrückung der bronchialen Antwort auf unspezifische spezifische Stimuli durch Steroide ist belegt, wenn auch die allergische Sofortreaktion nur gering unterdrückt wird. Es handelt sich eher um eine theoretische Frage, denn selten wird eine bronchiale Provokation bei Personen mit Steroidmedikation erforderlich sein.

führt. Letzeres gilt jedoch aufgrund seiner stärkeren tussigenen Wirkung als obsolet. Carbachol, Methacholin und Histamin dürften in etwa äquipotent sein. Histamin wird weltweit sicher am häufigsten verwendet, während in Deutschland vor allem **Carbachol** und **Methacholin** zum Einsatz kommen. *Methacholin* weist in höherer Dosierung weniger Nebenwirkungen auf als Histamin und ist unserer Ansicht nach am geeignetsten. Die Lösungen sind bei 4 °C mindestens 3 Monate haltbar.

Ein **Eindosistest** ist aus verschiedenen Gründen abzulehnen. Der wichtigste Grund ist der, dass bei ausreichender Sensitivität des Tests eine *Gefährdung* stark hyperreaktiver Personen nicht auszuschließen ist. Die inhalierte Substanz sollte daher in bis zu *6 Konzentrationsstufen* gesteigert werden. Dabei ist es gleichgültig, ob eine Steigerung der Konzentration bei sonst gleicher Applikation oder die identische Konzentration mit Steigerung der Atemzüge oder der Zeit der Inhalation durchgeführt wird (4). Meist werden verschiedene Konzentrationen verwendet. International üblich und wenig belastend sind Konzentrationssteigerungen in *Verdoppelungsschritten*.

Grundsätzlich sollte der Hyperreaktivitätstest mit einer **standardisierten Methodik** durchgeführt werden. In der Praxis hat sich gezeigt, dass der Wunsch nach einer Vereinheitlichung der Testmethodik nicht realistisch ist. Dennoch wird empfohlen, publizierte und validierte Tests zu verwenden. Bei Abweichen von einem publizierten Protokoll, z. b. der Wahl eines anderen Verneblers, sollte dies vor allem bei wissenschaftlichen oder gutachterlichen Fragestellungen dokumentiert werden (Tab. **4.5**). Bei den Verneblern lassen sich drei Prinzipien unterscheiden:

1. Konventionelle Düsen- oder Ultraschallvernebler. Hier kann aus der gesamten kommerziell verfügbaren Palette gewählt werden. Es sollte lediglich darauf geachtet werden, dass die Verneblerteilchen mit einem mittleren aerodynamischen Massendurchmesser zwischen 1 und 4 mm erzeugt werden. Dies ist bei fast allen modernen Verneblern der Fall. International anerkannt sind die Untersuchungsprotokolle von Cockcroft u. Mitarb. (3) sowie Yan u. Mitarb. (17). Als Atmungstypen sind Spontanatmung oder tiefe Atemzüge möglich. Spontanatmung sollte über 2 Minuten durchgeführt werden. Bei tiefen Atemzügen ist das inspiratorische Vitalkapazitätsmanöver aufgrund der besseren Reproduzierbarkeit anzustreben. Ein Problem stellt die Wahl des Verneblers dar, denn die validierten Methoden wurden mit Verneblern durchgeführt, die heute nicht mehr kommerziell erhältlich sind und auch in Bezug auf die Handhabung nicht mehr dem Stand der Technik entsprechen.

2. Dosimeter. Dosimeter sind Systeme, die pro Atemzug eine bestimmte **Aerosolmenge** freisetzen. Ihre Anwendung ist mit einer besseren Reproduzierbarkeit verbunden als eine vom Patienten handaktivierte Düsen- bzw. ultraschallbetriebene Intervall- oder Dauerverneblung. International anerkannt ist das von Chai u. Mitarb. (2) vorgeschlagene Ver-

---

Tab. **4.5**   **Dokumentation bei Abweichung von publizierten Methoden** (vor allem für wissenschaftliche und gutachterliche Zwecke)

---

1. Art des Stimulus
2. applizierte Dosis/Konzentration und Angabe der gewählten Steigerungsstufen
3. Verneblertyp
4. Beschreibung der Applikationsform (Ruheatmung, tiefe Atemzüge, bei Dosimetern freigesetztes Aerosolvolumen)
5. Messparameter (z. B. FEV_1)
6. Messgerät
7. laboreigene Beurteilung, möglichst mit Angabe einer Provokationsdosis/-konzentration (z. B. $PC_{20}FEV_1$)
8. Dokumentation der Medikation

---

fahren. In Deutschland kommerziell erhältliche Dosimeter sind das *Provojet* der Firma Ganshorn Medizin Electronic (Münnerstadt), das *APS* der Firma Jaeger (Würzburg) und das *ProvAir* der Firma ZAN (Waldfenster).

3. Reservoirmethode. Die Methode bedient sich eines Beutels, in den das Aerosol mittels eines Verneblers vorher eingebracht wurde. Ein wesentlicher **Vorteil** des Systems ist die einfache Bestimmung der applizierten Dosis. Ein nicht zu vernachlässigender **Nachteil** ist, dass die Methode international nicht bekannt ist (Pari-Medanz, Starnberg, Provokationstest II).

International üblich ist die Messung der resultierenden Atemwegsobstruktion mittels **Spirometrie.** Der geeignetste Parameter ist die Einsekundenkapazität (FEV_1). Für die Durchführung der Provokationstests sollten zu Beginn 3 Messungen, danach Doppelmessungen erfolgen, die maximal 200 ml vom Bestwert abweichen dürfen. Mitarbeitsunabhängig ist die bodyplethysmographische Messung des Atemwegswiderstandes. Für Provokationstests ist es sinnvoll, den spezifischen Atemwegswiderstand (sRaw) oder die spezifische Atemwegsleitfähigkeit (sGaw) zu messen, die das Produkt aus Atemwegswiderstand und dem aktuellen Lungenvolumen bzw. dessen Kehrwert darstellen. Durch Bestimmung der sRaw wird eine *Obstruktion* deutlicher erkennbar, weil sie das Produkt zweier Parameter bildet, die sich im pathologischen Fall gleichsinnig vergrößern. Darüber hinaus lässt sich mit Hilfe des sRaw/sGaw der Einfluss der Lungenvolumina (Verschiebung der Atemmittellage, kindliche Lungen mit kleinerem Volumen und hoher Resistance) minimieren.

Es können dann die Konzentrationen oder Dosen des Stimulus, die zu einem definierten Abfall des FEV_1 oder des sGaw führen, berechnet werden (Provokationskonzentration oder -dosis, PC oder PD). Die Bestimmung von $PC/PD_{20}FEV_1$ oder $PD/PD_{40}sGaw$ erfolgt durch grafische oder besser rechnerische Interpolation aus den beiden letzten Punkten der (semilogarithmischen) meist kumulativen Dosiswirkungskurve (Abb. **4.1**). Es hat sich als ausreichend erwiesen, diese **Schwellendosenkonzentrationen** anzugeben, die zusätzliche Angabe des maximalen Effektes oder eine Beschreibung der Steigerung der Dosis/Konzentrations-Wirkungskurve ist für klinische Belange nicht erforderlich (5). Allerdings wird bei Verwenden der bodyplethysmographischen Messung häufig als zusätzliches *Abbruch-* bzw. *Positivkriterium* noch ein mindest zu erreichender Effekt festgelegt, meist ein Anstieg des sRaw auf über 2,0 kPa · s (8).

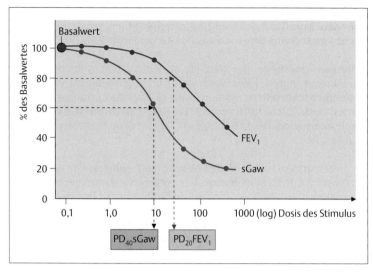

Abb. **4.1   Bestimmung von Provokationsdosen.** Nach Schultze-Werninghaus et al. 1998 (14)

Dadurch wird der Test spezifischer, d. h. man findet eher die Patienten heraus, die tatsächlich Asthma haben.

Grundsätzlich wird empfohlen, die Symptome während oder nach Beendigung des Provokationstests zu dokumentieren.

Im Rahmen epidemiologischer Studien wurden verschiedene Methoden entwickelt, um auch für den Probanden einen Wert der Hyperreaktivität zu erhalten, der *keine* oder nur eine *geringe Reaktion* nach Inhalation des Stimulus aufzeigt. Eine gewisse Verbreitung hat die Methode von O'Connor (12), bei der die Steigung der Geraden zwischen Ausgangswert und letzter Inhalation der semilogarihmischen Dosis/Konzentrations-Wirkungskurve als Hyperreaktivitätsmaß berücksichtigt wird.

Spezifische Provokationstests sind hinsichtlich der möglichen Reaktionstypen, aber auch hinsichtlich des Untersuchungsprotokolls und des Gefährdungspotenzials, wesentlich komplexere Untersuchungen.

Im Gegensatz zu Tests mit unspezifischen Stimuli müssen Reanimationsmaterialien einschließlich eines Defibrillators **in unmittelbarer Nähe** vorhanden sein. Ein in Reanimationsmaßnahmen geschulter Arzt muss anwesend sein. Der Patient muss 7 Stunden nach Provokation überwacht werden, und Lungenfunktionsmessungen (Spirometrie oder Peak Expiratory Flow-Messungen) sollten über 24 Stunden in regelmäßigen Abständen weitergeführt werden (15). Aus diesen Gründen sind ambulant durchgeführte Allergenprovokationen bzw. Provokationen in der Praxis *problematisch.*

Es gibt keine allgemein akzeptierte Lehrmeinung zu den **Indikationen** für Allergenprovokationen. Allerdings zeichnet sich im Verlauf der letzten Jahre eine weitgehende Abkehr von Allergenprovokationen ab. Eine Ausnahme bilden wissenschaftliche Fragestellungen sowie Provokationen bei Berufsasthma. Die europäischen Richtlinien sehen als einzige klinische Indikation Ausnahmefälle mit geplanter Hyposensibilisierung vor. Die Abkehr von bronchialen Provokationstests ist im Wesentlichen darin begründet, dass eine enge Assoziation zwischen Sensibilisierungsgrad (Hauttest), unspezifischer und spezifischer bronchialer Reaktivität beschrieben wurde. Daher ist die bronchiale Reaktion nach Kenntnis der beiden erstgenannten Parameter annäherungsweise vorhersagbar, so dass im Allgemeinen auf den potentiell gefährlichen Allergenprovokationstest verzichtet werden kann (6).

Bei Widersprüchen zwischen Anamnese und Sensibilisierung sollte aber ein Provokationstest durchgeführt werden.

Andererseits halten wir bei passender Kombination (etwa saisonale asthmatische Beschwerden und Gräserpollensensibilisierung) einen bronchialen Provokationstest nicht für erforderlich, unabhängig davon, ob eine Hyposensibilisierung vorgesehen ist. Zu bedenken ist ferner, dass für viele Allergene keine standardisierten Extrakte vorliegen, somit **falschpositive Hauttestreaktionen** möglich sind.

Geringgradige Hautreaktionen sind weniger relevant als starke Hauttestreaktionen.

Schließlich mag es in seltenen Fällen erforderlich werden, bei Verdacht auf inhalativ ausgelöste nicht-bronchiale Manifestationen einen Provokationstest durchzuführen, da ansonsten ein kausaler Zusammenhang spekulativ bliebe. Dagegen scheint der Sinn multipler bronchialer Provokationstests bei polysensibilisierten Personen für einen quantitativen Vergleich der relevanten Allergene fraglich. Hier sollte neben dem Sensibilisierungsgrad vor allem die Anamnese wegweisend sein.

Die **Kontraindikationen** für unspezifische und sprezifische Provokationstests sind identisch. Man sollte sich jedoch der Tatsache bewusst sein, dass die Verteilungsstörungen, und damit auch die Hypoxie, bei Allergenprovokation ausgeprägter sind als bei einer Provokation mit unspezifischen Stimuli.

Wie beim unspezifischen bronchialen Provokationstest ist die Forderung einer weitgehenden **Standardisierung** in der Praxis schwer realisierbar. Am ehesten ist dies noch für Allergenextrakte möglich. Für bronchiale Provokationstests sollten daher Extrakte Verwendung finden, die mit WHO-Standardextrakten verglichen wurden. Ein weiteres Problem bezieht sich auf die Stabilität der Allergene. Grundsätzlich zu bevorzugen sind lyophilisierte oder gefriergetrocknete, mikronisierte Extrakte, die am Tag des Gebrauchs mit einem geeigneten, z. B. 0,5 % Phenol enthaltenden, Lösungsmittel rekonstituiert werden. Glycerol ist dagegen als Lösungsmittel ungeeignet. Alternativ können hohe Extraktkonzentrationen bei 4 °C gelagert werden, die als Ausgangslösung für die täglich frisch herzustellenden Verdünnungen dienen können. Der Zusatz weiterer, stabilisierender Additiva ist nicht zu empfehlen.

Bezüglich der Allergenapplikation gelten die für die unspezifische Provokation genannten Möglichkeiten, meist mit konventionellen Düsenverneblern oder Dosimetern. Das Allergen sollte in Verdoppelungsschritten verdünnt werden. Als Anfangskonzentration sollte hierzu die um zwei Verdünnungsstufen verminderte Allergenmenge eingesetzt werden, die im Hauttest eine Quaddel von > 2 mm erzeugt. Unter Berücksichtigung der unspezifischen bronchialen Reaktivität lässt sich die Konzentration, die für eine positive Reaktion erforderlich ist, annäherungsweise wie folgt berechnen (6):

Berechnung der Allergenkonzentration

$$^{10}\log(PC_{20}Allergen) = 0,68 \times {}^{10}\log$$
$$(PC_{20}Histamin \times Endpunktkonzentration)$$

Die Abschätzung einer maximalen Konzentration ist nicht möglich, da die Extrakte und die Methodik in den publizierten Studien zu unterschiedlich sind.

Grundsätzlich ist eine hohe Sensitivität bei gleichzeitig hoher Spezifität anzustreben.

Hier ist die Erfahrung des Untersuchers in besonderem Maße angesprochen. Die Forderung von laborinternen Provokationstests bei Kontrollen zur Ermittlung von Konzentrationen, die falschpositive Reaktionen auslösen, erscheint nicht realistisch. Deshalb kann als Anhaltspunkt für die **höchste inhalative bronchiale Provokationsdosis** eine 1 : 8-Verdünnung der Stammlösungen angesehen werden. Diese entspricht etwa 1250 BU · ml^{-1} oder 1,25 HEP (Sterck 1993). Wie auch bei den unspezifischen Tests, ist eine applizierte Dosis entscheidend, so dass neben der konsekutiven Gabe ansteigender Konzentrationen auch eine Konzentration mehrfach verabreicht werden kann.

Die **Allergeninhalation** sollte in einem geschlossenen System erfolgen, um eine mögliche Sensibilisierung anderer Personen zu verhindern. Der Abstand zwischen den einzelnen Inhalationsschritten sollte ferner 10 Minuten nicht unterschreiten. Da die allergeninduzierte Reaktion noch bis zu 20 Minuten fortschreiten kann, empfiehlt es sich, die Provokation bei den geringsten Anzeichen von Symptomen zu beenden. Sollte die erreichte Reaktion gerade nicht den diagnostischen Schwellenwert erreichen, empfiehlt es sich, die nachfolgende Inhalationsdosis zu halbieren oder zu vierteln. Besondere Vorsicht ist immer dann angebracht, wenn der Patient vor der Provokation rasch wirkende Bronchodilatatoren (z. B. β_2-Mimetika) eingenommen hat. Die hier zur Induktion erforderlichen hohen Allergendosen induzieren oft schwere Spätreaktionen. Man sollte in solchen Fällen daher nicht das Erreichen des üblichen diagnostischen Kriteriums (z. B. Abfall des FEV_1 um 20%, s. oben) im Rahmen der Sofortreaktion anstreben.

Eine Allergenprovokation kann ohne **Plazeboprovokation** nicht bewertet werden. Nach den europäischen Empfehlungen sollte nach Testende in der ersten Stunde alle 10 Minuten gemessen werden, dann nach 90 Minuten, 2 Stunden und dann stündlich bis zu 7 Stunden (Sterck 1993). Bezüglich der gemessenen Parameter gibt es keine Unterschiede zu den unspezifischen Tests. Das Testergebnis sollte als (kumulative) Provokationsdosis oder -konzentration, möglichst unter Berücksichtigung der Zeitwirkungskurve und der Symptome, während der Beobachtungsphase dokumentiert werden.

Literatur

[1] American Thoracic Society: Standardization of Spirometry. Am. J. Crit. Care Med. 152 (1995) 1107 – 1136

[2] Chai, H., R. S. Farr, L. A. Froehlich, D. A. Mathison, J. A. McLean, R. R. Rosenthal, A. L. Sheffer, S. L. Spector, R. G. Townley: Standardization of bronchial inhalation challenge procedures. J. Allergy Clin. Immunol. 56 (1975) 323 – 327

[3] Cockcroft, D. W., D. N. Killian, J. J. A. Mellon, F. E. Hargreave: Bronchial reactivity to inhaled histamine: a method and clinical survey. Clin. Allergy 7 (1977) 235 – 243

[4] Cockcroft, D. W., B. A. Berscheid: Standardization of inhalation provocation tests: dose vs concentration of histamine. Chest 82 (1982) 672–675

[5] Cockcroft, D. W., B. A. Berscheid: Slope of the dose-response curve: usefulness in assessing bronchial responses to inhaled histamine. Thorax 38 (1983) 55–61

[6] Cockcroft, D. W., K. Y. Murdock, J. Kirby, F. Hargreave: Prediction of airway responsiveness to allergen from skin sensitivity to allergen and airway responsiveness to histamine. Am. Rev. Respir. Dis. 135 (1987) 264–267

[7] Expert Panel Report 1991: Guidelines for the diagnosis and management of asthma. J. Allergy Clin. Immunol. 88 (1991) 425–534

[8] Gonsior, E., M. Krüger, J. Meier-Sydow: Die Durchführung inhalativer Antigen-Provokationsproben mit Hilfe der Ganzkörperplethysmographie. Acta allerg. 31 (1976) 283–296

[9] International Consensus Report on Diagnosis and Treatment of Asthma. Eur. Respir. J. 5 (1992) 601–641

[10] Meslier, N., G. Charbonneau, J. L. Racineux: Wheezes. Eur. Respir. J. 8 (1995) 1942–1948

[11] Nelson, H. S., J. Oppenheimer, A. Buchmeier, T. R. Kordash, L. L. Freshwater: An assessment of the role of intradermal skin testing in the diagnosis of clinically relevant allergy to timothy grass. J. Allergy Clin. Immunol. 97 (1996) 1193–1201

[12] O'Connor, G., D. Sparrow, D. Taylor, M. Segal, S. Weiss: Analysis of dose response curves to methacholine. An approach suitable for population studies. Am. Rev. Respir. Dis. 136 (1987) 1412–1417

[13] Quanjer, P. H., G. J. Tammeling, J. E. Cotes, O. F. Pedersen, R. Peslin, J. C. Yernault: Lung volumes and forced ventilatory flows. Report Working Party Standardisation of Lung Function Tests. Eur. Respir. J. 6 (1993) (Suppl. 16) 5–40

[14] Schultze-Werninghaus, G., M. Debelić, N. Konietzko, H. Magnussen, W. Petro: Unspezifische und spezifische Provokationstests der Atemwege. In: Asthma, Grundlagendiagnostik–Therapie, G. Schultze-Werninghaus, M. Debelić, Herausgeber, Springer, Berlin 1988

[15] Sterck, P. J., L. M. Fabbri, P. H. Quanjer, D. W. Cockcroft, O'Byrne, S. D. Anderson, E. F. Juniper, J. L. Malo: Airway responsiveness. Standardized challenge testing with pharmacological, physical and sensitizing stimuli in adults. Report Working Party Standardisation of Lung Function Tests. Eur. Respir. J. 6 (1993) (Suppl. 16) 53–83

[16] Wittemann, A., S. O. Stapel, G. J. Perdok, D. H. S. Sjamsoedin, H. M. Jansen, R. C. Aalberse, J. S. van der Zee: The relationship between RAST and skin test results in patients with asthma or rhinitis: A quantitative study with purified major allergens. J. Allergy Clin. Immunol. 97 (1996) 16–25

[17] Yan, K., C. Salome, A. J. Woolcock: Rapid method for measurement of bronchial responsiveness. Thorax 38 (1983) 55–61

Teil III

Grundlagen und Pharmakologie antiasthmatischer Medikamente

5 Grundlagen und Pharmakologie der antiinflammatorischen Behandlung mit inhalativen und oralen Kortikosteroiden

Claus Kroegel

Seit ihrer Entwicklung in den frühen 50er Jahren haben sich die Kortikosteroide als wichtige und nicht selten lebensrettende Medikamente bei der Behandlung allergischer Erkrankungen etabliert. Als die wirksamsten, gegenwärtig verfügbaren antientzündlichen Medikamente gelten sie beim Asthma bronchiale heute als Basistherapie. Die Langzeitanwendung systemischer Präparate ist jedoch durch z.T. schwerwiegende Nebenwirkungen limitiert, zu denen neben der Hemmung der Nebennierenfunktion auch die unerwünschten Wirkungen an Haut, Knochen, Bindegewebe und die Beeinflussung des Knochenwachstums gehören. Dieser Umstand hat zur Entwicklung nebenwirkungsärmerer topischer Applikationsformen geführt, die in der Zwischenzeit eine breite Anwendung finden. Das nachfolgende Kapitel fasst die aktuellen molekularen, pharmakologischen und klinischen Aspekte der Kortikosteroidbehandlung zusammen.

Molekularer Wirkmechanismus

Auf dem Boden der angebotenen Kortikosteroid-Konzentrationen lassen sich drei molekulare Wirkmechanismen unterscheiden (Abb. **5.1**). Bei niedrigen Dosen kommt es zunächst zur Besetzung der intrazellulären Kortikosteroid-Rezeptoren (7). Da hierbei molekulargenetische Vorgänge beeinflusst werden, spricht man bei diesem Effekt von der sog. **genomischen Wirkung** der Kortikosteriode (5). Nach Sättigung aller verfügbaren Rezeptoren bei einer Dosis zwischen 200 mg und 300 mg Prednisolon-Äquivalent kommen zusätzliche Mechanismen zur Geltung, die als **nicht-genomische Wirkungen** zusammengefasst werden. Diese beruhen einerseits auf der *Bindung an spezifische Membranrezeptoren* und andererseits auf *physikochemischen Interaktionen* mit der Zellmembran in suprahohen Konzentrationen (s. Abb. **5.1**).

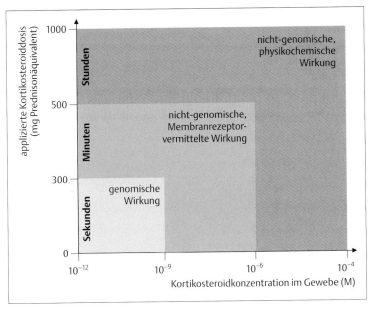

Abb. **5.1** **Beziehung zwischen Kortikosteroiddosis und molekularem Wirkmechanismus von Kortikosteroiden.**

Genomische Mechanismen

Der Mechanismus der genomischen oder nukleären rezeptorabhängigen Wirkungen ist sehr gut untersucht. Als lipophile Substanz treten Kortikosteroide vergleichsweise leicht durch die Zellmembran. Im Zytoplasma binden sie an ubiquitäre exprimierte Rezeptoren (GR). Das Rezeptorprotein besteht aus zwei Isoformen, die als GRα und GRβ bezeichnet werden (Abb. **5.2**). GRα vermittelt die klassischen humoralen Effekte, während GRβ einen physiologischen Antagonisten der α-Form darstellt.

Der freie zytoplasmatische GR bildet mit den Hitzeschock-Proteinen (HSP90, HSP70 und HSP56) einen Multikomponenten-Komplex Ⓐ. Hierbei verleihen die Hitzeschock-Proteine dem Rezeptor eine dreidimensionale Struktur („Chaperon-Wirkung") und halten auf diese Weise den Rezeptor im inaktiven Zustand. Die Bindung eines Glukokortikoidmoleküls induziert eine Konformationsänderung des GR-/HSP-Komplexes mit Dissoziation des HSP 90 und Translokation des **GRα/Kortikoste-**

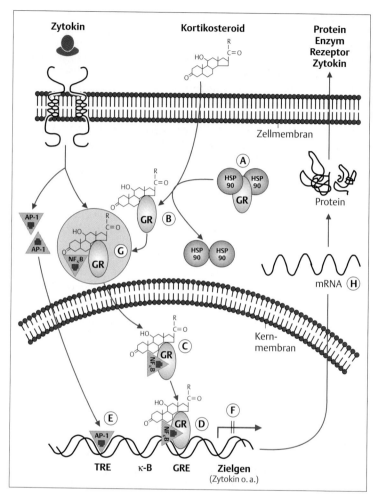

Abb. **5.2** **Molekulare Vorgänge des von Kortikosteroiden vermittelten anti-entzündlichen Signals innerhalb der Zelle.** Details siehe Text.

roid-Komplexes in den Zellkern Ⓑ und Ⓒ. Im Nukleus wird der Komplex zum Transkriptionsfaktor, der über die Bindung an spezifische DNA-Sequenzen („Glucocorticoid-Responsive Elements", GRE) in der Promotor-Region Ⓓ die Transskription verschiedener, durch Zytokine aktivierter

Gene modifiziert Ⓔ. Der Effekt kann dabei entweder zur Aktivierung oder zur Suppression Ⓕ der Zielgene führen (s.u.). Sobald der Kortikosteroidspiegel im Gewebe abnimmt, dissoziiert das Hormon von aktivierten GR im Nukleus. Der freie Rezeptor retransloziert ins Zytoplasma, assoziiert erneut mit den Hitzeschock-Proteinen und bildet auf diese Weise den aktiven GR-/HSP-Komplex.

Neben diesem *direkten Effekt* auf die Transkription kann der Kortikosteroid-/GRα-Komplex auch *indirekt* über die Interaktion mit den Transkriptionsfaktoren **Nuclear Factor kappa B** (NFϰB) und **Activating Protein-1** (AP-1) die zytokinvermittelte Zellaktivierung hemmen Ⓖ. Dabei inaktiviert der Komplex beide Transkriptionsfaktoren und unterbricht auf diese Weise die Transduktion proinflammatorischer Signale in die Zelle Ⓕ.

Ein weiterer molekularer Mechanismus der Kortikosteroide dürfte ebenfalls zur antientzündlichen Wirkung beitragen. So stimuliert beispielsweise Dexamethason **I kappa B alpha** (IϰBα), das im Zytoplasma mit NFϰB assoziiert und dessen Translokation in den Nukleus verhindert. Im Nukleus löst IϰBα die Bindung aktivierten NFϰB vom Zielgen und induziert auf diese Weise die Relokalisation ins Zytoplasma. Beide zuletzt genannten Mechanismen hemmen die Synthese neuer Proteine und tragen so zur antientzündlichen Wirkung der Kortikosteroide bei.

Neben den Transkriptions-assoziierten genomischen Effekten vermitteln schließlich noch post-transkriptionelle Mechanismen die inhibitorische Wirkung der Kortikosteroide. Hierzu zählen

- die Beeinflussung der Stabilität des mRNA-Transkripts,
- der Translationsprozess sowie
- die Sekretion zellulärer Produkte.

Beispielsweise destabilisierten Kortikosteroide das COX-II-Transkript nach IL-1-induzierter Expression der COX-II-mRNA und blockieren auf diese Weise die Synthese des Proteins Ⓗ.

Die oben aufgeführten genomischen Wirkungen der Kortikosteroide werden vor allem in niedrigeren Dosen, zum Beispiel im Rahmen einer niedrigeren Erhaltungsdosis, aktiviert (s. Abb. **5.1**). Da für die oben dargestellten molekularen Prozesse eine gewisse Zeit erforderlich ist (zwischen 30 Minuten und mehreren Stunden), kann man nach Applikation kleinerer Mengen an Kortikosteroiden keinen unmittelbaren Effekt erwarten. Andererseits erstreckt sich die genomische Wirkung über einen Zeitraum von bis zu 9 Stunden. Ausschlaggebend für die Wirkung ist die möglichst vollständige und anhaltende Besetzung der intrazellulären GR. Aus diesem Grund ist die antientzündliche Wirkung der Kortikosteroide bei regelmäßiger und geteilter Tagesdosierung am stärksten.

Nicht genomische Mechanismen

Rezeptorermittelte Mechanismen

Neben den „klassischen" zytoplasmatischen Rezeptoren exprimieren Zellen auch Kortikosteroidrezeptoren auf ihrer Membranoberfläche. Obwohl bereits in den 40er Jahren erstmals beschrieben (31), wurden diese Kortikosteroidrezeptoren bisher noch nicht näher charakterisiert. Die über diese Rezeptoren vermittelte Wirkung ist kortikosteroidspezifisch, tritt sehr viel schneller ein als über zytoplasmatische Rezeptoren (30 Sekunden bis 10 Minuten) und lässt sich nicht durch Transkriptions- oder Proteinsynthese-Inhibitoren beeinflussen (7). Die klinische Relevanz dieser Rezeptoren erstreckt sich vermutlich über den negativen Feedback-Mechanismus von Kortison auf die ACTH-Produktion, auf psychovegetative Veränderungen, die Induktion der Apoptose von Entzündungszellen und möglicherweise auch auf die antianaphylaktische Wirkung der Kortikosteroide.

Physikochemische Mechanismen

Dieser Wirkmechanismus setzt bereits wenige Sekunden nach Gabe ultrahoher Kortikosteroidkonzentrationen ein. Er beruht auf der Penetration der Moleküle in die Zellmembran, wodurch sich die physikochemischen Eigenschaften der Membran und die Funktion membranassoziierter Proteine verändern. Hierdurch wird beispielsweise der transmembranöse Ionenaustausch gehemmt, der u. a. in Form des Kalziumeinstroms für die Aktivierung von Entzündungszellen erforderlich ist. Dieser Wirkmechanismus ist vermutlich für die Wirkung ultrahoher Kortikosteroiddosen bei der Behandlung exazerbierter immunologischer Erkrankungen klinisch relevant, wie sie als sog. **„Pulstherapie"** in der Rheumatologie und Immunologie zum Einsatz kommt.

Zielgene der Kortikosteroide

Die größte Bedeutung für die antientzündliche Wirkung der Kortikosteroide im Rahmen allergischer und anderer entzündlicher Erkrankungen besitzen die **genomischen Effekte** über die Beeinflussung der Transkriptionsaktivität spezifischer, an der Pathogenese beteiligter Zielgene. Dabei kann es sowohl zur Aktivierung als auch zur Suppression der **Zielgene** kommen, die auf subzellulärer Ebene über zwei Wege umgesetzt werden:

- **Akzeleration** der Mediator- und Proteinsynthese, wie z.B. für Lipocortin-1, Endonuklease, neutrale Endopeptidase, β-Adrenorezeptoren und die antientzündlichen Zytokine IL-10, IL-12 sowie den IL-1-Rezeptorantagonisten,
- **Hemmung** der Mediatorproduktion einschließlich bestimmter pro-entzündlicher Zytokine (TNF-α, GM-CSF, IL-2, IL-3, IL-4, IL-5, IL-6, IL-8, IL-11, IL-13), Chemokine (RANTES, MIP-1α, Eotaxin), des induzierbaren Stickoxides (iNOS), der induzierbaren Cyclooxygenase (COX-2), NK-1-Rezeptoren, der induzierbaren Phospholipase A_2 (cPLA$_2$), des Endothelin-1 (ET-1) und bestimmter Adhäsionsmoleküle (VCAM-1, ICAM-1). Allerdings scheinen Kortikosteroide nur eine begrenzte inhibitorische Wirkung auf die Synthese von Leukotrienen zu haben.

Diese differenzierte Wirkung auf die Synthese verschiedenster Proteine dürfte für die potenten antientzündlichen Eigenschaften der Kortikosteroide verantwortlich sein. Sie ist mit einer genetischen Umprogrammierung der Zellen vergleichbar.

Wirkungen auf Entzündungs- und Strukturzellen

Wie oben dargestellt, kommt es unter dem Einfluss von Kortikosteroiden zu einer Verschiebung der zellulären Syntheseleistung von vorwiegend pro-entzündlichen zugunsten der Bildung vorwiegend antientzündlicher Proteine. Hierdurch wird nicht nur das entzündliche Mikromilieu im betroffenen Gewebe beeinflusst, sondern es werden auch die spezifischen Funktionen wie Viabilität der Entzündungs- und Strukturzellen moduliert (Abb. **5.3**).

Aufgrund ihrer nicht selektiven Wirkung auf unterschiedlichste Zelltypen begrenzen Kortikosteroide die der allergischen Entzündung zugrunde liegenden zellulären Prozesse gleichzeitig auf verschiedenen Ebenen (s. Abb. **5.3**). Hierzu gehören

- die Bildung, Reifung und Freisetzung von T-Lymphozyten sowie eosinophilen Granulozyten aus dem Knochenmark,
- die Vorgänge der Antigen-/Allergenerkennung zwischen dendritischen Zellen und Lymphozyten,
- die Proliferation und Funktion regulierender Lymphozyten ebenso wie
- die Morbilität und sekretorische Funktion peripherer Effektorzellen (z.B. Makrophagen, eosinophile Granulozyten) sowie
- die organbezogene spezifische Funktion und Viabilität bestimmter Strukturzellen, wie etwa bronchiale Epithelzellen und Drüsenzellen.

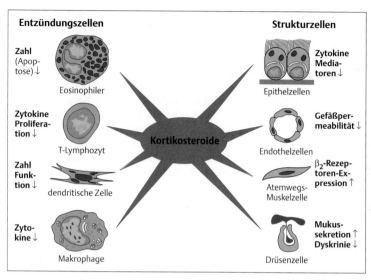

Abb. **5.3   Asthmarelevante antientzündliche Effekte von Kortikosteroiden.**

Dagegen besitzen sie keinen direkten Effekt auf die Funktion glatter Muskelzellen oder Mastzellen der menschlichen Lunge.

Wirkungen auf Gewebe

Die Summe ihrer inhibitorischen Wirkung auf Entzündungs- und Strukturzellen bestimmt den Effekt der Kortikosteroide auf der Gewebeebene im betroffenen Organ (s. Abb. 5.3). So verhindern und reduzieren sie die erhöhte Gefäßpermeabilität mit Ausbildung eines entzündlichen Gewebeödems durch Hemmung der Mediatorfreisetzung (3). Sie hemmen aber auch die Zerstörung bzw. den Verlust des Atemwegsepithels u. a. durch ihre Wirkung auf die Zahl und die zytotoxischen Effektormechanismen bronchialer eosinophiler Granulozyten. Auch die Vermehrung der Becherzellen in asthmatischen Atemwegen (19) dürfte mit der Rückführung der Zellzahl und der Mediatorsynthese in Zusammenhang stehen. Schließlich beeinflussen Kortikosteroide vermutlich die peribronchiale Fibrosierung asthmatischer Atemwege („Remodelling"). Diese Wirkung dürfte einerseits durch den direkten Effekt auf die Funktion von Fibroblasten, aber auch durch die Hemmung der Freisetzung fibrogener Zytokine aus infiltrierenden Entzündungszellen zu erklären sein. Insgesamt haben Kortikosteroide einen struktur- und damit funktionskonservierenden Einfluss auf das Organ.

Klinische Wirksamkeit

Aus der Summe der Einzeleffekte auf Zellen und Gewebe leitet sich die klinische Wirksamkeit der Kortikosteroide ab (Abb. **5.4**). Diese haben unterschiedliche Wirkungen auf die verschiedenen, mit dem Asthma bronchiale assoziierten pathophysiologischen Organveränderungen, die im Folgenden der besseren Übersicht halber getrennt dargestellt werden sollen.

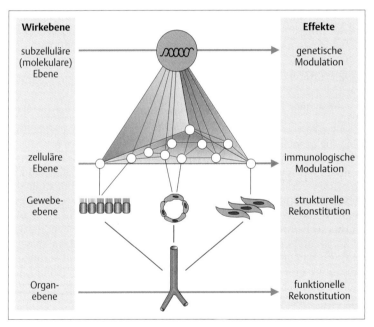

Abb. **5.4   Sequenz der Wirkebenen und therapeutische Effekte von Kortikosteroiden am Beispiel der asthmatischen Entzündung.** Ausgehend von der Modulation der Transskription (molekulare Ebene), beeinflussen Kortikosteroide die Immunreaktion (zelluläre Ebene) und tragen damit zur strukturellen (Gewebe-Ebene) und funktionellen (Organ-Ebene) Rekonstitution bei.

Atemwegsobstruktion

Kortikosteroide besitzen keinen Einfluss auf die glatte Atemwegsmuskulatur und wirken daher nicht direkt antiobstruktiv. Darüber hinaus sind sie ohne Effekt auf Mastzellen, so dass nach einmaliger Kortikosteroidgabe die allergeninduzierte Obstruktion im Rahmen der asthmatischen Frühreaktion nicht beeinflusst wird.

Dagegen hemmen Kortikosteroide die Atemwegsverengung während der asthmatischen Spätreaktion, was indirekt mit ihrer Wirkung auf Zahl, Aktivität und Funktion von eosinophilen Granulozyten, Makrophagen und anderen Zellen im Zusammenhang steht. Auch die Verbesserung der Lungenfunktion unter einer kontinuierlichen Kortikosteroidbehandlung bei chronischem Asthma geht indirekt auf die Hemmung der Atemwegsentzündung zurück. Beispielsweise supprimieren sie die Bildung und Freisetzung von Leukotrienen aus pulmonalen Makrophagen und von Zytokinen aus anderen Entzündungszellen. Gemeinsam mit der Unterdrückung der Eosinopoiese führt diese Wirkung der Kortikosteroide zu einer Begrenzung der entzündlichen Zellinfiltration der Atemwege und damit auch zur verminderten Bruttosynthese bronchokonstriktorisch wirkender Mediatoren.

Bronchiale Hyperreagibilität

Kortikosteroide verringern über Reduktion der bronchialen Entzündung die bronchiale Hyperreaktivität bei Asthmatikern im Erwachsenen- und Kindesalter (2). Ebenso wie für den Einfluss auf die Atemwegsweite kommt dieser Effekt allerdings erst nach längerer Behandlung über einige Monate vollständig zum Tragen, was u. a. mit der allmählichen Rekonstitution der entzündlich geschädigten Atemwege im Zusammenhang steht (s. Abb. **5.4**). Sowohl der Effekt auf die Lungenfunktion als auch bronchiale Hyperreagibilität dürfte maßgeblich für die unter Kortikosteroidtherapie erreichte verbesserte Kontrolle der asthmatischen Erkrankung verantwortlich sein. Die erzielbare Verbesserung ist dabei umso größer, je früher mit der antientzündlichen Behandlung begonnen wird (11, 30).

Toleranz gegenüber β_2-Sympathomimetika

Steroide erhöhen die Reaktivität der Atemwege gegenüber β_2-Agonisten *in vivo* und potenzieren den Effekt von β_2-Agonisten auf glatte Atemwegsmuskelzellen *in vitro*. *In vivo* bildet sich unter der Behandlung mit Kortikosteroiden die Toleranz gegenüber β_2-Agonisten zurück. *In vi-*

tro verhindern sie eine **Tachyphylaxie** gegenüber β_2-Agonisten. Auf humanen Leukozyten erhöhen Kortikosteroide ferner die β-Adrenorezeptordichte und verhindern deren Internalisierung und damit die Desensibilisierung der Zellen. Ob die oben genannten Effekte der Kortikosteroide auf das β-adrenerge System allerdings klinische Relevanz besitzen, ist bisher nicht eindeutig geklärt.

Lungenfunktion

Die Inhalation von Kortikosteroiden ist eine sichere und nebenwirkungsarme Form der antientzündlichen Basistherapie, die darauf abzielt, die asthmatische Atemwegsentzündung zu unterdrücken. Von den zahlreichen, in der Zwischenzeit vorliegenden Untersuchungen sollen hier nur drei exemplarisch erwähnt werden.

Bei Patienten mit neu diagnostiziertem Asthma, die über 2 Jahre zweimal täglich 600 µg Budesonid inhalierten, reduzierten sich die asthmatischen Beschwerden bzw. der β_2-Mimetikaverbrauch und verbesserte sich die Lungenfunktion im Vergleich zur Kontrollgruppe, die ausschließlich mit β_2-Agonisten behandelt wurde (10, 11). Die Dosis zur Kontrolle der Symptome und der bronchialen Hyperreaktivität ließ sich im weiteren Verlauf bei gleichbleibender Krankheitskontrolle auf eine niedrigere Erhaltungsdosis reduzieren. Nach Beendigung der Behandlung kehren die Beschwerden jedoch innerhalb weniger Monate wieder zurück (11). Zu vergleichbaren Ergebnissen kam eine andere Studie, in der 400 µg Budesonid täglich über ein Jahr zu einer Verbesserung der Symptomatik und der Lungenfunktion von Patienten mit leichtem Asthma führte (15).

Diese Studien zeigen, dass eine regelmäßige Anwendung inhalativer Kortikoide die asthmatische Erkrankung günstig beeinflusst.

Darüber hinaus zeigen mehrere Studien, dass eine frühzeitige Therapie mit Kortikosteroiden die Lungenfunktion erhält (10, 11, 30).

Epithelintegrität

Zu den typischen, mit einem Asthma bronchiale einhergehenden, strukturellen Veränderungen gehören
- die Zerstörung und Desquamation des bronchialen Epithelgewebes bei Verbleib der basalen Epithelzellen und der Basalmembran,
- eine Verdickung der Basalmembran durch Deposition von Kollagen und anderen extrazellulären Matrixproteinen,

- Hyperplasie der Drüsen- und Becherzellen,
- Hypertrophie/-plasie der glatten Muskulatur.

Biopsiestudien haben zeigen können, dass Kortikosteroide die Integrität des Bronchialepithels erhalten oder wiederherstellen können. Gleichzeitig kam es unter der Behandlung zu einer Normalisierung des Verhältnisses zwischen Epithelzellen und Becherzellen (19, 20, 33). Darüber hinaus fand sich eine Zunahme der intraepithelialen Nerven. Die kortikosteroidfreie Gruppe unter Terbutalin-Medikation zeigte keine Veränderungen. Die Rekonstitution des Atemwegsepithels dürfte dabei wesentlich an der Reduktion der bronchialen Hypersekretion und der Häufigkeit von Infektionen beteiligt sein.

Atemwegsremodelling

Es finden sich zunehmend Hinweise dafür, dass eine frühe Intervention mit inhalativen Kortikosteroiden einen **günstigen Einfluss** auf den Langzeitverlauf des Asthma bronchiale hat. So führt eine zeitliche Verzögerung der inhalativen Kortikosteroidbehandlung zu einem geringeren Ansprechen der Therapie, gemessen an der Rückbildung der bronchialen Hyperreagibilität und der FEV_1 (10, 11, 30). Dieser Effekt könnte auf einer Protektion gegenüber dem strukturellen Atemwegsumbau auf der Grundlage der chronischen Entzündung beruhen (17). Indirekt wird der hemmende Einfluss der Medikamente auf das Remodelling durch Beobachtungen bestätigt, wonach inhalative Kortikosteroide den Gehalt am extrazellulären Matrixprotein Tenascin vermindern (19).

Kortikosteroide und Leukotrien-Synthese

Trotz ihrer potenten Wirkung erstreckt sich der antientzündliche Effekt der Kortikosteroide nicht auf alle Aspekte der asthmatischen Entzündung. Zahlreiche *In-vitro-* und *In-vivo*-Studien haben gezeigt, dass Kortikosteroide nur einen geringen Effekt auf die Bildung von Leukotrienen besitzen oder deren Synthese sogar erhöhen (37). Dexamethason vermag die Freisetzung von LTB_4/LTC_4 aus humanem Lungengewebe, Mastzellen und gereinigten Neutrophilen nicht zu hemmen (28). Auch die orale oder intravenöse Gabe von Kortikosteroiden besitzt keinen Einfluss auf die Synthese von Leukotrienen aus der gemischten Leukozytenpräparation, gereinigten Neutrophilen oder Monozyten und verstärkt die *Ex-vivo*-Produktion durch Blutneutrophile (32). Auch die Konzentration von Cysteinyl-Leukotrienen im Urin wird z. B. von 60 mg oralem Prednisolon (29) oder 1600 µg inhalativem Budesonid pro Tag (21) nicht beeinflusst. Diese Beobachtungen legen nahe, dass Kortikosteroide nur einen geringen oder keinen Effekt auf die Leukotriensynthese besitzen und dass ihr antientzündlicher Effekt vor allem auf der Hemmung der Freisetzung anderer Mediatoren beruht. Umgekehrt leitet sich hieraus aber auch eine Indikation zur Behandlung des Asthma bronchiale durch Leukotrienhemmer ab.

Die Ursache für den fehlenden Effekt von Kortikosteroiden ist derzeit noch nicht genau bekannt. Die wahrscheinlichste Erklärung hängt mit der Wirkung der Kortikosteroide auf die Aktivität des FLAP zusammen. Der FLAP-Genpromotor enthält ein GRE (siehe oben), wodurch Kortikosteroide die Gentranskription und Proteinbildung von FLAP in humanen Entzündungszellen steigern (8, 9, 25). Eine Vermehrung des FLAP-Proteins könnte geringere Mengen von Arachidonsäure effizienter der Lipoxygenase zur Verfügung stellen und hierdurch die inhibitorische Wirkung der Kortikosteroide auf die Phospholipase(n) ausgleichen (Abb. **5.7**, Seite 113).

Indikationen für eine Kortikosteroidbehandlung

Nach den derzeit gültigen Empfehlungen ist die Verabreichung inhalativer Kortikosteroide beim Erwachsenen spätestens dann indiziert, wenn mindestens eines der folgenden Kriterien erfüllt ist:

– asthmatische Symptome tagsüber an den meisten Tagen der Woche (Schweregrad II),
– nächtliche Beschwerden in einer Frequenz von mehr als zweimal monatlich (Schweregrad II),
– schwerere chronische Verlaufsformen (Schweregrad III),
– schwerste kortikosteroidabhängige Verlaufsformen (Schweregrad IV),
– zusätzlich zur oralen Kortikosteroidtherapie nach akuter Exazerbation (27).

Die Gabe von inhalativen Kortikosteroiden parallel zu einer systemischen Therapie ist sinnvoll, da sich hiermit systemische Kortikosteroide einsparen (27) oder orale Glukokortikoide frühzeitiger ausschleichen lassen (26). Die Kombination von topischen und systemischen Kortikosteroiden hat sich auch bei Patienten als günstig erwiesen, die wegen einer akuten Exazerbation ins Krankenhaus eingewiesen wurden. Die zusätzliche Gabe inhalativer Kortikosteroide über 21 Tage reduzierte bei dieser Population den Gebrauch von β_2-Mimetika und die Häufigkeit von Rezidiven (27).

Kindliches Asthma bronchiale

Auch bei der Behandlung von Kindern haben die inhalativen Kortikosteroide inzwischen ihren festen Platz in der antientzündlichen Asthmatherapie (36). In einer kontrollierten Studie wurden durch die Behandlung mit inhalativen Steroiden über 22 Monate bei Kindern zwischen 7 und 17 Jahren die Asthmasymptome bzw. die Peak-Flow-Variabilität erheblich gemindert und die Lungenfunktion verbessert (35). Diese Effekte persistierten während der gesamten Studiendauer und verschlechterten sich erst nach Absetzen der inhalativen Steroide (3). Selbst bei Kleinkindern mit schwerem Asthma ist die Effektivität inhalativer Steroide beschrieben worden (14).

Aufgrund der Furcht vor möglichen Nebenwirkungen wird allerdings die Behandlung mit inhalativen Kortikosteroiden bei Kindern nur sehr zurückhaltend durchgeführt. Dieser Haltung sind folgende Argumente entgegenzustellen:

- Inhalative Kortikosteroide sind deutlich stärker antientzündlich wirksam als die beiden alternativen Medikamente DNCG und Nedocromil, wodurch sich eine bessere Kontrolle der Erkrankung sowie weniger Exazerbationen und Krankenhausaufenthalte erreichen lassen.
- Eine frühzeitige effektive antientzündliche Behandlung bewahrt die maximale Lungenfunktion.
- Eine niedrig dosierte Therapie hat keine messbaren Nebenwirkungen auf das Längenwachstum oder die Knochendichte. Erst ab 1000 µg Budesonid oder Beclomethason bzw. 500 µg Fluticason kommt es über eine verringerte intestinale und renale Kalziumresorption sowie über einen sekundären Hyperparathyreoidismus zu einer Osteoporose.
- Bei Dosen über 400 µg Budesonid bzw. Beclomethason kann es zu einer Wachstumsverzögerung kommen. Die klinische Bedeutung einer solchen Wachstumsstörung ist jedoch umstritten. Darüber hinaus erreicht der Knochen nach Dosisreduktion eine normale Endlänge.
- Ein schweres, nicht behandeltes Asthma schränkt das Längenwachstum ein, so dass mit einer verbesserten Kontrolle der Erkrankung durch inhalative Kortikosteroide ein normales Wachstum erreicht werden kann.

Pharmakokinetik und Dosierung

Die Pharmakokinetik und Dosierung der einzelnen Darreichungsformen der Kortikosteroide zeigen einige Unterschiede, die nachfolgend kurz skizziert werden sollen.

Orale Kortikosteroide. Oral verabreichte Kortikosteroide werden zu 80 bis 90 % im Magen resorbiert. Bei ausreichend hoher Dosierung (20 bis 40 mg Prednison-Äquivalent) liegt der Kortikosteroid-Spiegel bereits nach 10 bis 20 Minuten im therapeutischen Bereich und erreicht innerhalb von 2 Stunden seine maximale Plasmakonzentration. Die Applikation der inaktiven Vorstufen Kortison bzw. Prednison führt trotz der erforderlichen hepatischen Umwandlung in die aktiven Metaboliten Kortisol bzw. Prednisolon zu keiner wesentlichen Verschiebung der Pharmakokinetik.

Parenterale Kortikosteroide. Die parenterale Darreichungsform bleibt aufgrund der guten enteralen Resorption Notfällen und Patienten mit Malabsorptionssyndrom oder Bewusstseinsstörungen vorbehalten. Die zur intravenösen Gabe verfügbaren Kortikosteroide liegen entweder als Phosphat- oder als Hydrogensuccinatester vor, die zunächst hepatisch in die aktive Substanz umgewandelt werden müssen. Aus diesem Grund sind intravenös verabreichte Kortikosteroide frühestens 15 Minuten nach Injektion im Kreislauf nachweisbar. Der maximale Wirkstoffspiegel wird nach 30 bis 60 Minuten erreicht.

Inhalative Kortikosteroide. Die Pharmakokinetik inhalativer Steroide bestimmt maßgeblich, wie groß der Anteil ist, der die Zielzellen in den Atemwegen erreicht bzw. systemisch aufgenommen wird und entsprechende Nebenwirkungen induzieren kann. Zu den erwünschten Eigenschaften der inhalativen Steroide gehören daher
- eine ausgeprägte topische Wirksamkeit (= hohe Rezeptoraffinität),
- lange topische Wirkdauer (= hohe Rezeptoraffinität + hohe Lipophilie),
- eine geringe systemische Bioverfügbarkeit der oral bzw. gastrointestinal aufgenommenen Dosis (= hohe Lipophilie) und
- ein rascher metabolischer Abbau des resorbierten und systemisch verfügbaren Glukokortikoidanteils (= hoher „First-Pass-Effekt").

Aufgrund dieser Eigenschaften und der durch Studien ermittelten In-vivo-Wirkung ergeben sich die maximalen bzw. minimalen Tagesdosen für die verschiedenen, heute bekannten inhalativen Kortikosteroide (Abb. **5.5**).

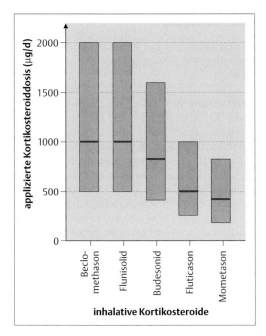

Abb. **5.5 Empfohlene tägliche Dosierung inhalativer Kortikosteroide bei der Behandlung des Asthma bronchiale.** Der Kasten gibt die Dosierbreite des jeweiligen inhalativen Kortikosteroids mit maximaler (obere Begrenzung) und minimaler empfohlener Dosis (untere Begrenzung) an. Der rote Streifen markiert die mittlere Dosis d, Tag.

Ein großer Teil der inhalierten Dosis (50–90%) wird je nach Gerätetyp und Treibgas im Oropharynx deponiert und durch die Mukosa resorbiert oder verschluckt (Abb. **5.6**). Dieser Anteil wird dann durch den Gastrointestinaltrakt aufgenommen und gelangt über den Pfortaderkreislauf in die Leber, wo das Steroid je nach Substanz mehr oder weniger vollständig metabolisiert wird. In Abhängigkeit von Partikelgröße bzw. Lösungsmittel erreichen zwischen 10 und maximal 50% der inhalierten Dosis die tiefen Atemwege und werden dort ebenfalls resorbiert. Die Summe aus dem oral, intestinal und pulmonal resorbierten Anteil auf der einen Seite und dem Ausmaß der hepatischen Verstoffwechselung auf der anderen bestimmt letztlich den systemisch verfügbaren Anteil der inhalierten Substanz, der auch für systemische Nebenwirkungen verantwortlich ist.

Im Hinblick auf Resorption und hepatische Metabolisierung zeigen die verschiedenen, heute verfügbaren inhalativen Kortikosteroide einige Unterschiede. Flunisolid und Budesonid werden zu 80% bei der ersten Leberpassage inaktiviert („First-Pass-Effekt"), so dass nur ein geringer

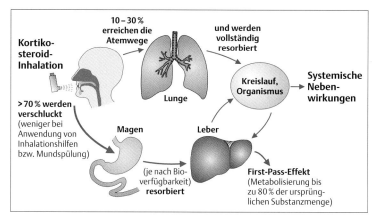

Abb. **5.6 Pharmakokinetik inhalativer Kortikosteroide.** Modifiziert nach Barnes, 1995 (3).

Anteil dieser Substanz die systemische Zirkulation erreicht (3). Momethason und Fluticason sind aufgrund einer schlechteren enteralen Resorption sowie einer vollständigen hepatischen Elimination nur gering bioverfügbar, wodurch der verschluckte Anteil praktisch nicht systemisch verfügbar wird. Dennoch werden bei hoher Dosis allein aufgrund der Resorption in den Atemwegen und der längeren Halbwertszeit systemische Nebenwirkungen beobachtet, die den theoretischen Vorteil beider Substanzen für die inhalative Steroidtherapie relativieren.

Darreichungsformen

Kortikoide stehen sowohl als systemische als auch als topische Anwendung zur Verfügung.

Systemische Glukokortikoide

Entsprechend den molekularen Wirkmechanismen (s. o.) lassen sich für die Kortikosteroidtherapie allergischer Erkrankungen fünf **verschiedene Therapieformen** unterscheiden (11):
1. *Ultrahohe Stoßtherapie („pulse therapy")* in einer Dosierung zwischen 250 und 1000 mg Prednisolon-Äquivalent i. v. bei der Dauertherapie von Autoimmunerkrankungen bzw. Vaskulitis oder bei unzureichender konventioneller Behandlung mit zytostatischen Medikamenten oder bei Frauen mit Kinderwunsch.

2. *Ultrahohe Dosierung* bis 1000 mg (Kinder: 300 mg) Prednisolon-Äquivalent einmalig i.v. als Initialtherapie im Status asthmaticus oder bei anaphylaktischem Schock.

3. *Hohe Dosierung* bis 100 mg (Kinder: 1 – 3 mg/kg KG oder bis 50 mg) Prednisolon-Äquivalent i.v. oder oral als Initialtherapie bei Exazerbation eines Asthma bronchiale oder bei Schüben anderer allergischer Krankheiten.

4. *Mittlere Dosierung* zwischen 30 und 50 mg Prednisolon-Äquivalent (0,5 mg/kg KG) pro Tag bei leichteren Asthmaexazerbationen oder Schüben anderer allergischer Erkrankungen.

5. *Niedrige Dosierung* zwischen 5 und 15 mg (Kinder: 0,25 mg/kg KG) Prednisolon-Äquivalent als Erhaltungsdosis bei kortikosteroidabhängigem Asthma bronchiale oder anderen allergischen Erkrankungen.

Nur in seltenen Fällen gelingt der Versuch, die Hypophysen-Nebennierenrinden-Achse durch die Gabe der Tagesdosis am Morgen möglichst wenig zu beeinträchtigen. Aufgrund der häufig nächtlich betonten Beschwerdesymptomatik ist hier eine Zwei- oder Dreiteilung der Kortisonmedikation anzuraten. Ähnliches gilt auch für die alternierende Medikamenteneinnahme an jedem zweiten Tag. Die klinische Bedeutung einer Hemmung des zirkadianen Kortisol-Metabolismus durch oral zugeführte Kortikosteroide wird allerdings kontrovers diskutiert (13). Die Gabe von Methylprednisolon bietet sich aufgrund seiner intermediären Wirkungsdauer und einer experimentell nachweisbaren Akkumulation in der auskleidenden Flüssigkeit des Atemwegepithels beim Asthma bronchiale an.

Inhalative Glukokortikoide

Die **Applikation inhalativer Kortikosteroide** hängt ganz wesentlich von der richtigen Atemtechnik ab. Bislang standen hierfür Dosieraerosole zur Verfügung, deren Effizienz durch den zusätzlichen Gebrauch eines Spacers verbessert wurde. Mit einem Spacer lassen sich größere Partikel zurückhalten, die ansonsten im Bereich des Rachens deponiert und Nebenwirkungen, wie Pilzbesiedlung und Heiserkeit, fördern würden.

Neben den treibgasbetriebenen Dosieraerosolen werden verschiedene Wirkstoffe auch zur Pulverinhalation unter Verwendung von Tascheninhalatoren angeboten (Beclomethason-Dipropionat in Sanasthmyl Rotadisk®, Fluticason in Fludite/Atemur Rotadisk®), die teilweise das Pharmakon in mikronisierter Form enthalten (Budesonid im Pulmicort Turbohaler®, Fluticason im Flutide/Atemur Diskus®). Die Inhalation des Pharmakons beruht bei diesen Geräten ausschließlich auf der forcierten Inspiration des Anwenders (vgl. Kap. 18). Während beim Rotadisk®-Prinzip durch eine große Menge an Laktose als Trägersubstanz die Inhalation des Pulvers deutlich spürbar ist, sollte der Patient bei Verwendung der mikronisierten Substanzen (Turbohaler®, Diskus®) auf die geringe, nicht wahrnehmbare Menge des inhalierten Pharmakons hingewiesen werden.

Auch unter optimaler Anwendungstechnik gelangen je nach Präparat und Applikator zwischen 15 und 50% der Wirksubstanz in die Luftwege, während die verbleibende Menge von über 80% oral resorbiert und vor allem verschluckt wird. Die Einführung FCKW-freier Pulverinhaler (Turbohaler, Rotadisk; Autohaler; Easyhaler) hat die Handhabung vereinfacht. Dieser Umstand sollte ebenso bedacht werden wie die Tatsache, dass sich die pharmakologische Wirkung inhalativer Kortikosteroide im Gegensatz zu den Bronchodilatoren in den Atemwegen erst verzögert entwickelt. Diese Eigenschaft macht es gelegentlich schwierig, den Patienten von ihrem Nutzen zu überzeugen (vgl. Kap. 19).

Dosierungsempfehlungen. Die Dosis inhalativer Glukokortikoide lässt sich in niedrige, mittlere und hohe Dosierung unterteilen (Abb. **5.5**). Dabei ist die jeweils zu verabreichende Dosis für jedes Kortikosteroid unterschiedlich.

Obsolete Darreichungsformen

Das ideale Kortikosteroid ist eine Substanz, die sich bevorzugt in den Atemwegen anreichert und eine intermediäre Wirkdauer mit gut steuerbarer Halbwertszeit besitzt. Aufgrund der schlechten Steuerbarkeit und langfristigen Hemmung der Hypophysen-Nebennieren-Achse und verstärkten Nebenwirkungsrate ist die Anwendung langwirkender Depot-Kortikoidpräparate obsolet. Auch von einem Einsatz des Troleandomycins sollte abgesehen werden, da mit einer Zunahme der steroidinduzierten Nebenwirkungen gerechnet werden muss. Dieses Makrolidantibiotikum verzögert den Metabolismus von Methylprednisolon und verdoppelt so die Halbwertszeit des Kortikosteroids.

Unerwünschte Wirkungen

Bei der inhalativen Therapie mit Kortikosteroiden werden lokale und systemische Nebenwirkungen unterschieden. Dabei besteht eine Beziehung zwischen der täglich applizierten Kortisongesamtdosis und der Entwicklung von Nebenwirkungen.

Systemische Nebenwirkungen

Eine kurzzeitige systemische Kortikosteroidbehandlung von wenigen Wochen, z. B. im Rahmen einer Infektexazerbation, stellt kein erhöhtes Risiko für das Auftreten von Nebenwirkungen dar. Überschreitet die Behandlungsdauer allerdings mehrere Wochen, nimmt die Zahl und Ausprägung der Nebenwirkungen parallel zur Therapielänge zu.

Die möglichen Nebenwirkungen einer systemischen Kortikoidbehandlung sind hinreichend bekannt.

Zu ihnen gehören die Hemmung der Nebennierenfunktion, Hypertonie, Gewichtszunahme, Cushing-Syndrom, Diabetes mellitus, Osteoporose, Wachstumsstörungen, Magen-Darm-Ulzera, Infektanfälligkeit, Akne, Glaukom, Myopathien und aseptische Knochennekrosen, seltener auch Myopathien und Psychosen.

Hypophysen-Nebennierenrinden-Achse. Während orale Kortikosteroide die Hypophysen-Nebennierenrinden-Achse beeinflussen, ist der Einfluss inhalativer Substanzen nicht einheitlich. Inhalative Kortikoide in einer täglichen Dosis bis zu 1500 µg für Erwachsene und 400 µg für Kinder besitzen keinen nachweisbaren Effekt auf die Hypophysen-Nebennierenrinden-Achse (3). Oberhalb dieser Dosen muss allerdings mit einer Beeinflussung gerechnet werden.

Knochendichte. Verschiedene Parameter sind zur Beurteilung des Knochenmetabolismus herangezogen und im Rahmen einer inhalativen Steroidtherapie untersucht worden. Dabei ergaben sich unterschiedliche Resultate. Bei einer Dosis von bis zu 2000 µg pro Tag war der Kalziumgehalt im Urin unverändert, aber das Osteokalzin im Plasma dosisabhängig erniedrigt (33). In einer Studie mit gesunden Probanden, die 2000 µg Beclomethason oder Budesonid per Inhalationshilfe angewendet haben, ergab sich kein Effekt auf das **Osteokalzin** (6). Bei Kindern wurde bei einer Dosis bis 800 µg pro Tag ebenfalls keine Veränderung im Osteokalzinspiegel oder in der Hydroxyprolinausscheidung als Maß eines gesteigerten Knochenmetabolismus festgestellt (3). Die klinische Relevanz dieser Parameter als Indikator für eine vorzeitige Osteoporose ist bislang nicht bekannt.

Während die längere orale Glukokortikoidtherapie eine fortschreitende Osteoporose auslösen kann und dadurch das Frakturrisiko erhöht, sind vergleichbare unerwünschte Wirkungen bei der inhalativen Therapie bisher nicht beschrieben worden. Allerdings fehlen hierzu bislang ausreichende Erfahrungen, die den Einfluss einer mehrjährigen Behand-

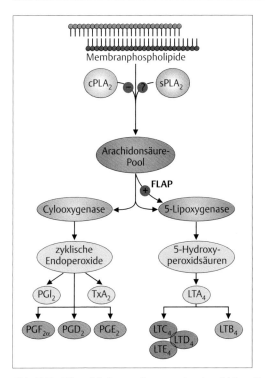

Abb. **5.7   Die wichtigsten Enzyme des Arachidonsäure-Metabolismus und der möglichen Modulation durch Kortikosteroide.** Kortikosteroide verstärken die Gentranskription und Proteinbildung des FLAP-Proteins, wodurch die Arachidonsäure der Lipoxygenase für die Bildung von Eicosanoiden verstärkt zur Verfügung gestellt wird. Schlüssel: $sPLA_2$, sekretorische Phospholipase A_2; $cPLA_2$, zytoplasmatische Phospholipase A_2; ⊕, aktivierende Wirkung von Kortikosteroiden; ⊖, hemmende Wirkung von Kortikosteroiden; ⊘, die Wirkung von Kortikosteroiden auf die sekretorische Phospholipase ist nicht sicher bekannt.

lung mit inhalativen Kortikosteroiden auf die Knochendichte untersucht hätten.

Wachstum. Derzeit finden sich keine überzeugenden Hinweise dafür, dass inhalative Kortikosteroide in gebräuchlicher Dosierung zu einer Wachstumsretardierung bei Kindern führen (10). Demgegenüber ist bekannt, dass Asthma selbst über eine verspätete Pubertät das Wachstum verzögert. In Longitudinalstudien über eine Dauer von 5 Jahren wurde bei einer Dosis bis zu 800 μg pro Tag kein Einfluss auf die Körpergröße festgestellt (35). Auch eine Meta-Analyse unter Einbeziehung von 21 Studien mit über 800 behandelten Kindern zeigte keine derartigen Effekte nach Beclomethason-Inhalationstherapie, selbst bei Anwendung höherer Dosen über einen langen Zeitraum (1).

Steroid-Entzugssyndrom. Unter einem Steroid-Entzugssyndrom versteht man eine Erkrankung, die auf eine zerebrale Dysregulation und eine Nebenniereninsuffizienz nach zu raschem Absetzen einer höher dosierten oralen Kortikosteroidtherapie (> 10 mg) zurückgeht. Zu den typischen Symptomen gehören ein allgemeines Krankheitsgefühl, Myalgien, Arthralgien und gelegentlich Fieber. Seltener kann es auch zu einer Vaskulitis mit Mono- oder Polyneuropathie oder einer Hirndrucksymptomatik in Form von Müdigkeit und Apathie („Pseudotumor cerebri") kommen (13).

Bei den ersten Anzeichen eines Steroid-Entzugssyndroms muss die Dosis sofort wieder erhöht bzw. erneut eingeleitet werden. Dabei sollte die letzte Dosis mindestens verdoppelt werden, zumindest aber 20 mg pro Tag betragen. Erst nach Rückbildung der Symptomatik kann wieder mit einer noch vorsichtigeren Reduktion begonnen werden.

Endogener Hypokortisolismus (iatrogene sekundäre Nebennieren-Insuffizienz). Durch einen abrupten Entzug von Kortikosteroiden nach Langzeitbehandlung kann sich neben dem Steroid-Entzugssyndrom auch ein endogener Hypokortisolismus mit Symptomen einer akuten Nebennieren-Insuffizienz manifestieren. Das Auftreten dieser lebensbedrohlichen Situation lässt sich nicht vorhersagen und wird sowohl von der Therapiedauer als auch von individuellen Faktoren bestimmt.

Klinisch imponieren eine allgemeine Schwäche, gastrointestinale Beschwerden, Appetitlosigkeit und eine depressive Verstimmung. Im Unterschied zur primären Nebennierenrinden-Insuffizienz fehlen jedoch Gewichtsverlust und Hyperpigmentierung der Haut. Trotzdem bereitet die Erkennung der Erkrankung Probleme, da der Patient zumeist das Bild eines Hyperkortisonismus aufweist. Die Therapie der iatrogenen sekundären Nebennierenrinden-Insuffizienz richtet sich nach den Ergebnissen der Stimulationstests bzw. den Maßnahmen bei Addison-Krise.

Lokale Nebenwirkungen

Die beiden häufigsten lokalen Begleiterscheinungen einer inhalativen Kortikosteroidbehandlung sind eine *reversible Heiserkeit* und ein *oropharyngealer Soor*. Von einer Dysphonie sind 10 bis 30 % der behandelten erwachsenen Patienten betroffen. Sie beruht vermutlich auf einer Myopathie der Larynxmuskulatur (29). Eine Candidabesiedlung im Oropharynxbereich wird bei 4 bis 14 % beobachtet, besonders wenn das Präparat häufiger als zweimal täglich angewendet wird (25). Die Häufigkeit dieser Nebenwirkungen lässt sich bei Verwendung einer Inhalationshilfe bzw. eines Spacers, einer Umstellung auf HFA-Treibgasaerosolgeräte oder einer Spülung des Mundes nach Inhalation der topischen Steroide vermindern. Nur selten ist eine Behandlung mit lokalen Antimykotika erforderlich.

Eine erhöhte Infektanfälligkeit der Atemwege oder eine Atrophie des Bronchialepithels im Rahmen von inhalativen Kortikosteroiden wurde nicht beobachtet. Tatsächlich führt die regelmäßige inhalative Behandlung zur Regeneration des Epithelgewebes mit Wiederherstellung seiner Clearancefunktion, was einerseits die Häufigkeit von respiratorischen Infekten vermindert und die Voraussetzung für eine Reduktion der bronchialen Hyperreagibilität darstellt.

Kortikosteroidresistenz

Unter einer Kortikosteroidresistenz wird ein ausbleibendes oder unzureichendes klinisches Ansprechen auf eine zweiwöchige systemische Kortikosteroidbehandlung bei einer Dosis von 40 mg Prednisolon-Äquivalent pro Tag („*Kortikoidversager*") verstanden. Beim **kortikosteroidresistenten Asthma** lässt sich als objektiver Parameter zur objektiven Beurteilung der ausbleibenden Wirkung das morgendliche forcierte exspiratorische Volumen in einer Sekunde (FEV_1) heranziehen. Normalerweise ist nach einer 14-tägigen Therapie eine Besserung der FEV_1 um $\geq 30\%$ des Ausgangswertes (z. B. von 60 % auf 80 % des Sollwertes) zu erwarten (Kamada 1992). Ein inadäquates Ansprechen besteht bei einer Verbesserung des FEV_1 um weniger als 15 % des Ausgangswertes (z. B. von 60 % auf 64 % des Sollwertes).

Allerdings muss darauf geachtet werden, dass ätiologische oder exazerbierende Faktoren (z. B. eine persistierende Allergenexposition, ein interkurrierender Infekt, ein gastroösophagealer Reflux [GERD], eine chronische Sinusitis mit postnasalem Drip) ausgeschlossen sind. Gelegentlich kann auch eine hochdosierte β_2-Sympathomimetikatherapie eine Kortikosteroidresistenz vortäuschen (13). Ferner sollte die Diagnose eines allergischen Asthmas nochmals kritisch überprüft werden. So benötigen andere, vom Asthma differenzialdiagnostisch nicht immer leicht abgrenzbare Erkrankungen, wie z. B. die allergisch-bronchopulmonale Aspergillose, die eosinophile Pneumonie oder das Churg-Strauss-Syndrom, höhere orale Kortikosteroiddosen zur Kontrolle der Erkrankung (18) als das allergische Asthma. Darüber hinaus sollte die **Compliance** der Patienten überprüft werden, da aufgrund einer Kortikosteroidphobie von einer konsequenten Einnahme der Medikamente nicht immer auszugehen ist (vgl. Kap. 19). Schließlich sollte an die Möglichkeit einer **Resorptionsstörung** gedacht (Herzinsuffizienz, gastrointestinale Erkrankungen) oder eine Interaktion mit anderen Medikamenten (Antazida, Rifampicin, Barbiturate, Phenytoin) ausgeschlossen werden (16).

Die Mechanismen der Kortikosteroidresistenz sind noch nicht sicher bekannt. Folgende molekulare Veränderungen werden gegenwärtig diskutiert:

- verminderte Bindungsaffinität des Kortikosteroidmoleküls an den GK-Rezeptor,
- verminderte Expression der GK-Rezeptoren,
- gehemmte Kortikosteroid-GK-Rezeptorbindung an die DNA durch eine gesteigerte Expression von Transkriptionsfaktoren,
- Überexpression der inaktiven GK-Rezeptorisoform GRβ.

Die derzeit bestehenden Möglichkeiten zur Behandlung einer Kortikosteroidresistenz sind begrenzt. Sie beruhen auf der Kombination oraler Kortikosteroide mit zusätzlichen immunsupressiven oder anderen Medikamenten. Hierzu gehören Methotrexat, Cyclosporin A oder Gold. Der therapeutische Effekt ist jedoch auch unter einer solchen Medikation nur selten eindrucksvoll, und kontrollierte Studien zum Effekt dieser Medikamente bei **kortikosteroidabhängigem Asthma** sind nicht bekannt.

Neuere, aber noch nicht untersuchte Möglichkeiten bietet die Immunmodulation mittels inhalativem oder subkutan verabreichtem **Interferon-γ** (Intron A®, 3 × wöchentlich 3 Mio. Einheiten s. c., oder Inferax®, 3 × wöchentlich 9 μg s. c.). Auch Leukotrienhemmer, wie z. B. Montelukast, bieten sich additiv zu langwirksamen β₂-Mimetika an. Schließlich bleibt abzuwarten, inwieweit zukünftig eine Behandlung mit Anti-IgE-Antikörpern oder mit Anti-IL-5-Antikörpern die therapeutischen Möglichkeiten verbessern kann. Insgesamt muss derzeit ein individuelles Vorgehen empirisch gewählt werden.

Kortikosteroidtherapie in der Schwangerschaft

Inhalative Kortikosteroide besitzen keinen ungünstigen Einfluss auf den Verlauf der Schwangerschaft, die intrauterine Entwicklung des Kindes oder die Geburt. Aus diesem Grund können sie ohne Vorbehalte schwangeren Patientinnen verabreicht werden. Andererseits verzögert ein ungenügend kontrolliertes Asthma bronchiale der Mutter nicht nur das intrauterine Wachstum des Feten, sondern erhöht auch das perinatale Mortalitätsrisiko (23), so dass eine antientzündliche Behandlung während der Schwangerschaft fortgeführt werden sollte. Auch während der Stillzeit besteht keine Kontraindikation für inhalative Kortikosteroide, da sie nicht in der Muttermilch nachgewiesen worden sind (3).

Diagnostik unter Kortikosteroidtherapie

Im Allgemeinen ist es nicht üblich, bei kortikosteroidpflichtigen Patienten eine Allergie- und Asthmadiagnostik durchzuführen. Vielmehr gilt die Regel, die Diagnostik immer vor Therapiebeginn abzuschließen. Gelegentlich, wie z. B. im Rahmen einer gutachterlichen Krankheitsbewertung, kann allerdings eine erneute Diagnostik erforderlich werden. Dann ist darauf zu achten, dass Kortikosteroide je nach Dosis und Therapiedauer aufgrund ihrer inhibitorischen Eigenschaften zu erhebende diagnostische Befunde beeinflussen können.

Grundsätzlich ist anzustreben, antientzündliche Medikation mindestens 14 Tage vor der geplanten Untersuchung abzusetzen. Die Gabe oder Intensivierung (Applikation über Feuchtvernebler) von β_2-Mimetika und Theophyllin kann dazu beitragen, diesen Zeitraum zu überbrücken, da für die Elimination dieser Medikamente nur eine Phase von 24 Stunden vor der Untersuchung erforderlich ist. Gelingt es aufgrund des instabilen klinischen Zustands des Patienten trotzdem nicht, die Kortikosteroide abzusetzen, sollte die Kortikosteroiddosis so weit wie möglich reduziert und das Ergebnis entsprechend interpretiert werden.

Inhalative Provokationstests lassen bis zu einer Dosis von 10 mg Prednisolon-Äquivalent pro Tag eine Bewertung zu. Auch topisch verabreichte Kortikosteroide beeinflussen die inhalative Provokation und sollten auf die geringst-mögliche Dosis reduziert werden. Dagegen sollten Hauttests nur bis zu einer täglichen Dosis von 5 mg Prednisolon-Äquivalent durchgeführt werden. Im Gegensatz dazu beeinflussen inhalative oder andere topische Kortikosteroide die Hauttestdiagnostik nicht.

Fazit

Kortikosteroide sind die potentesten, derzeit verfügbaren anti-entzündlichen Medikamente. Sie spielen eine herausragende Rolle bei der Behandlung des Asthma bronchiale, wobei sie sowohl oral als auch intravenös sowie topisch (inhalativ) angewendet werden können. Das Ergebnis der pharmakologischen Wirkung von Glukokortikoiden ist eine ausgeprägte Entzündungshemmung auf verschiedenen Ebenen der zugrunde liegenden allergischen Entzündung, die sich bei längerer Anwendung in einer klinischen Besserung in Verbindung mit einer Verringerung der bronchialen Hyperreaktivität äußert (bessere Krankheitskontrolle, weniger Exazerbationen, weniger Atemwegsinfekte, Durchschlafen, erhöhte körperliche Belastbarkeit).

Literatur

[1] Allen, D. B., M. Mullen, B. Mullen: A meta-analysis of the effect of oral and inhaled corticosteroids on growth. J. Allergy Clin. Immunol. 93 (1994) 967

[2] Barnes, P. J.: Effect of corticosteroids on airway hyperresponsiveness. Am. Rev. Respir. Dis. 141 (1990) S70

[3] Barnes, P. J.: Inhaled glucocorticoids for asthma. N. Engl. J. Med. 332 (1995) 868

[4] Boschetto, P., D. F. Rogers, L. M. Fabbri, P. J. Barnes: Corticosteroid inhibition of airway microvascular leakage. Am. Rev. Respir. Dis. 143 (1991) 605

[5] Bloom, J. W.: Molecular pharmacology of glucocorticoids. Clin. Asthma Rev. 1 (1997) 99–107

[6] Brown, P. H., S. P. Matusiewicz, C. Shearing, L. Tibi, A. P. Greening, G. K. Crompton: Systemic effects of high dose inhaled steroids: comparison of beclomethasone dipropionate and budesonide in healthy subjects. Thorax 48 (1993) 967

[7] Buttgereit, F., M. Wehling, G. R. Burmester: A new hypothesis of modular glucocorticoid actions. Steroid treatment of rheumatoid diseases revisited. Asthr. Rheumat. 41 (1998) 761–767

[8] Cowburn A. S., S. T. Holgate, A. P. Sampson . IL-5 increases expression of 5-lipoxygenase-activating protein and translocates 5-lipoxygenase to the nucleus in human blood eosinophils. J. Immunol. 163 (1999) 456–465

[9] Goppelt-Struebe, D. Schaefer, A. J. Habenicht. Differential regulation of cyclo-ogygenase-2 and 5-lipoxygenase-activating protein (FLAP) expression by glucocorticoids in monocytic cells. BR. J. Pharmacol. 122 (1997) 619–624

[10] Haahtela, T., M. Järvinen, T. Kava et al.: Comparison of a β_2-agonist, terbutaline, with an inhaled corticosteroid, budesonid, in newly detected asthma. N. Engl. J. Med. 325 (1991) 388

[11] Haahtela, T., M. Järvinen, T. Kava et al.: Effects of reducing or discontinuing inhaled budesonide in patients with mild asthma. N. Engl. J. Med. 331 (1994) 700

[12] Hanania, N. A., K. R. Chapman, S. Kesten: Adverse effects of inhaled corticosteroids. Am. J. Med. 98 (2) (1995) 196

[13] Hatz, H. J.: Glucocortikoide. Immunologische Grundlagen, Pharmakologie und Therapierichtlinien. Wissenschaftliche Verlagsgesellschaft, Stuttgart 1998

[14] Ilangovan, P., S. Pedersen, S. Godfrey, K. Nikander, N. Noviski, J. O. Warner: Treatment of severe steroid dependent preschool asthma with nebulised budsonide suspension. Arch. Dis. Child. 68 (1993) 356

[15] Juniper, E. F., P. A. Kline, M. A. Vanzieleghem, E. H. Ramsdale, P. M. O'Byrne, F. E. Hargreave: Effect of long-term treatment with an inhaled corticosteroid (budesonide) on airway hyperresponsiveness and clinical asthma in nonsteroid-dependent asthmatics. Am. Rev. Respir. Dis. 142 (1990) 832 – 839

[16] Kamada, A. K., D. Y. M. Leung, M. C. Gleason, M. R. Hill, S. J. Szeffler: High-dose systemic glucocorticoid therapy in the treatment of severe asthma: a case of resistance and patterns of response. J. Allergy Clin. Immunol. 90 (1992) 685 – 687

[17] Kroegel, C., M. Förster, D. Häfner, P. R. Grahmann, J. A. Warner, R. Braun: Immunologische und molekulare Aspekte des Atemwegsremodellings beim Asthma bronchiale. Bedeutung der Metalloproteinasen für die epitheliale Entzündung. Allergologie 22 (1999) 589 – 597

[18] Kroegel, C., A. Reißig, P. R. Grahmann: Pulmonary eosinophilic disorders. In: Pulmonary Diseases, Grassi, C., C. Brambilla, C. Costabel, R. A. Stockley, R. Naeije, R. Rodriguez-Roisin (eds.), New York (1999), MacGrawhill, p. 239 – 252

[19] Laitinen, L. A., A. Laitinen, T. Haahtela: A comparative study of the effects of an inhaled corticosteroid, budesonide, and of a β_2-agonist, terbutaline, on airway inflammation in newly diagnosed asthma: a randomized, double-blind, parallel-group controlled trial. J. Allergy Clin. Immunol. 90 (1992) 32 – 37

[20] Lundgren, R., M. Soderberg, P. Horstedt, R. Stenling: Morphological studies of bronchial mucosal biopsies from asthmatics before and after ten years of treatment with inhaled steroids. Eur. Respir. J. 1 (1988) 883

[21] Manso G., A. J. Baker, I. K. Tayloer, R. W. Fuller . In vivo and in vitro effects of glucocorticosteroids on arachidonic acid metabolism and monocyte functions in human humans. Eur. Respir. J. 5 (1992) 712 – 716

[22] Menz, G., R. Pfister: Glucocortikosteroidtherapie bei Asthma bronchiale. Pneumologie 49 (1995) 293 – 305

[23] Moore, G. J.: Asthma in pregnancy. Br. J. Obstet. Gynaecol. 101 (1994) 658 – 664

[24] O'Shaughnessy K. M., R. Wellings, B. Gillies, R. W. Fuller. Different effects of fluticasone propionate on allergen-evoked bronchoconstriction and increased urinary leukotriene E_4 reexcretion. Am. Rev. Respir. Dis. 147 (1993) 1472 – 1476

[25] Pouliot M., P. P. McDonald, P. Borgeat et al. Granulocyte/macrophage colony-stimulating factor stimulates the expression of 5-lipoxygenase-activating protein (FLAP) in human neutrophils. J. Exp. Med. 179 (1994) 1225 – 1232

[26] Reed, C. E.: Aerosol glucocorticoid treatment of asthma: adults. Am. Rev. Resp. Dis. 140 (1990) S82 – S86

27 Rowe, B. H., G. W. Bota, L. Fabris, S. A. Therrien, R. A. Milner, J. Jacono: Inhaled budenoside in addition to oral corticosteroids to prevent asthma relapse following discharge from the emergency department. A randomized controlled study. J. Am. Med. Assoc. 281 (1999) 2119–2126

28 Salvi S. S., M. T. Krishna, A. P. Sampson, S. T. Holgate. The antiinflammatory effects of leukotriene-modifying drugs and their use in asthma. Chest. 119 (2201) 1533–1546

29 Sebaldt R. J., J. R. Sheller, J. A. Oates, L. J. Robert. FitzGerald GA. Inhibition of eicosanoid biosynthesis by glucocorticoids in humans. Proc. Natl. Acad. Sci. USA 87 (1990) 6974–6978

30 Selroos, O., A. Pietinalho, A. B. Löfroos, H. Riska: Effect of early vs late intervention with inhaled corticosteroids in asthma. Chest. 108 (1995) 1228–1234

31 Selye, H.: Correlation between the chemical structure and the pharmacological actions of steroids. Endocrinology 30 (1942) 437–453

32 Thomas E., J. L. Leroux, F. Blotman, B. Descomps, G. Chavis. Enhancement of leukotriene A4 biosynthesis in neutrophils from patients with rheumatoid arthritis after a single glucocorticoid dose. Biochem. Pharmacol. 49 (1995) 243–248

33 Toogood, J. H., B. Jennings, A. B. Hodsman, J. Baskerville, L. J. Fraher: Effects of dose and dosing schedule of inhaled budesonide on bone turnover. J. Allergy Clin. Immunol. 88 (1991) 572

34 Trigg, C. J., N. D. Manolitsas, J. Wang, M. A. Calderon, A. McAulay, S. E. Jordan, M. J. Herdman, N. Jhalli, J. M. Duddle, S. A. Hamilton: Placebo-controlled immunopathologic study of four months of inhaled corticosteroids in asthma. Am. J. Respir. Crit. Care Med. 150 (1994) 17–22

35 Van Essen-Zandvliet, E. E., M. D. Hughes, H. J. Waalkens et al.: Effects of 22 months of treatment with inhaled corticosteroids and/or beta-2-agonists on lung function, airway responsiveness, and symptoms in children with asthma. Am. Rev. Respir. Dis. 146 (1992) 547–552

36 Wagener, J. S.: Anti-inflammatory therapy for children with asthma. Curr. Opin. Pediatr. 7 (1995) 262–267

37 Wenzel S. E., S. J. Szefler, D. Y. Leung, S. I. Sloan, M. D. Rex, R. J. Martin. Bronchoscopic evaluation of severe asthma. Persistent inflammation associated with high dose glucocorticoids. Am. J. Respir. Crit. Care. Med. 156 (1997) 737–743

38 Williams, A. J., M. S. Baghat, D. E. Stableforth, R. M. Cayton, P. M. Shenoi, C. Skinner: Dysphonia caused by inhaled steroids: recognition of a characteristic laryngeal abnormality. Thorax 38 (1983) 813–819

6 Biochemie, Pharmakologie und Immunologie der Leukotriene

Claus Kroegel
Wolfgang König

Die Leukotriene bilden eine Gruppe biologisch hochaktiver Fettsäuren, die erstmals in den frühen 70er Jahren identifiziert und aufgrund ihrer protrahierten pharmakologischen Wirkung auf glatte Muskelzellen ursprünglich als **slow-reacting substance of anaphylaxis** oder **SRS-A** bezeichnet wurden. Bereits zu diesem Zeitpunkt wurde diesen Mediatoren eine pathogenetische Rolle im Rahmen obstruktiver Atemwegserkrankungen zugeschrieben. Die Identifikation der chemischen Struktur Ende der 70er Jahre (19) sowie die Synthese spezifischer Hemmer führte in den vergangenen 20 Jahren zu einem erheblichen Erkenntniszuwachs im Hinblick auf die pathogenetische Rolle der Leukotriene bei Lungenkrankheiten. Das nachfolgende Kapitel hat das Ziel, den aktuellen Wissensstand zur Biochemie und Immunpharmakologie der Leukotriene zusammenzufassen.

Nomenklatur

Die Arachidonsäure ist eine Ausgangssubstanz für verschiedene biologisch aktive Mediatoren, die aus 20 Kohlenstoffatomen bestehen und als **Eikosanoide** bezeichnet werden. Im Gegensatz zu anderen Mediatoren werden die von der Archidonsäure abhängigen Mediatoren nicht zellulär präformiert gespeichert, sondern unmittelbar nach Aktivierung von der Zelle synthetisiert und freigesetzt. Zu den Eikosanoiden gehören die Prostaglandine, Thromboxane, Lipoxine und Leukotriene. Prostaglandine, Thromboxane und Prostacyclin werden auch unter dem Begriff **Prostanoide** zusammengefasst.

Unter **Leukotrienen** versteht man eine Gruppe von 5 biologisch aktiven Stoffwechselprodukten der Arachidonsäure, die im Rahmen entzündlicher Erkrankungen von beteiligten Zellen gebildet werden.

Im Gegensatz zu den übrigen Eikosanoiden enthalten Leukotriene drei aufeinanderfolgende, konjugierte Doppelbindungen. Diese strukturelle Eigenschaft (*tri-en*) bildete gemeinsam mit der Tatsache, dass Leukotriene ursprünglich als Produkte der Leukozyten identifiziert wurden (*Leuko*), die Grundlage für ihre Namensgebung.

Zu den Leukotrienen gehören das chemisch instabile Zwischenprodukt LTA$_4$, die eine Cysteinyl-Gruppe enthaltenden Leukotriene LTC$_4$, LTD$_4$ und LTE$_4$ sowie das cysteinylfreie Leukotrien LTB$_4$. Die Cysteinyl-Leukotriene gelten als die biologisch aktiven Bestandteile der bereits im Jahr 1938 von Feldberg u. Kellaway (6) beschriebenen *slow reacting substance of anaphylaxis* (SRS-A).

Die Leukotriene binden am Zielorgan entweder an einen Leukotrien B-Rezeptor (LTB$_4$) oder an zwei Cysteinyl-Rezeptoren (LTD$_4$ und LTE$_4$). Nach internationaler Übereinkunft werden die LT-Bindungsstellen als **BLT-** und **CysLT-Rezeptoren** bezeichnet. Die beiden bekannten CysLT-Rezeptorsubtypen werden durch eine Zahl im Index differenziert, wobei die heute verfügbaren Leukotrien-Rezeptorantagonisten ausschließlich den CysLT$_1$-Rezeptor besetzen (s. u.).

Biosynthese der Leukotriene

Die Leukotriene entstehen aus der **Arachidonsäure** über verschiedene mehr oder weniger stabile Zwischenprodukte. Die Metabolisierung erfolgt in mehreren aufeinanderfolgenden Schritten, teilweise spontan oder unter dem Einfluss spezifischer Enzyme.

Die Arachidonsäure (5, 8, 11, 14-*cis*-Eikosatetraensäure) ist ein ubiquitärer Membranbestandteil, der in der sn-2-Position der Membranphospholipide verestert ist. Sie wird vor allem direkt durch die katalytische Wirkung der zytosolischen Phospholipase A$_2$ (cPLA$_2$) freigesetzt, die spezifisch die Arachidonsäure aus der perinukleären Membran abspaltet. Ein zweiter, vermutlich quantitativ weniger bedeutender Mechanismus der Arachidonsäuremobilisation wird der Phospholipase C (PLC) zugeschrieben. Unter ihrem Einfluss entsteht aus Phosphatidylinostiol das Diacylglycerol, deren Arachidonsäure dann durch Diglycerid- und/oder Monoglyceridlipasen freigesetzt wird.

Die freie Arachidonsäure innerhalb der Zelle steht nun der Metabolisierung entweder durch die **Cyclooxygenase** zur Prostanoiden (Prostaglandine, Thromboxan, Prostacylin) oder durch die **5-Lipoxygenase** (5-LO) zu Leukotrienen zur Verfügung (Abb. **6.1**). Sie kann in bestimmten Zellen aber auch über eine 12- oder 15-Lipoxygenase (vor allem in Epithelzellen) metabolisiert werden.

Bei der 5-Lipoxygenase handelt es sich um ein eisenhaltiges Enzym aus der Familie der Lipoxygenasen, das aus 673 Aminosäuren aufgebaut ist. Seine Funktion bzw. maximale Aktivität wird u. a. von der intrazellu-

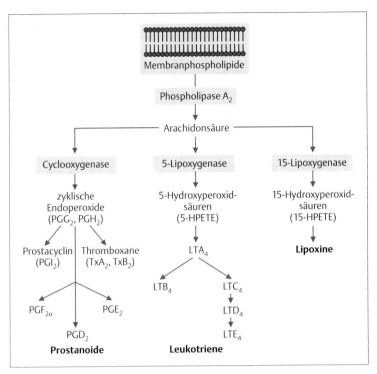

Abb. **6.1** **Metabolismus der Membranphospholipide mit Freisetzung der Arachidonsäure und Synthese der Leukotriene (LT) durch die 5-Lipoxygenase aus Granulozyten, Lipoxine durch die 15-Lipoxygenase aus Epithelzellen und der Prostanoide durch die ubiquitär vorkommende Cyclooxygenase.**

lären Konzentration an Ca^{++}-Ionen und Adenosintriphosphat reguliert. Zur Leukotrien-Synthese wird die 5-Lipoxygenase aus dem Zytosol an die nukleäre oder Zellmembran transloziert (Abb. **6.2**). Die Translokation erfordert eine Erhöhung der intrazellulären Konzentration an Ca^{++}-Ionen, die z.B. im Rahmen einer Aktivierung der Zelle durch bestimmte Agonisten erfolgt. Intrazelluläre Ca^{++}-Ionen steigern die Affinität des *5-lipoxygenase activating protein (FLAP)* an der perinukleären Membran (7). **FLAP** ist ein stark hydrophobes und 18 kDa großes Membranprotein, das nicht nur als Bindungsstelle für die 5-Lipoxygenase fungiert, sondern die Arachidonsäure auch der 5-Lipoxygenase „präsentiert". Die Translokation und Bindung der 5-Lipoxygenase an das FLAP ist von zent-

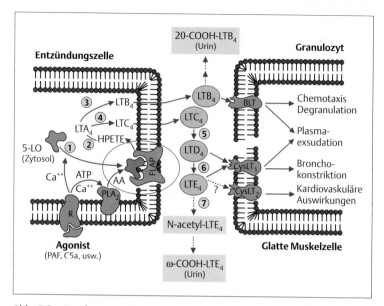

Abb. 6.2 Synthese von Leukotrienen durch Entzündungszellen und Bindung von Leukotrienen an Zielzellen. ①Translokation der 5-Lipoxygenase an die Kernmembran; ②LTA₄-Epoxidhydrolase; ③LTA₄-Hydrolase; ④LTC₄-Synthase; ⑤ γ-Glutamyltranspeptidase; ⑥Dipeptidase; ⑦N-acetyl-Transferase. Der oval markierte Bereich soll betonen, daß die katalytische Umsetzung der Arachidonsäure an der Kernmembran erfolgt. Die unterbrochenen Pfeile markieren den Katabolismus der Leukotriene. Schlüssel: AA: Arachidonsäure; ATP: Adenosintriphosphat; BLT: Leukotrien B-Rezeptor; Ca: Kalzium; C5a: Komplementprotein 5a; CysLT: Cysteinyl-Rezeptoren; FLAP: 5-Lipoxygenase-aktivierendes Protein; LT: Leukotrien; 5-LO: 5-Lipoxygenase; PAF: plättchenaktivierender Faktor; PLA₂: Phospholipase A₂.

raler Bedeutung, da FLAP-defizienten Zellen die Fähigkeit zur Synthese von Leukotrienen fehlt. Umgekehrt kann eine gesteigerte FLAP-Proteinsynthese z. B. durch Kortikosteroide die Bildung von Leukotrienen erhöhen (19).

Unter der katalytischen Wirkung der 5-Lipoxygenase entsteht aus der Arachidonsäure über die instabile 5-Hydroperoxy-Eikosatetraensäure (5-HPETE) entweder die 5-Hydroxy-Eikosatetraensäure (5-HETE) oder auch *Leukotrien A₄* (**LTA₄** 5,6-Oxido-7,9-*trans*-11,14-*cis*-Eikosatetraensäure) genannt (Abb. **6.3**). Eine bifunktionale LTA₄-Epoxidhydrolase katalysiert dann die Umwandlung des LTA₄ zur Dihydroxysäure Leuko-

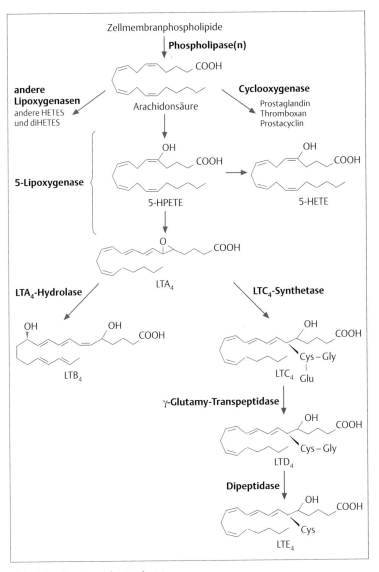

Abb. **6.3** **Synthese der Leukotriene.**

trien B_4 (**LTB_4**; [S],12[R]-Dihydroxy-6,14-*cis*-8,10-*trans*-Eikosatetraensäure). Dabei werden im intrazellulären Mikromilieu Wasser und Sauerstoff in das LTA_4-Molekül eingefügt (20). Bleibt eine Aktivierung der Enzyme aus, degradiert LTA_4 spontan zum 6-*trans*-LTB_4, das eine deutlich abgeschwächte biologische Wirkung besitzt.

Alternativ wird in Gegenwart der **LTC_4-Synthetase** LTA_4 durch Inkorporation eines Glutathionrestes an die C6-Position zum LTC_4 (5[S]-Hydroxy-6[R]-glutathionyl-7,9-*trans*-11,14-*cis*-Eikosatetraensäure) umgewandelt (20). Das auf diese Weise gebildete LTC_4 wird aus dem Zytosol in das extrazelluläre Mikromilieu transportiert. Dort erfolgt durch Abspaltung der Glutamansäure mittels einer α-Glutamyltranspeptidase die Konversion in das Cysteinylglycinylderivat LTD_4 (5[S]-Hydroxy-6[R]-cysteinyl-glycyl-7,9-*trans*-11,14-*cis*-Eikosatetraensäure).

Die Entfernung des Glycinteils aus dem LTD_4-Molekül durch die Wirkung verschiedener Dipeptidasen resultiert im relativ stabilen Cysteinylderivat LTE_4 (5[S]-hydroxy-6[R]-cysteinyl-7,9-*trans*-11,14-*cis*-Eikosatetraensäure). Aufgrund seines verzögerten Abbaus werden 4–6% der im Organismus gebildeten Leukotriene als LTE_4 im Urin ausgeschieden.

Leukotriene synthetisierende Zellen

Die Lokalisation der Leukotrien-Synthese wird durch die **Verteilung der Zellen** bestimmt, die entweder alle oder einzelne Komponenten des enzymatischen Syntheseapparates besitzen. So ist die Verteilung der 5-Lipoxygenase auf myeloide Zellen wie Neutrophile, Eosinophile, Monozyten, Mastzellen und Basophile beschränkt. Die LTA_4-Hydrolase wird demgegenüber im menschlichen Plasma, in Erythrozyten, Entzündungszellen, der bronchoalveolären Lavage und Atemwegsepithelzellen nachgewiesen. Schließlich findet sich die 5-Lipoxygenase und die LTC_4-Synthetase ausschließlich in Mastzellen, Eosinophilen und Alveolarmakrophagen. Aus diesem Grunde sind nur diese Zellen in der Lage, aus freier Arachidonsäure LTB_4 und LTC_4 zu produzieren. Der neutrophile Granulozyt dagegen enthält zwar die LTA_4-Epoxidhydrolase, nicht aber die LTC_4-Synthetase, so dass die Leukotriensynthese der Zelle auf die Produktion von LTB_4 beschränkt ist (7). Ein beträchtlicher Teil des LTC_4 wird aber auch extrazellulär zu LTD_4 und LTE_4 durch freie Dipeptidasen umgewandelt.

Aufgrund dieser unterschiedlichen Verteilung der Enzyme auf verschiedene Zelltypen ist die Synthese von Leukotrienen das Resultat einer **interzellulären Kooperation,** die sich als ein wechselseitiger Austausch von Leukotrien-Metaboliten verstehen lässt.

Leukotriene spielen also vor allem im *entzündlich veränderten Gewebe* eine Rolle, wo entsprechend infiltrierende Entzündungszellen zur Umsetzung und Bildung der Mediatoren eng zusammenwirken.

Abbau und Metabolisierung von Leukotrienen

Im Rahmen von Entzündungsprozessen gebildete Leukotriene werden über drei Wege eliminiert (11):

Elimination der Leukotriene

- Aufnahme aus dem Blut in Hepatozyten mit Metabolisierung und Exkretion über Bilirubin,
- renale Ausscheidung oder
- in geringerem Umfang durch gastrointestinale Exkretion.

Die Aufnahme und der Abbau der Leukotriene in der **Leber** bilden dabei den überwiegenden Eliminationsweg und sind für etwa 80 % der Mediatoren verantwortlich. Dabei erfolgt die intrazelluläre Metabolisierung zum größten Teil in den so genannten Peroxisomen, zu einem kleineren Teil in Mitochondrien (Abb. **6.4**). Leukotriene werden im Blut an *Albumin* als Transportprotein gebunden und gelangen über die sinusoidale Membran in einem ATP-unabhängigen endozytotischen Mechanismus in die Leberzelle. Die kanalikuläre Exkretion in das *Bilirubin* ist unidirektional und wird von der Tätigkeit einer ATP-abhängigen Exportpumpe vermittelt.

Leukotrien B$_4$ wird hauptsächlich über eine ω-Oxidation und β-Elimination abgebaut, die zu Hydroxylierung, Carboxylierung und fortschreitender Verkürzung des Moleküls führen. Diese Alterationen am Leukotrienmolekül gehen mit einem *Verlust seiner Bioaktivität* einher.

Im Gegensatz zum LTB$_4$ werden **Cysteinyl-Leukotriene** über drei unterschiedliche biochemische Mechanismen abgebaut und inaktiviert (s. Abb. **6.2, s. S. 124**). Der *1. Weg* erfolgt über eine ω-Hydroxylierung und Carboxylierung des LTE$_4$ oder N-Acetyl-LTE$_4$ zu den entsprechenden ω-Hydroxy- und ω-Carboxymetaboliten (Abb. **6.4**). Der *weitere Abbau* erfolgt über ω-Oxidation und β-Elimination vom ω-Ende des Moleküls mit Bildung von Carboxydinor-, Carboxytetranor- bzw. Carboxyhexanorderivaten (7, 11, 20). In einem *2. Degradationsmechanismus* entsteht N-Acetyl-LTE$_4$. Der *3. Abbauweg* schließlich erfolgt mittels leukozytären Myeloperoxidasen zu diastereomeren 6-*trans*-LTB$_4$ und LT-Sulfoxiden. Der Leukotrien-Katabolismus mit Bildung von ω-Metaboliten und N-Acetyl-Derivaten geht mit einem Verlust an biologischer Aktivität ein-

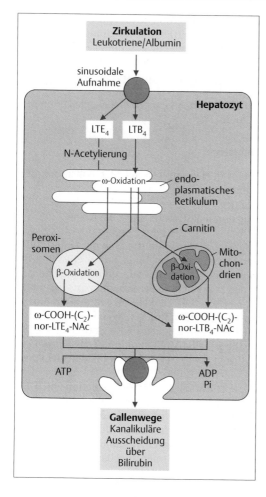

Abb. **6.4   Hepatobiliäre Elimination der Leukotriene mit Abbau in Peroxisomen und Mitochondrien.** Die an Albumin gebundenen Leukotriene im Blut werden über einen passiven Mechanismus von Hepatozyten aufgenommen, mittels ω-Oxidation und β-Oxidation zu Dinor-, Tetranor- oder Hexanormetaboliten (ω-COOH-$[C_2]_n$-nor-LTE4 NAc) katabolisiert und schließlich über eine ATP-abhängige Membranpumpe kanikulär ausgeschieden (modifiziert nach 11).

her. Nur ein kleiner Teil von weniger als 10 % der Cysteinyl-Leukotriene erscheint als LTE_4 im Urin und kann als Maß für die endogene Verfügbarkeit der Leukotriene gelten.

Stimulatoren der Leukotriensynthese

Verschiedene physiologische und nicht-physiologische Stimuli physikalischer, chemischer oder immunologischer Natur sind in der Lage, Zellen zur *de novo*-Synthese von Leukotrienen zu aktiveren. Hierzu gehören unter anderem N-formyl-Methionyl-Leucyl-Phenylalanin (fMLP), *platelet activating factor (PAF),* das Bienengiftpeptid *Melittin,* die Komplementkomponente C5 a ebenso wie das Ionophor A23 187 (Ionomycin) und Phorbolmyristat (PMA) aus Granulozyten und Monozyten/Makrophagen. Leukotriene werden ebenfalls nach Bindung von spezifischem Immunglobulin E (IgE) an hochaffine Fcε-Rezeptoren aus Mastzellen sezerniert. Die Gegenwart bestimmter Zytokine (Interleukin 3, Interleukin-5, GM-CSF, Tumor Necrosis Factor) kann Entzündungszellen *in vitro* zur Sekretion von Leukotrienen primen oder die Menge an freigesetzten Mediatoren erhöhen. Schließlich werden Leukotriene *in vivo* nach Hyperventilation, nach Aspirineinnahme, Hypoxie und Hyperoxie gebildet.

Leukotrien-Rezeptoren

Cysteinyl-Leukotriene und LTB_4 vermitteln ihre biologische Wirkung durch Bindung und Aktivierung **spezifischer Rezeptoren** auf der Zielzelle. Diese Rezeptoren wurden bisher durch den Vergleich verschiedener Agonisten und Antagonisten nur funktionell charakterisiert. Keiner der Rezeptoren wurde bislang molekular dargestellt.

Aufgrund ihrer Rezeptorspezifität lassen sich derzeit zwei Klassen von Leukotrien-Rezeptorantagonisten unterscheiden, die entweder gegen den Leukotrien-B_4-Rezeptor oder die Cysteinyl-LT-Rezeptoren gerichtet sind (13). Erstere werden als **BLT-Rezeptoren** und letztere als **CysLT-Rezeptoren** bezeichnet.

BLT-Rezeptoren

BLT-Rezeptoren sind etwa 60 kDa große Membranproteine, die in der Zwischenzeit kloniert werden konnten (27). Man unterscheidet den **hoch-affinen BLT_1-** (Kd = 1,1 nM) vom **schwächer-affinen BLT_2-Rezeptor** (Kd = 23 nM). Beide Rezeptoren sind G-Protein-gekoppelt und zu einem großen Teil homolog mit einer 45 %igen Übereinstimmung der Aminosäuren. Während der BLT_1-Rezeptor auf Leukozyten exprimiert wird, kommt der BLT_2-Rezeptor auf unterschiedlichsten Zelltypen vor. Bekannte BLT_1-Rezeptorantagonisten hemmen BLT_2-Bindungsstellen nicht, so dass über den BLT_2-Rezeptor vermutlich andere Prozesse vermittelt werden.

Eine Anzahl von chemisch distinkten, spezifischen und selektiven **Antagonisten** gegen den BLT-Rezeptor mit einer IC_{50} zwischen 1 und 10 000 nM wurde bisher identifiziert, und verschiedene tierexperimentelle Studien belegen deren Wirksamkeit *in vivo*. Beispielsweise hemmt der neue BLT$_4$-Rezeptorantagonist *SC-53 228* die ozoninduzierte bronchiale Hyperreagibilität bei Hunden (23). Klinische Studien mit diesen Rezeptorantagonisten am Menschen stehen aber erst am Anfang. Eine kürzlich veröffentlichte Studie an 12 allergischen Asthmatikern zeigte nach einwöchiger Gabe des Rezeptorantagonisten *LY293 111* zwar eine Hemmung der Aktivierung neutrophiler Granulozyten, blieb aber ohne Wirkung auf lungenphysiologische Parameter (8).

CysLT-Rezeptoren

LT-Bindungsstellen, die von den gegenwärtig bekannten Antagonisten geblockt werden, bezeichnet man als $CysLT_1$-Rezeptoren. Dagegen werden solche Bindungsstellen, für die bisher keine selektiven Antagonisten bekannt sind, als $CysLT_2$-Rezeptoren benannt.

CysLT$_1$-Rezeptor

Der $CysLT_1$-Rezeptor (bisher bekannt als LTD$_4$-Rezeptor oder LTR$_d$) ist ein 45 kDa großes Membranprotein, das u. a. auf glatten Muskelzellen und Blutleukozyten gefunden wird. Die Stimulation des $CysLT_1$-Rezeptors führt zur Konstriktion glatter Muskelzellen. Der $CysLT_1$-Rezeptor ist G-Protein-gekoppelt, induziert nach Aktivierung einen Anstieg der intrazellulären Ca^{++}-Konzentration (18) und des intrazellulären Phosphatidylinositol-Metabolismus.

Der $CysLT_1$-Rezeptor wurde in der Zwischenzeit geklont (20). Er bindet die Cysteinyl-Leukotriene mit folgender Affinität: LTD$_4$ ($EC_{50} = 2,5$ nM) > LTC$_4$ ($EC_{50} = 24$ nM) > LTE$_4$ ($EC_{50} = 240$ nM). Die Bindung von LTD$_4$ sowie die LTD$_4$-induzierte Ca^{++}-Mobilisierung wird von den CysLTR-Antagonisten Pranlukast = Zafirlukast > Montelukast > Pobilukast (geordnet nach Wirkstärke) gehemmt.

Demnach ist LTD$_4$ der bevorzugte Ligand des $CysLT_1$-Rezeptors auf der glatten Bronchialmuskulatur, während LTE$_4$ als partieller Agonist an diesen Rezeptor bindet. LTC$_4$ und LTD$_4$ besitzen eine vergleichbare biologische Aktivität, während LTE$_4$ eine um den Faktor 10 schwächere Wirkung aufweist.

Eine große Anzahl spezifischer Rezeptorantagonisten gegen den $CysLT_1$-Rezeptor wurde in den vergangenen Jahren synthetisiert. Über deren klinische Wirkungen im Rahmen der Behandlung des Asthma bronchiale wird in nachfolgenden Kapiteln detaillierter eingegangen.

CysLT$_2$-Rezeptoren

CysLT$_2$-Rezeptoren (bisher bekannt als LTC$_4$-Rezeptor oder LTR$_c$) werden vor allem von **pulmonalen Gefäßmuskelzellen der** humanen *Lunge* exprimiert (s. Abb. **6.2**, S. 124). Eine Stimulation des CysLT$_2$-Rezeptors führt zur Muskelkontraktion. In humanen pulmonalen Venen ist die muskelkontraktorische Aktivität von LTC$_4$ und LTD$_4$ etwa vergleichbar, während LTE$_4$ deutlich schwächer wirkt. Bisher wurde mit *BAY u9773* nur eine Substanz identifiziert, die sowohl CysLT$_1$ als auch CysLT$_2$ antagonisiert.

Pharmakologie der Leukotriene

Wie im Kap. 1 ausführlich dargestellt wird, handelt es sich beim Asthma bronchiale um eine chronisch-entzündliche Erkrankung der Atemwege. Die bronchiale Entzündung bildet die Grundlage für die rekurrierende und variable Atemwegsobstruktion. Diese geht im Wesentlichen auf folgende Mechanismen zurück:

Mechanismen der bronchialen Entzündung

- Konstriktion der glatten Bronchialmuskulatur,
- kapilläre Permeabilitätssteigerung mit Schleimhautödem,
- Muskelhypertrophie und/oder -hyperplasie,
- vermehrte Produktion eines viskösen Mukus,
- Hemmung der mukoziliären Clearance,
- zelluläre Schleimhautinfiltration mit sekundärer bronchialer Hyperreagibilität.

Das **pharmakologische Wirkspektrum der Leukotriene** spricht für eine Beteiligung dieser Lipidmediatoren an allen oben genannten pathophysiologischen Veränderungen beim Asthma bronchiale. Auf die derzeit zur Verfügung stehenden Daten soll nachfolgend kurz eingegangen werden.

Bronchokonstriktion

Die aktive **Kontraktion der glatten Bronchialmuskulatur** ist der wichtigste zur Atemwegsobstruktion führende Pathomechanismus beim Asthma bronchiale. Verschiedene *In-vitro-* und *In-vivo*-Untersuchungen am isolierten menschlichen Bronchus sowie an Normalpersonen und Asthmatikern haben gezeigt, dass Leukotriene sowohl auf die großen als auch die kleinen Atemwege stark bronchokonstriktorisch wirken. Sie gelten als die potentesten, derzeit bekannten Bronchokonstriktoren. Ihr kontrahierender Effekt auf bronchiale Muskelzellen ist im Vergleich zum Histamin nicht nur um das 1000fache stärker, sondern auch mit 30–40 Minuten von etwa 4fach längerer Dauer.

> Asthmatiker reagieren auf Provokation mit Leukotrienen trotz gewisser interindividueller Schwankungen sogar bis zum 5000fachen der Wirkung des Histamins (2).

Als partieller Agonist beträgt die bronchodilatatorische Wirkung des LTE_4 nur etwa ein Zehntel der des LTD_4. Aufgrund seiner relativen Stabilität bleibt seine biologische Aktivität jedoch deutlich länger erhalten (13).

Steigerung der vaskulären Permeabilität

Eine erhöhte Permeabilität entwickelt sich im Bereich der postkapillären Venulen in Form endothelialer Lücken, durch die Makromoleküle in das umliegende Gewebe austreten können. Neben Prostanoiden, Bradykinin und PAF scheinen hierbei auch Leukotriene eine Rolle zu spielen. So führt die **Provokation mit Cysteinyl-Leukotrienen** zur Steigerung der vaskulären Permeabilität und Plasmaexsudation mit nachfolgender Ausbildung eines Gewebeödems in der Haut (10). Im Tierexperiment führt LTD_4 zu einer bronchialen Permeabilitätserhöhung, die jedoch geringer ausfiel als der Effekt von PAF.

Mukussekretion

Die **Hypersekretion** eines hochviskösen Mukus mit Hypertrophie muköser Drüsenzellen gilt als weiteres Charakteristikum des Asthma bronchiale. Diese Veränderungen dürften gemeinsam mit der Ansammlung von zellulärem Debris für die Ausbildung entzündlicher Schleimpfropfen *(Mukusplugs)* verantwortlich sein, die vor allem bei Patienten mit schweren Asthmaattacken beobachtet werden. Leukotriene scheinen den Prozess der Mukussekretion beim Asthma zu beeinflussen. Beispielsweise stimulieren Leukotrien C_4 und Leukotrien D_4 die Mukusfreisetzung aus kultivierter humaner Atemwegsschleimhaut.

Dieser Effekt ließ sich durch den Leukotrien-Rezeptorantagonisten *FPL-55 712* hemmen (10). Leukotrien D_4 erhöht ferner die epitheliale Sekretion von Mukus in den Atemwegen von Meerschweinchen über einen rezeptorvermittelten Mechanismus, der durch den Leukotrien-Rezeptorantagonisten *Probilukast* gehemmt wurde. Darüber hinaus vermehrt Leukotrien C_4 die Freisetzung von Muzin aus der Katzentrachea *in vivo*, ein Effekt, der sich ebenfalls durch FPL-55 712 hemmen ließ (10).

Insgesamt gilt das LTD_4 sowohl *in vitro* als auch *in vivo* als der potenteste, heute bekannte Stimulator der Mukussekretion. Der Effekt von PAF auf die Schleimproduktion erfolgt indirekt über die Freisetzung von Leukotrienen (18).

Leukotrien-Hemmer inhibieren die Mukussekretion in den Atemwegen.

Einfluss auf die muzoziliäre Clearance

Der Transport von Mukus und den darin enthaltenen inhalierten festen Partikeln gilt als wichtiger Reinigungsmechanismus der Atemwege. Leukotriene verzögern diesen Transport.

So haben Studien gezeigt, dass vernebeltes Leukotrien E_4 den Mukustransport in den Atemwegen von Schafen hemmt und die Aktivität humaner epithelialer Zilien vermindert (3). Diese Untersuchungen werden unterstützt durch Berichte über 6 Asthmatiker, die zeigen, dass der Leukotrien-Rezeptorantagonist *FPL-55 712* die mit Allergen assoziierte **Hemmung der muzoziliären Clearance** antagonisiert. Die oben zusammengefassten Ergebnisse sprechen dafür, dass Leukotriene an der Regulation der muzoziliären Clearance beteiligt sind.

Proliferation der Atemwegsmuskulatur

Ein weiteres Charakteristikum des klinisch schweren Asthma bronchiale ist die Hyperplasie der glatten Atemwegsmuskulatur. Leukotrien D_4 verstärkt die mitogeninduzierte Proliferation kultivierter Atemwegsmuskeln des Menschen (17). Der Leukotrien-Rezeptorantagonist Pranlukast hemmte diesen Einfluss des Leukotrien D_4. In ovalbuminsensibilisierten Ratten ließen sich durch Gabe von *MK571* das Volumen der glatten Atemwegsmuskulatur ebenso wie die bronchiale Hyperreagibilität gegenüber Methacholin hemmen.

Diese Ergebnisse deuten an, dass Leukotriene die Hyperplasie der Atemwegsmuskelzellen regulieren und damit zum **Remodelling** der Atemwege bei chronischem Asthma bronchiale beitragen können.

Interaktionen mit Nerven

Am Meerschweinchenmodell wurde gezeigt, dass Leukotriene die Aktivität des afferenten Nervensystems modulieren. So verstärken Leukotriene die Reagibilität capsaicinsensitiver C-Fasern. Leukotriene interagieren außerdem mit den aus afferenten C-Fasern freigesetzten **Tachykininen,** die verschiedene relevante pathophysiologische Effekte wie die Konstriktion glatter Muskelzellen, proentzündliche Eigenschaften und Husten vermitteln. Inhalativ verabreichtes Leukotrien D_4 potenziert die tachykininvermittelte Reaktion von isoliertem Bronchialgewebe aus Meerschweinchen nach elektrischer Stimulation. Umgekehrt sind Leukotrien-Rezeptorantagonisten in der Lage, die tachykininerge Muskelkontraktion und Plasmaextravasion aus den isolierten Atemwegen der Meerschweinchen zu hemmen. Schließlich vermindern Leukotrien-Rezeptorantagonisten die tachykininvermittelte Bronchokonstriktion in einem Modell des anstrengungsinduzierten Asthma bronchiale beim Meerschweinchen (10, 16).

Zusammengenommen sprechen diese Ergebnisse dafür, dass zumindest beim Meerschweinchen Leukotriene mit sensorischen Fasern interagieren und sowohl deren Erregung als auch die Freisetzung von Tachykininen modulieren.

Es ist allerdings bislang noch unbekannt, welchen neurosensorischen Einfluss Leukotriene auf die menschlichen Atemwege besitzen.

Bronchiale Zellinfiltration und bronchiale Hyperreagibilität

Die **bronchiale Hyperreagibilität** ist eine zentrale pathophysiologische Veränderung des Asthma bronchiale, die Schwere und Verlauf der Erkrankung wesentlich mitbestimmt. Sie korreliert mit dem Ausmaß der Bronchokonstriktion und der Menge erforderlicher antiasthmatischer Medikation. Es finden sich verschiedene Hinweise dafür, dass Leukotriene bei Tier und Mensch einen Anstieg der bronchialen Hyperreagibilität verursachen können (1).

Die Ursache hierfür ist noch nicht ganz klar. Verschiedene Studien an Tieren und Menschen haben jedoch in der Zwischenzeit gezeigt, dass LTB_4 (8, 12), LTD_4 (25) und LTE_4 (14) eine zelluläre Infiltration der Bronchialschleimhaut induzieren, über die sich indirekt ein Einfluss von Leukotrienen auf die bronchiale Hyperreagibilität erklären ließe. Dabei führt die Provokation mit LTB_4 zur Infiltration durch Neutrophile, während LTD_4 und LTE_4 eine deutliche Akkumulation von eosinophilen Granulozyten vermitteln (14, 26). Diese Ergebnisse werden durch neuere Untersuchungen bestätigt, nach denen es unter Behandlung mit Leukotrien-Rezeptorantagonisten zur Abnahme der Eosinophilen-, Basophilen- und Lymphozytenzahl sowie zu einer verminderten Histamin-Freisetzung in die Atemwege nach Allergenprovokation kommt (4, 5). Der **proentzündliche Wirkmechanismus** der Leukotriene geht möglicherweise auf eine leukotrienvermittelte Aktivierung von Th2-Lymphozyten mit Freisetzung von Interleukin-5 zurück (26).

An der Entwicklung der bronchialen Hyperreagibilität durch Leukotriene dürfte die Zunahme an Eosinophilen, die Muskelhypertrophie und gesteigerte Freisetzung von Sauerstoffradikalen aus aktivierten Effektorzellen beteiligt sein (1).

Bronchiale Infiltration durch eosinophile Granulozyten

Der Eosinophile gilt als wichtige Effektorzelle im Rahmen der Pathogenese des Asthma bronchiale. Neuere Studien an Tieren und am Menschen deuten darauf hin, dass Leukotriene die Infiltration eosinophiler Granulozyten in die Atemwege verstärken. So führt die Inhalation von Leukotrien C_4 zur Akkumulation der Zellen in den Atemwegen. Umgekehrt hemmt die Gabe des Leukotrien-Rezeptorantagonisten *MK-571* die Zellinfiltration in ovalbuminsensibilisierten Tieren (9). Aber auch eine Inhalation von Leukotrien D_4 induziert eine signifikante Ansammlung **eosinophiler Granulozyten** in der BAL-Flüssigkeit von Meerschweinchen, die über einen Zeitraum von mindestens 4 Wochen nach Provokation fortbestand. Pranlukast hemmt sowohl die Bronchokonstriktion innerhalb der Sofortreaktion als auch die anhaltende Infiltration durch Eosinophile (26), während ein Cyklooxygenaseinhibitor ohne Einfluss blieb. Der Leukotrien-Rezeptorantagonist *ICI 198615* verminderte die antigeninduzierte Einwanderung eosinophiler Granulozyten in die BAL-Flüssigkeit und den begleitenden Anstieg der bronchialen Hyperreagibilität in Affen (25).

Aber auch beim Menschen finden sich Hinweise auf eine Rolle der Leukotriene bei der Attraktion eosinophiler Granulozyten in die Atemwege. So führt die Inhalation von vernebeltem Leukotrien E_4 zu einer selektiven Zunahme der Eosinophilenzahl im Bronchialgewebe von Asthmatikern (14). Umgekehrt hemmt die Gabe von *Zafirlukast* oder Montelukast eine Einwanderung von Entzündungszellen einschließlich des Eosinophilen in die Atemwege (s. u.).

Insgesamt belegen diese Daten, dass leukotrienrezeptorvermittelte Mechanismen an der Infiltration eosinophiler Granulozyten in die Atemwege beteiligt sind.

Aktivierung von Lymphozyten

Die für die leukotrienvermittelte Akkumulation eosinophiler Granulozyten verantwortlichen Mechanismen sind noch nicht bekannt. Während Cysteinyl-Leukotriene offenbar keinen direkten Einfluss auf Eosinophile besitzen, sind sie in der Lage, Lymphozyten zu aktivieren. So stimuliert Leukotrien D_4 die Chemotaxis peripherer Blutlymphozyten von nicht-asthmatischen Personen, die sich durch Probilukast hemmen lässt (22). **Anti-Interleukin-5-Antikörper** antagonisieren die Leukotrien-D_4-induzierte Atemwegseosinophile in Meerschweinchen, ohne dabei auf die akute Bronchokonstriktion Einfluss zu nehmen (26).

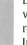

Diese Beobachtungen legen nahe, dass Leukotriene die Zahl im Gewebe akkumulierender eosinophiler Granulozyten vermutlich indirekt über die Aktivierung von Lymphozyten und die Freisetzung von Interleukin-5 steigert.

Synthese von Leukotrienen beim Asthma bronchiale

Zahlreiche *In-vitro-* und *In-vivo*-Untersuchungen haben gezeigt, dass Leukotriene in der Pathophysiologie asthmatischer Erkrankungen eine Rolle spielen. **Erhöhte Leukotrienspiegel,** insbesondere von LTE$_4$, wurden in der BAL-Flüssigkeit von Asthmatikern vor und vermehrt nach einer lokalen Provokation mit Allergen nachgewiesen (13). Ein Anstieg der LTE$_4$-Konzentration im Urin wurde zudem während der akuten Exazerbation der Erkrankung und nach Allergen-bzw. Aspirinprovokation gefunden (23). In einer Studie korrelierte die LTE$_4$-Ausscheidung im Urin mit dem Ausmaß der Bronchokonstriktion (15). Im Rahmen einer Exazerbation der Erkrankung nimmt die LTE$_4$-Konzentration im Urin unter Behandlung wieder ab (16).

Fazit

Leukotriene bilden eine Gruppe biologisch hochaktiver Lipidmediatoren, die über die katalytische Wirkung der 5-Lipoxygenase aus der Arachidonsäure gebildet werden. Leukotriene lassen sich in das vorwiegend chemotaktisch wirkende **LTB$_4$** und die muskelkontrahierenden Cysteinyl-Leukotriene **LTC$_4$, LTD$_4$** und **LTE$_4$** unterteilen. Sie werden beim

Asthma bronchiale vor allem durch eosinophile Granulozyten und Mastzellen gebildet. Die Leukotriene binden an spezifische Rezeptoren auf dem Zielorgan, die nach der aktuellen Nomenklatur als **BLT$_1$, BLT$_2$, CysLT$_1$** und **CysLT$_2$** bezeichnet werden.

Die Synthese und Freisetzung der Cysteinyl-Leukotriene scheint im Rahmen der Bronchokonstriktion beim allergischen Asthma bronchiale und den durch körperliche Anstrengung bzw. Aspirineinnahme ausgelösten Varianten eine besondere Rolle zu spielen (siehe nachfolgende Kapitel). Neben der Kontrolle der Atemwegsweite, beeinflussen Leukotriene aber auch die entzündliche Zellinfiltration asthmatischer Atemwege.

Literatur

[1] Abraham, W. M.: The interaction among granulocyte lipid mediators and the generation of oxygen radicals in antigen-induced airway hyperresponsiveness. In: Advances in Prostaglandin, Thromboxane, and Leukotriene Research, Dahlén, S. E., et al. (Ed.) (1994) Raven Press, New York, Vol. 22, S. 131 – 140

[2] Barnes, N. C., P. J. Piper, J. F. Costello: Comparative effects of inhaled leukotriene C$_4$, leukotriene D$_4$, and histamine in normal human subjects. Thorax 39 (1984) 500 – 504

[3] Bisgaard, H., M. Pedersen: SRS-A leukotrienes decrease the activity of human respiratory cilia. Clin. Allergy 17 (1987) 95 – 103

[4] Calhoun, W. J., B. J. Lavins, M. Glass: Effect of Accolate (Zafirlukast) on bronchoalveolar lavage fluid (BAL) after segmental antigen bronchoprovocation in patients with mild to moderate asthma. Allergy 50 (1995) (Suppl. 26) 117 – 118

[5] Calhoun, W. J., K. L. Williams, S. D. Simonson, B. J. Lavins: Effect of Zafirlukast (Accolate) on airway inflammation after segmental allergen challange in patients with mild asthma. Am. J. Respir. Crit. Care Med. 155 (1997) A662

[6] Feldberg, W., C. H. Kellaway: Liberation of histamine and formation of a lysolecithine-like substance by cobra venom. J. Physiol. 94 (1938) 187 – 193

[7] Drazen, J. M.: Leukotrienes in asthma and rhinitis. In: Busse, W. W. & S. T. Holgate (Eds.): Asthma and Rhinitis. Blackwell Scientific Publications, Oxford 1994, S. 838 – 850

[8] Evans, D. J., P. J. Barnes, S. M. Spaethe, E. L. Alstyne, M. I. Mitchell, B. J. O'Connor: Effect of a leukotriene B$_4$ receptor antagonist, LY293 111, on allergen induced responses in asthma. Thorax 51 (1996) 1178 – 1184

[9] Foster, A., C. C. Chan: Peptide leukotriene involvement in pulmonary eosinophil migration upon antigen challenge in the actively sensitized guinea pig. Int. Arch. Allergy Apll. Immunol. 96 (1991) 279 – 284

[10] Henderson jr., W. R.: The role of leukotrienes in inflammation. Ann. Intern. Med. 121 (1994) 684 – 697

[11] Keppler, D., G. Jedlitschky, I. Leier: Transport and metabolism of leukotriens. In: Advances in Prostaglandin, Thromboxane, and Leukotriene Research, Dahlén, S. E., et al. (Ed.) (1994) Raven Press, New York, Vol. 22, S. 83 – 89.

[12] Kroegel, C., J. C. Virchow jr., W. Luttmann, C. Walker, J. A. Warner: Pulmonary immune cells in health and disease. The eosinophil leukocyte. Part I. Eur. Respir. J. 7 (1994) 519–543

[13] Kroegel, C., W. König, L. Jäger: Erweiterte Therapie des Asthma bronchiale. Verwendung von 5-Lipoxygenase-Inhibitoren und Leukotrien-Rezeptorantagonisten. Dt. Ärztebl. 94 (1997) 1802–1810

[14] Laitinen, L. A., A. Laitinen, T. Haahtela, V. Vilkka, B. W. Spur, T. H. Lee: Leukotriene E_4 and granulocyte infiltration into asthmatic airways. Lancet 341 (1993) 989–990.

[15] Manning, P. J., J. Rokach, J. L. Malo et al.: Urinary leukotriene E_4 levels during early and late asthmatic responses. J. Allergy Clin. Immunol. 86 (1990) 211–220

[16] O'Byrne, P. M.: Leukotrienes in the pathogenesis of asthma. Chest 111 (1997) 27S–34S

[17] Panettieri, R. A., V. Ciocca, D. W. Y. Hay: The inhibitory effects of pranlukast, a leukotriene receptor antagonist, against LTD_4-induced potentiation of human airway smooth muscle proliferation. Am. J. Respir. Crit. Care Med. 153 (1996) A842

[18] Piancentini, G. L., M. A. Kaliner: The potential role of leukotrienes in bronchial asthma. Am. Rev. Respir. Dis. 143 (1991) S96–S99

[19] Salvi S. S., M. T. Krishna, A. P. Sampson, S. T. Holgate. The antiinflammatory effects of leukotriene-modifying drugs and their use in asthma. Chest. 119 (2001) 1533–1546

[20] Samuelsson, B.: Leukotrienes: mediators of immediate hypersensitivity reactions and inflammation. Science 220 (1983) 568–575

[21] Sarau, H. M., R. S. Ames, J. Chambers, C. Ellis, N. Elshourbagy, J. J. Foley, D. B. Schmidt, R. M. Muccitelli, O. Jenkins, P. R. Murdock, N. C. Herrity, W. Halsey, G. Sathe, A I. Muir, P. Nuthulaganti, G. M. Dytko, P. T. Buckley, S. Wilson, D. J. Bergsma, D. W. Hay. Identification, molecular cloning, expression, and characterization of a cysteinyl leukotriene receptor. Mol Pharmacol. 56 (1999) 657–663

[22] Spada, C. S., A. L. Nieves, A. H. P. Krauss et al.: Comparison of leukotriene B_4 and D_4 effects on human eosinophil and neutrophil motility in vitro.J. Leukoc. Biol. 55 (1994) 183–191

[23] Stevens, W. H. M., C. Vanderheyden, J. Wattie, J. Lane, W. Smith, P. M. O'Bryne: Effect of leukotriene B_4 receptor antagonist SC-53228 on ozone-induced airway hyperresponsiveness and inflammation in dogs. Am. J. Respir. Crit. Care Med. 152 (1995) 1443–1448

[24] Taylor, I. K.: Release of urinary leukotriene E_4 in asthmatic subjects: a review. In: Advances in Prostaglandin, Thromboxane, and Leukotriene Research, Dahlén, S. E., et al. (Ed.) (1994) Raven Press, New York, Vol. 22, S. 167–183

[25] Turner, C. R., W. B. Smith, C. J. Andresen et al.: Leukotriene D_4 receptor antagonist reduces airway hyperresponsiveness in monkeys. Pulm. Pharmacol. 7 (1994) 49–58

[26] Underwood, D. C., R. R. Osborn, S. J. Newsholme, T. J. Torphy, D. W. P. Hay: Persistent airway eosinophilia after leukotriene D_4 administration in the guinea pig. Modulation by LTD_4 receptor antagonist, panlukast, or an interleukin-5 monoclonal antibody. Am. J. Respir. Crit. Care Med. 154 (1996) 850–857

[27] Yokomizo, T., K. Kato, K. Terawaki, T. Izumi, T. Shimizu. A second leukotriene B(4) receptor, BLT2. A new therapeutic target in inflammation and immunological disorders. J. Exp. Med. 192 (2000) 421–432

7 Medikamenteninduziertes Churg-Strauss-Syndrom

Claus Kroegel

Der erste Leukotrienhemmer Zafirlukast wurde im Jahre 1996 in den USA zugelassen. Zu diesem Zeitpunkt hatten 6243 Patienten die Substanz im Rahmen klinischer Studien erhalten, entsprechend einer Gesamtdauer von 2479 Patientenjahren. Innerhalb von 6 Monaten, nachdem Zafirlukast verfügbar wurde und Erfahrungen über die Behandlung von mehr als 40 000 Patientenjahren vorlagen, erschien eine Mitteilung, die über die Entwicklung einer mit dem Churg-Strauss-Syndrom vergleichbaren Erkrankung bei acht Patienten unter Zafirlukast-Behandlung berichtete (30). Seither wurden weitere Fälle eines Churg-Strauss-Syndroms in Verbindung mit einer Zafirlukast-Therapie bekannt. Gleichzeitig erschienen Berichte über das Auftreten der Erkrankung im zeitlichen Zusammenhang mit der Einnahme anderer Leukotrien-Rezeptorantagonisten, aber auch in Verbindung mit Salmeterol, Östrogen, Dinatriumcromoglykat sowie verschiedenen inhalativen Kortikosteroiden.

Die Häufung dieser Churg-Strauss-Erkrankungen macht aufmerksam und führt zu der zentralen Frage nach der Pathogenese dieses medikamentenassoziierten Churg-Strauss-Syndroms. Besteht ein direkter **kausaler Zusammenhang** zwischen den üblicherweise effektiven Medikamenten und der Entwicklung der Erkrankung? Geht das Churg-Strauss-Syndrom bei diesen Patienten auf eine Änderung der Medikation unter Leukotrien-Hemmern, wie z. B. durch die **Reduktion der Kortikosteroide,** zurück? Oder lässt sich die Erkrankung auf einen anderen, bisher noch unbekannten Pathomechanismus zurückführen? Das Kapitel fasst die aktuellen Informationen zur Assoziation zwischen dem Churg-Strauss-Syndrom und antiasthmatischen Medikamenten zusammen und versucht, eine Antwort auf diese Fragen zu geben.

Formen des Churg-Strauss-Syndroms

Das Churg-Strauss-Syndrom (CSS), auch als allergische Angiitis und Granulomatose bekannt, ist eine Vaskulitis unbekannter Ätiologie, die erstmals 1951 von Churg und Strauss (2) beschrieben wurde. Es handelte sich dabei um eine Gruppe von 14 jungen Erwachsenen, die nach langjährigem allergischen Asthma eine systemische Vaskulitis in Verbindung mit einer ausgeprägten Bluteosinophilie entwickelten. Seither wurde über weitere Fälle berichtet. Die Inzidenz dieser seltenen Erkrankung wird auf 2 bis 3 Fälle pro Million Einwohner geschätzt.

Aufgrund des variablen Verlaufs bzw. der Organmanifestation unterscheidet man zwischen einer
– **klassischen** und
– **atypischen Verlaufsform.**

Klassische Verlaufsform

Das Churg-Strauss-Syndrom gehört zu der Gruppe **intrinsischer Eosinophilen-assoziierter Erkrankungen** unbekannter Ätiologie, bei denen eosinophile Granulozyten eine wesentliche pathogenetische Rolle spielen (21). Die Erkrankung betrifft in aller Regel jüngere Personen, die bereits über einen längeren Zeitraum unter einer Rhinitis allergica

Tab. **7.1** **Organbeteiligung und klinische Manifestation des klassischen Churg-Strauss-Syndroms**

Organ	klinisches Bild
Allgemein-beschwerden	Abgeschlagenheit, Krankheitsgefühl, Inappetenz, Arthralgien, Gewichtsverlust
Blut	Bluteosinophilie (> 10 % der Leukozyten)
Atemwege	chronische Obstruktion, Asthma-Attacken, Dyspnoe
Lunge	Röntgenaufnahme: wechselnde fleckige bis noduläre Infiltrate. Thorax-HRCT: bilaterale, diffuse, nicht-segmentale Milchglastrübung, retikonoduläres Muster, Atemwegsverdickung, multiple Noduli, bihiläre und mediastinale Lymphome, Perikarderguss
Pleura	Erguss
Haut	Urtikaria, vaskulitische Purpura, subkutane Noduli
Nervensystem	Mononeuritis multiplex, Polyneuropathie
Herz	Rhythmusstörungen, Perikarderguss, dilative Kardiomyopathie
Niere	Eiweißverlust, Clearance-Störung
Gastrointestinal-trakt	Abdominalschmerzen, Hämatemesis, Diarrhoe

und/oder einem allergischen Asthma gelitten haben. Im weiteren Verlauf gesellen sich schubweise vaskulitische Manifestationen an verschiedenen Organen hinzu (Tab. **7.1**) und lenken damit die diagnostischen Überlegungen auf eine Systemerkrankung (5, 23).

Der klinische Verlauf des Churg-Strauss-Syndroms lässt sich in drei Phasen unterteilen (1, 5, 22, 23), obwohl Abweichungen von dieser Reihenfolge vorkommen (Abb. **7.1**):

1. Prodromalphase. Die Prodomalphase geht der eigentlichen Erkrankung bis über 30 Jahre voraus und ist durch eine allergische Rhinitis mit nasalen Polypen charakterisiert, denen in der Regel etwas verzögert ein Asthma folgt.

2. Stadium der Eosinophilie. Die zweite Phase des Churg-Strauss-Syndroms ist durch die Entwicklung einer peripheren Blut- und Gewebeeosinophilie gekennzeichnet, die sich klinisch vorwiegend in Form remittierender und rekurrierender pulmonaler Infiltrationen äußert.

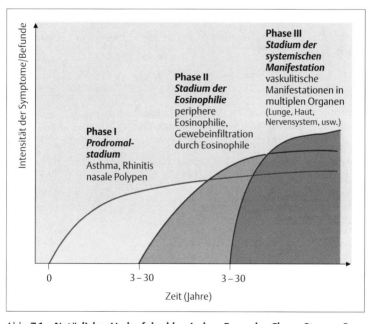

Abb. 7.1 Natürlicher Verlauf der klassischen Form des Churg-Strauss-Syndroms. Weitere Details siehe Text.

3. Stadium der systemischen Manifestation. In der dritten und letzten Phase kommt es zur Ausbildung der **systemischen Vaskulitis** mit Manifestation an verschiedenen Organen. Dabei werden neben der Eosinophilie, der Sinopathie und dem Asthma in 20 bis 75 % der Fälle Manifestationen in Lunge, Herz, Haut, Niere, peripherem Nervensystem und Gastrointestinaltrakt beobachtet (Abb. **7.2**). Die Zeit zwischen dem Auftreten des Asthmas und der systemischen Manifestation variiert zwischen wenigen Jahren und mehreren Jahrzehnten (23). Der weitere Verlauf ist über viele Jahre durch chronisch-rezidivierende Krankheitsschübe charakterisiert, wobei höher dosierte orale Kortikosteroide in der Regel zu einer prompten Besserung der Beschwerden führen. Selten kann es aber auch zu einem akuten Verlauf mit vorzeitigem Exitus letalis, beispielsweise durch Herzversagen, kommen.

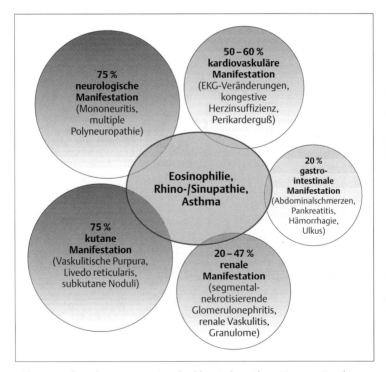

Abb. **7.2 Klinische Präsentation des klassischen Churg-Strauss-Syndroms.** Dargestellt sind die Häufigkeit und die Form der Organbeteiligung bei voll ausgebildeter Erkrankung.

Atypisches Churg-Strauss-Syndrom („Forme Fruste")

Eine atypische, sich im Vergleich zur klassischen Form noch langsamer entwickelnde Form der Erkrankung wird als *„Forme Fruste"* bezeichnet. Churg und Mitarbeiter definierten 1995 diese atypische Verlaufsform des Churg-Strauss-Syndroms als eine Erkrankung, die sich unter einer Therapie mit Kortikosteroiden manifestierte (3). Das Syndrom reicht klinisch von einer isolierten eosinophilen Lymphadenopathie bis zur fatal verlaufenden progressiven Vaskulitis. Alle Erkrankungsfälle entwickelten sich nach Reduktion einer Kortikosteroidbehandlung entweder infolge fehlender Compliance, interkurrierender Infektion oder aufgrund von kortikosteroidinduzierten Nebenwirkungen. Keiner der Patienten hatte jemals Zafirlukast eingenommen.

Diagnostik

Das Churg-Strauss-Syndrom ist eine **Multiorganerkrankung** (s. Tab. **7.1**). Die Diagnosestellung der Erkrankung bietet meist Probleme, da klinisch nicht selten über Jahre ein moderates bis schweres Asthma bronchiale mit oder ohne chronische Sinopathie im Vordergrund steht. Erst das Auftreten extrapulmonaler Manifestationen (Mono- oder Polyneuritis, Herzbeteiligung, vaskulitische Hautveränderungen) lenkt die diagnostischen Überlegungen auf eine Systemerkrankung (5, 23).

Zur Diagnosestellung muss grundsätzlich eine **bioptische Sicherung** angestrebt werden, die entweder transbronchial oder durch offene Lungenbiopsie oder bei kutaner Beteiligung auch durch eine Hautbiopsie gewonnen werden kann. Andererseits sind einige Patienten auf Kortikosteroide angewiesen, die eine histologische Beurteilung erschweren und den pathologischen Befund über Jahre verschleiern können (3).

Aus diesem Grund besitzen die vom *American College of Rheumatology* zusammengestellten diagnostischen Kriterien (25) oft eine besondere klinische Bedeutung. Mit ihrer Hilfe lässt sich eine Diagnose auch ohne Histologie wahrscheinlich machen.

Nach den diagnostischen Kriterien des *American College of Rheumatology* basiert die Diagnose eines Churg-Strauss-Syndroms auf 4 oder mehr der folgenden 6 Kriterien (Häufigkeit):
- moderates bis schweres Asthma (100 %),
- Bluteosinophilie ($>$ 10 % aller Leukozyten) (100 %),
- Mono- oder Polyneuropathie (70 – 75 %),
- pulmonale Infiltrate (62 – 77 %),
- paranasale Sinopathie (55 – 70 %),
- extravaskuläre Infiltration durch eosinophile Granulozyten (50 – 75 %).

Differenzialdiagnostik

Die differenzialdiagnostische Abgrenzung zum Asthma bronchiale spielt insbesondere in der frühen Phase eine Rolle (Tab. **7.2**). Hier wird die Erkrankung als sich allmählich verschlechternde, z.T. perenniale Sinusitis, geführt. Auch wenn asthmatische Symptome hinzutreten, wird zunächst eine Ausbreitung der Erkrankung auf die unteren Atemwege angenommen, die Erkrankung als Asthma bronchiale bewertet und entsprechend behandelt (5, 19). Die trotzdem weiter zunehmende Verschlechterung des Krankheitsbildes macht bald eine orale Kortikosteroidtherapie erforderlich. Höhere Kortikosteroiddosen führen in der Regel zu einer deutlichen Verbesserung der Symptome. Beim Versuch, die Kortikosteroide auszuschleichen, kommt es jedoch nach kurzer Latenz wieder zu einem Rezidiv.

Da Kortison auch die Krankheitsaktivität des Churg-Strauss-Syndroms unterdrückt, besteht die Möglichkeit, dass die Erkrankung als schweres kortikosteroidabhängiges Asthma bronchiale lange Zeit verkannt wird.

Tab. **7.2** **Differenzialdiagnostische Kriterien zur Unterscheidung zwischen Asthma bronchiale und Churg-Strauss-Syndrom**

Kriterien	Asthma bronchiale	Churg-Strauss-Syndrom
pulmonale Infiltrate	–	+++
paranasale Sinopathie	+	+++
Poly- oder Mononeuropathie	–	++
extrapulmonale Beteiligung	–	+++
allergische Diathese	+++ / –	+++
pulmonale Infiltrate	–	+
Parenchymdestruktion	–	++
pulmonale Eosinophilie	–	++
periphere Eosinophilie	+	+++
p-ANCA-Nachweis	–	++
Kortisonabhängigkeit	+	+++

Schlüssel: + möglich bzw. leicht ausgeprägt; ++ häufig; +++ immer vorhanden bzw. deutlich ausgeprägt; – fehlt.

Tab. 7.3   Differenzialdiagnostik des Churg-Strauss-Syndroms

Mit Eosinophilie-assoziierte Erkrankungen

- Asthma
- chronische Rhinosinusitis
- einfache pulmonale Eosinophilie (Löffler)
- parasitäre Infestationen
- medikamenteninduzierte Reaktionen
- akute eosinophile Pneumonie
- chronische eosinophile Pneumonie
- allergische bronchopulmonale Aspergillose (ABPA)
- idiopathisches hypereosinophiles Syndrom (iHES)

Vaskulitische Granulomatosen

- klassischer M. Wegener
- limitierter M. Wegener
- lymphomatoide Granulomatosis
- nekrotisierende Sarkoidgranulomatose
- bronchozentrische Granulomatose

Die zunehmende Eosinophilie lässt neben dem Asthma auch an die Gruppe der mit Eosinophilie assoziierten Krankheiten denken (Tab. **7.3**). Treten schließlich systemische Manifestationen hinzu, müssen die Vaskulitiden in die differenzialdiagnostischen Überlegungen mit einbezogen werden.

Therapie

Therapie der Wahl ist zunächst die Verabreichung **oraler Kortikosteroide.** Initial sollte mit einer hohen Dosierung, beispielsweise von 80 bis 120 mg Methylprednisolon über 3 Tage, begonnen werden. Es schließt sich eine 2- bis 4-wöchige Therapie mit einer Dosis von 40 mg an, bis sich die klinischen Zeichen der Vaskulitis zurückgebildet und sich die Eosinophilenzahl im Blut weitgehend normalisiert hat (21). Erst danach sollte die Kortikosteroidgabe allmählich auf eine tägliche oder zweitäglich-alternierende Erhaltungsdosis reduziert und über einen Zeitraum von mindestens 1 Jahr fortgeführt werden. Die Mononeuropathie bleibt meist am längsten bestehen und kann noch Monate bis Jahre nach Therapiebeginn Beschwerden bereiten. Die orale Therapie sollte von einer inhalativen Kortikosteroidbehandlung begleitet werden.

Reicht die Kortikosteroidbehandlung zur Kontrolle der Beschwerden nicht aus, ist eine Kombination mit niedrig dosierten **Zytostatika** (Azathioprin, Methotrexat, Cyclophosphamid) sinnvoll. Dabei kann eine Stoßtherapie, z. B. mit 1000 mg Cyclophosphamid alle 4 Wochen oder eine tägliche Behandlung bei einer Dosis von 3×50 mg durchgeführt werden. Auch die Gabe von niedrig dosiertem Methotrexat (15 bis 25 mg einmal pro Woche) bildet eine therapeutische Option. Schließlich finden sich verschiedene Berichte, die über einen günstigen Einfluss einer Therapie mit **Interferon-α** (3 bis 5 Millionen Einheiten dreimal wöchentlich) und **Interferon-γ** (3 Millionen Einheiten dreimal wöchentlich) auf den Verlauf berichten (11, 21, 26, 31). Dabei werden Interferon-α2 b und Interferon-γ im Allgemeinen besser vertragen als Interferon-α2 a.

Leukotrienhemmer-assoziiertes Churg-Strauss-Syndrom

Das Auftreten des Churg-Strauss-Syndroms wurde bei den drei derzeit verfügbaren Leukotrienhemmern Zafirlukast, Montelukast und Pranlukast beobachtet. Ferner findet sich in der Zwischenzeit auch eine Mitteilung über eine Erkrankung in Verbindung mit dem Lipoxygenase-Inhibitor Zileuton (6).

Zafirlukast

Der erste Bericht (32) über die Assoziation zwischen **Zafirlukast** und der Entwicklung einer Churg-Strauss-Syndrom-ähnlichen Erkrankung stammt aus dem Jahre 1998 (Tab. **7.4**). Die acht Patienten (7 Frauen, 1 Mann) litten alle an einem kortikosteroidabhängigen Asthma bronchiale und zeigten pulmonale Infiltrate, eine Myokarditis oder Kardiomyopathie sowie eine substantielle periphere Eosinophilie (19 bis 71 % aller Blutleukozyten). Zusätzlich bestand bei sechs oder acht Patienten eine Sinusitis sowie Fieber von mehr als 38,5 °C und eine Beschleunigung der Blutsenkung auf über 40 mm/h nach Westergren, bei sieben Patienten bestanden Muskelschmerzen, bei drei Hautveränderungen und bei zwei Erkrankten eine Neuropathie. In sechs Fällen ließ sich eine Gewebeinfiltration durch eosinophile Granulozyten bioptisch nachweisen.

In allen acht Fällen entwickelte sich das Churg-Strauss-Syndrom innerhalb von 4 Monaten nach Einleitung der Zafirlukast-Behandlung (s. Tab. **7.4**). In den meisten Fällen wurde die Behandlung mit oralen Kortikosteroiden 12 Wochen vor Erkrankungsbeginn abgesetzt oder reduziert. Alle Patienten zeigten eine deutliche Besserung nach Reinstitution der Kortikosteroide mit Normalisierung der Eosinophilenzahl im Blut sowie Rückbildung der pulmonalen Infiltrate und anderer Symptome.

Fall	Alter (Jahre)	Geschlecht (M/F)	Steroidreduktion bis Manifestation (Wochen)	LT-Hemmer bis zur Manifestation (Monate)	CSS-Kriterien vor Manifestation (Anzahl)	klinische Manifestationen					Besserung durch Therapie (Medikamente)	Literatur
						Lunge (+/-)	Herz (+/-)	Sinus (+/-)	Haut (+/-)	Nervensystem (+/-)		
1	53	F	8	2	2	+	k.A.	+	+	+	KS	Katz & Papernik, 1998 (15)
2	47	M	2	1	2	+	k.A.	+	+	k.A.	KS	Knoell et al. 1998 (18)
3	45	F	2	2	2	+	+	+	+	+	KS/Cph	Wechsler et al., 1998 (32)
4	43	F	<1	<1	3	+	+	+	+	k.A.	KS	Wechsler et al., 1998 (32)
5	59	F	3	4	2	+	+	+	k.A.	k.A.	KS	Wechsler et al., 1998 (32)
6	36	F	–*	3	4	+	+	+	k.A.	k.A.	C/Cph	Wechsler et al., 1998 (32)
7	21	M	2	2	2	+	+	+	+	k.A.	KS	Wechsler et al., 1998 (32)
8	43	F	12	3	1	+	+	k.A.	k.A.	k.A.	KS	Wechsler et al., 1998 (32)
9	48	F	4	3	2	+	+	+	k.A.	k.A.	KS	Wechsler et al., 1998 (32)
10	23	F	4	2	1	+	+	k.A.	k.A.	k.A.	KS	Wechsler et al., 1998 (32)
11	44	F	k.A.	<1	3	+	k.A.	+	+	+	KS/Mtx	Holloway et al., 1998 (12)
12	26	M	–	4	2	+	k.A.	+	–	–	KS	Franco & Ates, 1999 (9)
13	51	F	12	3	2	+	k.A.	+	–	–	KS	Wechsler et al., 1999 (33)
14	67	M	k.A.	8	2	+	k.A.	+	k.A.	+	k.A.	Green et al., 1999 (10)
15	60	F	12	10	2	+	k.A.	+	k.A.	k.A.	k.A.	Green et al., 1999 (10)
16	52	F	8	1	2	+	k.A.	+	k.A.	+	KS	Kinoshita et al., 1999 (17)
17	62	F	5	3	3	–	–	+	+	+	KS/Cph	Wechsler et al., 2000 (34)
18	25	M	3	6	1	+	+	–	+	+	KS	Wechsler et al., 2000 (34)
19	38	F	3	2	3	–	–	+	–	–	* KS	Wechsler et al., 2000 (34)
20	63	F	6	5	3	–	–	+	–	+	KS	Wechsler et al., 2000 (34)
	21–67	5M/15F	<1–12	1–10	1–4	18/2	9/3	17/1	8/4	8/3		Minimum-Maximum
	45,3	**1:3**	**5,6**	**3,3**	**2,2**	**90%**	**75%**	**94%**	**67%**	**73%**		**Mittelwert**

Bei Berechnung der relativen Häufigkeit wurden keine Angaben (k.A.) als fehlende Manifestation gewertet. Schüssel *, unter inhalativer Kortikosteroidtherapie, k.A., keine Angaben; LT: Leukotrien; keine klinische Manifestation; oKS, orale Kortikosteroide; Cph, Cyclophosphamid; Mtx, Methotrexat; +: klinische Manifestation.

Im weiteren Verlauf waren die Patienten klinisch stabil, wobei, von einer Ausnahme abgesehen, eine orale Kortikosteroidtherapie zur Kontrolle des Asthmas und der vaskulitisassoziierten Symptome erforderlich blieb. Wiederholte Versuche, die orale Kortikosteroidtherapie bei diesen Patienten zu reduzieren, führten zu neuerlichen Symptomen.

Seit der Publikation wurden etwa 60 weitere Fälle gemeldet (32). In der Mehrzahl der Fälle bestand eine langjährige kontinuierliche Kortikosteroidtherapie oder die Notwendigkeit multipler Behandlungszyklen von Tagen bis Monaten (s. Tab. **7.4**). In einer Kasuistik berichteten Katz und Papernik (15) von einer 53-jährigen Patientin, die eine intermittierende Pulstherapie mit Methylprednisolon wegen eines lang bestehenden Asthmas und einer chronischen Sinusitis erhalten hatte. 10 Tage nach Beendigung des letzten Kortikosteroidstoßes wurde eine Zafirlukast-Behandlung begonnen, wodurch weitere Kortikosteroidgaben nicht mehr erforderlich waren. 2 Monate später entwickelten sich Arthralgien, eine Amaurosis fugax, Hautveränderungen, eine periphere Eosinophilie, ein Perikarderguss und noduläre pulmonale Veränderungen, die sich histologisch als von Eosinophilen infiltrierte Granulome erwiesen. Die Reinstitution der oralen Kortikosteroidtherapie führte zu einer raschen Rückbildung der vaskulitischen Veränderungen und Symptome.

Eine weitere Kasuistik eines Churg-Strauss-Syndroms in Assoziation mit Zafirlukast betraf einen 47-jährigen Mann mit moderatem persistierenden Asthma und peripherer Eosinophilie, die eine häufige Prednisontherapie erforderlich machte (18). 2 Monate nach Beendigung der Kortikosteroidtherapie und Gabe von Zafirlukast entwickelten sich eine zunehmende Atemwegsobstruktion, vaskulitische Hautveränderungen und pulmonale Infiltrate. Bioptisch zeigten sich pulmonale Granulome mit einer Infiltration durch eosinophile Granulozyten, die mit der Diagnose eines Churg-Strauss-Syndroms vereinbar waren. Auch in diesem Fall führte die Wiederaufnahme der Kortikosteroidtherapie zu einer prompten Rückbildung der klinischen Beschwerden.

Zwei weitere Fälle, in denen Zafirlukast mit der Entwicklung eines Churg-Strauss-Syndroms in Verbindung gebracht wurden, beschrieben Green und Vayaonis (10). Beim ersten Patienten handelt es sich um eine 67-jährige Frau, die an einer perennialen allergischen Rhinitis, einem Asthma bronchiale und nasalen Polypen mit Aspirin-Intoleranz litt. Zur Kontrolle ihrer Beschwerden erhielt sie intermittierend orale oder Depot-Kortikosteroide. Nach der letzten systemischen Kortikosteroidbehandlung 12 Wochen vor der Manifestation des Syndroms wurde die Patientin auf hochdosierte inhalative und nasale Kortikosteroide (Fluticason bzw. Beclomethason), Theophyllin, Salmeterol und Zafirlukast eingestellt, durch die sich die Erkrankung über 6 Monate kontrollieren ließ. Dann traten eine Neuropathie, eine Bluteosinophilie von 27 % sowie pulmonale Infiltrate auf. Die Diagnose eines Churg-Strauss-Syndroms wurde mittels offener Lungenbiopsie bioptisch gesichert.

Der zweite Fall bezog sich auf eine 60-jährige Patientin mit seit Jahren bekannter allergischer Rhinitis und Asthma. Sie litt gelegentlich an Husten und Giemen sowie Symptomen einer Sinusitis, wegen der sie sich einer Operation unterzog. Trotz des längeren Verlaufs erhielt sie nur zweimal über jeweils 4 Tage orales Prednison (2 Jahre bzw. 3 Monate vor Manifestation des Churg-Strauss-Syndroms). Außer mit Fluticason (1100 μg) und Salmeterol wurde sie mit einem Östrogenpräparat behandelt. Zafirlukast erhielt sie 1 Jahr (für 6 Monate) sowie 3 Monate (für 4 Wochen) vor der Manifestation der Erkrankung. Die Diagnose wurde aufgrund des Nachweises einer destruktiven Vaskulitis mit Gewebeeosinophilie im Lungengewebe gestellt. Die Kasuistik unterscheidet sich von den übrigen dadurch, dass eine Zurücknahme der antientzündlichen Therapie nicht zu erkennen ist. Es ist jedoch auffallend, dass die in den 2 Jahren vor Manifestation erstmals eingesetzten oralen Kortikosteroide, die Gabe von Salmeterol und schließlich Zafirlukast insgesamt auf eine Verschlechterung der Erkrankung in dieser Zeit hindeuten, wie man sie charakteristischerweise beim Übergang des Churg-Strauss-Syndroms von Phase I in Phase II beobachtet.

Pranlukast

Kinoshita und Mitarbeiter (17) berichteten von einer 52-jährigen japanischen Frau mit langjährigem Asthma und Sinusitis. Vier Monate nach Einleitung einer Behandlung mit Pranlukast entwickelten sich eine Eosinophilie, eine Mononeuritis multiplex und pulmonale Infiltrate in Verbindung mit einer bioptisch gesicherten Vaskulitis. Zwei Monate zuvor war eine orale Prednison-Therapie beendet worden. Die Beschwerden bildeten sich nach Wiederaufnahme der oralen Kortisonbehandlung zurück.

Montelukast

Auch die Behandlung mit dem Leukotrien-Rezeptorantagonisten Montelukast ist mit der Entwicklung eines Churg-Strauss-Syndroms assoziiert (9, 30). Innerhalb der ersten 8 Monate nach Einführung von Montelukast wurden etwa 60 Verdachtsfälle an die Fa. Merck oder die FDA gemeldet (30). Über vier weitere Fälle wurde kürzlich berichtet (34). In jedem dieser Fälle entwickelte sich das Syndrom nach Absetzen oder Reduktion der Kortikosteroidbehandlung. Diese Zahlen zeigen eine auffällige Ähnlichkeit mit der Inzidenz des mit Zafirlukast assoziierten Churg-Strauss-Syndroms.

In einem Fall handelt es sich um eine 52-jährige Patientin mit einem seit 25 Jahren bestehenden moderaten bis schweren aspirinsensitiven Asthma bronchiale, die zur Kontrolle ihrer Erkrankung 3- bis 4-mal jährlich eine mehrmonatige Kortikosteroidtherapie benötigte. Darüber hinaus litt sie an einer chronischen Sinusitis und hatte sich verschiedenen Nasennebenhöhlenoperationen unterzogen. Unter der Kortisonbehandlung lag die Eosinophilenzahl im Blut bei 9 %. Die Gabe von hochdosiertem inhalativen Fluticason und Montelukast erlaubte eine mehrmonatige Pause der intermittierenden oralen Kortikosteroidbehandlung. Drei Monate nach dem letzten oralen Kortisonzyklus traten Dyspnoe, bilaterale pulmonale Infiltrate sowie eine ausgeprägte Bluteosinophilie von 45 % auf. Nach Reinstitution der oralen Kortikosteroide bildeten sich die Beschwerden wieder zurück, obwohl die Montelukastbehandlung unverändert fortgeführt wurde.

Wechsler berichtete über vier weitere Patienten, die nach Beginn der Montelukastbehandlung ein Churg-Strauss-Syndrom entwickelten (34). Es handelte sich hierbei um drei Frauen im Alter von 62, 38 und 63 Jahren sowie einen 25-jährigen Mann (s. Tab. **7.4**). In allen Fällen bestand ein schweres Asthma bronchiale mit mehreren Exazerbationen, die die Gabe von oralen und hochdosierten inhalativen Kortikosteroiden erforderlich machten. Die Erkrankung entwickelte sich jeweils während des Versuchs, die Kortikosteroiddosis zu reduzieren.

Mit anderen Medikamenten assoziiertes Churg-Strauss-Syndrom

In den letzten Jahren wurde das Auftreten eines Churg-Strauss-Syndroms neben den Leukotrienhemmern auch unter der Behandlung bzw. Einnahme anderer Medikamente beschrieben. Hierzu zählen *Makrolide, Cocain, Salmeterol, DNCG* und *inhalative Kortikosteroide* (Tab. **7.5**).

Salmeterol

Bei einer 53-jährigen Patientin mit langjährigem schweren Asthma konnte unter hochdosierter Fluticasonbehandlung (1100 μg pro Tag) das orale Kortison ausgeschlichen werden. Im Rahmen einer Verschlechterung ihrer asthmatischen Beschwerden nach 2 Jahren erhielt sie neben einer erhöhten Fluticason-Dosis (2200 μg/d) zusätzlich Salmeterol. Einige Monate später entwickelten sich Fieber, Unwohlsein, Dyspnoe,

Tab. **7.5** **Liste der mit dem Churg-Strauss-Syndrom in Verbindung gebrachten Medikamente**

Medikamente	Literatur
Erythromycin	Dietz et al., 1998 (7)
Roxithromycin	Dietz et al., 1998 (7)
Clarithromycin	Dietz et al., 1998 (7)
Östrogene	Somoyi et al., 1998 (30)
Carbamazipin	Imai et al. 1989 (14)
Zafirlukast	Wechsler et al., 1998 (32)
Montelukast	Wechsler et al., 1998 (32)
Zileuton	US FDA 1998 (6)
Cocain	Orriols et al., 1996 (28)
Salmeterol	Wechsler et al. 2000 (34)
inhalative Kortikosteroide	Priori et al., 1998 (29) Wechsler et al. 1999 (33)
Aminosalicylat Mesalazin	Morice et al., 1997 (27)

Hämoptysen, Arthralgien, Ekchymosen und eine Purpura der Haut. Zusätzlich bestand eine Kardiomegalie. Die Bluteosinophilenzahl betrug zu diesem Zeitpunkt 59%. Die Diagnose eines Churg-Strauss-Syndroms ließ sich mittels einer offenen Lungenbiopsie bestätigen. Unter einer Behandlung mit Kortikosteroiden und Cyclophosphamid besserten sich die Beschwerden.

Über zwei weitere Fälle unter Salmeterol und Fluticason ohne Behandlung mit einem Leukotrienhemmer wurde kürzlich berichtet (34). Es handelte sich dabei um zwei Frauen im Alter von 53 und 63 Jahren. Beide litten über viele Jahre an einer schweren Form des Asthma bronchiale, die eine wiederholte orale Kortikosteroid-Therapie erforderlich machte. Auch in diesen Fällen manifestierte sich das Churg-Strauss-Syndrom nach Reduktion der oralen bzw. der hochdosierten inhalativen Kortikosteroide.

Cromoglycinsäure (DNCG)

Im Alter von 34 Jahren erkrankte eine 40-jährige Frau an Asthma bronchiale, nachdem bei ihr bereits seit der Kindheit eine allergische Rhinitis und Sinusitis bestanden hatten (24). Sie wurde mit oralen Kortikosteroiden und verschiedenen anderen Antiasthmatika behandelt.

Vier Monate vor Manifestation des Churg-Strauss-Syndroms wurde eine Behandlung mit DNCG eingeleitet, was zu einer vorübergehenden Besserung führte, bevor sich ihr Gesundheitszustand in Form von Fieber, Dyspnoe und Husten wieder verschlechterte. Sie zeigte darüber hinaus eine Bluteosinophilie und pulmonale Infiltrationen. Eine Behandlung mit Ampicillin, Tetrazyklin, Erythromycin sowie Tuberkulostatika hatte keine Wirkung. Nachdem DNCG abgesetzt und orale Kortikosteroide verabreicht wurden, kam es zu einer raschen Besserung. Nach Ausschleichen der Kortikosteroide und Wiederaufnahme der DNCG-Behandlung traten die Beschwerden erneut auf. Die Patientin erfüllte damit vier der für die Diagnose eines Churg-Strauss-Syndroms geforderten Kriterien. Gleichwohl kann eine medikamentenassoziierte Eosinophilie in diesem Fall nicht mit letzter Sicherheit ausgeschlossen werden.

Makrolid-Antibiotika

Ein 50-jähriger Patient mit vorbestehendem Asthma bronchiale unterzog sich aufgrund einer Septumdeviation und beidseitiger chronischer polypöser Sinusitis mit Eosinophilie einem operativen Eingriff (7). Im Rahmen der Nachsorge erhielt er eine 5-tägige Roxythromycin-Therapie. 2 Wochen später kam es zu Inappetenz, Gesichtsödem, Muskelschmerzen und einer Mononeuritis multiplex. Zusätzlich trat eine Parese des N. radialis auf. Die Bluteosinophilenzahl lag bei 64%.

Östrogene

Bei einer 56-jährigen Patientin mit seit Jahren bestehender chronischer Rhinitis und kortikosteroidabhängigem Asthma bronchiale wurde zur Vermeidung postmenopausaler Beschwerden und Osteoroseprophylaxe eine Östrogen-Ersatztherapie über drei Monate eingeleitet. Ein Jahr zuvor war es im Rahmen einer kortikosteroidassoziierten Osteoporose zu Spontanfrakturen gekommen. Das Medikament wurde daraufhin abgesetzt. In den 3 Monaten vor Diagnosestellung des Churg-Strauss-Syndroms wurde eine zunehmende Eosinophilie von zuletzt 27% aller Blutleukozyten festgestellt, ferner eine periphere Mononeuritis, eine Diplopie, eine Bradykardie, eine Diarrhö sowie vaskulitische Hautveränderungen. Die Diagnose eines Churg-Strauss-Syndroms wurde auf dem Boden der Muskel- und Magenschleimhautbiopsie und dem Nachweis von p-ANCA gestellt. Unter Wiedereinführung der Kortikosteroide in Verbindung mit einem Cyclophosphamid bildeten sich die Symptome zurück.

Inhalative Kortikosteroide

Verschiedene Berichte stellen einen Zusammenhang zwischen der Therapie mit inhalativen Kortikosteroiden und dem Auftreten des Churg-Strauss-Syndroms her (29, 33). So berichten beispielsweise Priori und Mitarbeiter (29) über eine 37-jährige Patientin, die aufgrund asthmatischer Beschwerden seit drei Jahren eine hoch-dosierte Therapie mit inhalativen Kortikosteroiden erhielt. Das Churg-Strauss-Syndrom manifestierte sich, nachdem wegen eingetretener Gravidität die Behandlung abgesetzt wurde. Die Erkrankung konnte mit oralen Kortikosteroiden unter Kontrolle gehalten werden.

Pathogenese des Leukotrienhemmer-assoziierten Churg-Strauss-Syndroms

Gegenwärtig werden vier Hypothesen diskutiert, durch die die gesteigerte Inzidenz des Churg-Strauss-Syndroms mit der Einnahme von Leukotrienhemmern erklärt werden soll.

Hypothese I: Erhöhte Aufmerksamkeit. Diese Hypothese geht davon aus, dass sich die Erkrankung unabhängig von der Therapie mit Leukotrienhemmern entwickelt und dass die Akkumulation neuer Fälle das Resultat einer gesteigerten Sensibilität gegenüber dem Churg-Strauss-Syndrom ist. **Gegen** diesen Erklärungsversuch spricht allerdings, dass die Inzidenz des Syndroms in der Zafirlukast-behandelten Population um ein Vielfaches höher liegt als die „natürliche" Inzidenz des nicht medikamentenassoziierten Churg-Strauss-Syndroms. Auf der Basis der bisher publizierten Fälle kann man von einer jährlichen Inzidenz zwischen 80 und 160 Fällen/Million Patienten ausgehen. Diese liegt um ein Mehrfaches höher als die vor der Leukotrienhemmer-Ära errechnete Inzidenz des Churg-Strauss-Syndroms von 2 bis 3 Fällen/Million Patienten pro Jahr (32).

Hypothese II: Medikamentenunverträglichkeit. Dieser Ansatz führt das Churg-Strauss-Syndrom auf eine immunologische bzw. allergische Reaktion gegenüber Leukotrienhemmern bei Patienten zurück, die aufgrund ihrer allergischen Diathese ohnehin zu Medikamentenunverträglichkeiten neigen. Tatsächlich wurde das Churg-Strauss-Syndrom unter der Behandlung mit verschiedenen Medikamenten beobachtet (s. Tab. **7.5**). Obwohl diese Erklärung nicht völlig ausgeschlossen werden kann, sprechen doch folgende Aspekte **gegen** diese Hypothese:

- Eine granulomatöse Vaskulitis ist eine extrem seltene medikamentenausgelöste Manifestation. Insgesamt sind bisher nur acht Fälle in der Literatur beschrieben worden (32).
- Das Intervall von 2 – 4 Monaten zwischen der Einleitung der Therapie und dem Ausbruch der Erkrankung ist für eine allergische Unverträglichkeitsreaktion ungewöhnlich lang.
- Das Churg-Strauss-Syndrom wurde nicht nur unter Einnahme von Zafirlukast, sondern auch den anderen erhältlichen Leukotrien-Rezeptorantagonisten mit unterschiedlicher chemischer Struktur beobachtet. Darüber hinaus sind Erkrankungsfälle beschrieben worden, in denen keine Leukotrien-Rezeptorantagonisten, sondern Salmeterol oder hohe Dosen inhalativer Kortikosteroide oder andere Medikamente eingenommen wurden (s. Tab. **7.5**).
- Viele der Patienten wurden auch ein Jahr nach Absetzen der Leukotrienhemmer symptomatisch, sobald ein Kortikoid-Ausschleichversuch unternommen wurde.

Hypothese III: Leukotrien-Imbalance. Eine weitere Theorie führt die Entwicklung des Churg-Strauss-Syndroms auf eine Verschiebung des Leukotrienmetabolismus (13) zurück. Hiernach rückt unter der Blockade der Cysteinyl-LT_1-Rezeptoren die biologische Wirkung des Leukotrien B_4 relativ in den Vordergrund. Nachfolgend aufgeführte Beobachtungen machen diese Hypothese jedoch eher **unwahrscheinlich:**

- Der FDA wurde eine dem Churg-Strauss-Syndrom ähnliche Erkrankung unter der Behandlung mit dem 5-Lipoxygenase-Inhibitor Zileuton gemeldet (6), die neben der Synthese von Cysteinyl-Leukotrienen auch die LTB_4-Produktion hemmt.
- Obwohl Leukotrien B_4 in vitro chemotaktische Eigenschaften auf eosinophilen Granulozyten besitzt, zeigen spezifische Leukotrien-B_4-Antagonisten keinen Effekt auf die asthmatische Erkrankung (8). Diese Untersuchungen machen deutlich, dass Leukotrien B_4 in vivo die Eosinophilenzahl und die physiologischen Parameter des Asthma bronchiale nicht beeinflusst.
- Eine Akkumulation von Cysteinyl-Leukotrienen durch die Blockade der korrespondierenden Rezeptoren ist unerheblich, da die Mediatoren ohnehin im Überschuss gebildet werden und nur ein vernachlässigbarer kleiner Teil die Rezeptoren besetzt. Der überschüssige Teil wird aufgrund der chemischen Natur der Mediatoren in Form von ungesättigten Lipidmolekülen sehr rasch inaktiviert (21).
- Ein bisher nicht beschriebener Wirkmechanismus auf den Katabolismus von Leukotrienen durch Leukotrienhemmer könnte zu einer übermäßigen Akkumulation von Leukotrienen führen. Diese An-

sicht ist jedoch unwahrscheinlich, da sich die Kinetik der Leukotrien E_4-Ausscheidung unter Leukotrienhemmer-Behandlung nicht verändert.

Hypothese IV: Atypische Verlaufsform („Forme Fruste"). Die Hypothese beruht auf der Beobachtung, dass die überwiegende Zahl der publizierten Fälle nach Reduktion einer effektiven antiasthmatischen Behandlung auftrat (s. Tab. **7.5**) und diese damit eine langsam verlaufende oder atypische Form des Churg-Strauss-Syndroms darstellen. Verschiedene Argumente sprechen **für** diesen Erklärungsansatz:

- Die Patienten litten über einen längeren Zeitraum an einer schweren Form der Atemwegsobstruktion, die als Asthma bronchiale diagnostiziert wurde.
- Die Patienten litten zusätzlich übermäßig häufig an einer chronischen symptomatischen Sinusitis oder zeigten bereits vor der Diagnose mehrere Organmanifestationen, die nach den oben genannten Kriterien des *American College of Rheumatology* (25) mit der Diagnose eines Churg-Strauss-Syndroms vereinbar waren.
- Aufgrund des Schweregrades der Erkrankung wurde bei den meisten Patienten entweder eine kontinuierliche oder intermittierende orale Kortikosteroid-Therapie durchgeführt. In einzelnen Fällen erhielten die Patienten eine Therapie mit hochdosierten inhalativen Kortikosteroiden oder Depot-Kortikosteroiden.
- Bis auf eine Ausnahme wurde bei den Patienten die antientzündliche Therapie 2 – 4 Monate vor Manifestation des Churg-Strauss-Syndroms beendet oder reduziert.
- Die Reduktion der Kortikosteroide unter Behandlung mit Leukotrienhemmern führt auch zu einer Exazerbation anderer immunologischer Erkrankungen. So kam es bei einem Patienten mit schwerem kortikosteroidabhängigen Asthma bronchiale nach Ausschleichen der oralen Kortikosteroide, das unter Zafirlukast und langwirksamem β_2-Mimetika möglich wurde, zur Exazerbation einer über Jahre hinweg inaktiven Colitis ulcerosa (20).

Bewertung

Die überwiegende Mehrzahl der beobachteten medikamentenassoziierten Churg-Strauss-Fälle zeigt auffällige Gemeinsamkeiten (s. Tab. **7.4**). Es handelt sich um allmählich progrediente Erkrankungen mit Asthma, Rhinopathie und Eosinophilie, die wiederholt mit oralen oder hochdosierten inhalativen Kortikosteroiden behandelt wurden. Die systemische Manifestation und die Diagnose des **Churg-Strauss-Syndroms** erfolgte schließlich in einer Phase, in der die immunsuppressive Therapie zurückgenommen wurde. Dabei ist anzunehmen, dass erst die Einführung potenter bronchodilatorischer Medikamente bzw. hochwirksamer inhalativer Kortikosteroide, wie β_2-Mimetika, Leukotrienhemmer oder Fluticason, eine Reduktion oder Unterbrechung der Kortikosteroidbehandlung erlaubte. Gleichzeitig ermöglichten diese antiasthmatischen Medikamente längere kortikosteroidfreie Intervalle, so dass sich die Erkrankung vollständig manifestieren konnte.

Diese Analyse der bekannt gewordenen Fälle erlaubt mit einiger Wahrscheinlichkeit den Schluss, dass es sich bei der derzeit zu beobachtenden Häufung des Churg-Strauss-Syndroms nicht um einen direkten Effekt der Leukotrienhemmer-Medikation handelt. Vielmehr dürfte es sich bei den betroffenen Patienten bereits primär um eine milde oder langsam beginnende Form des Syndroms gehandelt haben, die ursprünglich **durch medikamentöse Immunsuppression maskiert** wurde.

> Das Auftreten des Churg-Strauss-Syndroms bei Asthmatikern in Assoziation mit der Einnahme von Leukotrienhemmern beruht auf der Demaskierung eines zugrunde liegenden vaskulitischen Syndroms, das klinisch zunächst als moderates bis schweres Asthma betrachtet und mit Kortikosteroiden behandelt wurden ist.

Fazit

Seit dem ersten Bericht über die Assoziation zwischen den Leukotrienhemmern und der Entwicklung des Churg-Strauss-Syndroms wurden zahlreiche vergleichbare Kasuistiken publiziert oder an offizielle Stellen gemeldet. Danach sind Erkrankungen nicht nur in Verbindung mit einer Zafirlukasttherapie, sondern auch unter der Behandlung mit den Leukotrienhemmern Montelukast und Pranlukast, inhalativen Kortikosteroiden, DNCG sowie unter dem lang-wirksamen β_2-Mimetikum Salmeterol beobachtet worden. Die detaillierte Analyse der publizierten Fälle legt nahe, dass das Churg-Strauss-Syndrom nicht direkt mit der Einnahme dieser Medikamente im Zusammenhang steht. Die **wahrscheinlichste Erklärung** ist vielmehr, dass die betroffenen Patienten bereits primär an einer subklinischen Form der Erkrankung litten, die vor Einführung der Substanzen durch eine hochdosierte, kontinuierliche oder intermittierende Kortikosteroid-Therapie maskiert wurde. Ein ursächlicher Zusammenhang zwischen der Behandlung mit Leukotrien-Rezeptorantagonisten und der Entwicklung des Churg-Strauss-Syndroms lässt sich nicht erkennen. Vielmehr lassen die jetzt beobachteten Erkrankungen vermuten, dass die tatsächliche Inzidenz des Churg Strauss-Syndroms höher liegt als ursprünglich angenommen.

Literatur

[1] Chumbley, L. C., E. G. Harrison, R. A. De Remee: Allergic granulomatosis and angiitis (Churg-Strauss-syndrome). Mayo Clin. Proc. 52 (1977) 477–581

[2] Churg, J., L. Straus: Allergic granulomatosis, allergic angiitis and periarteritis nodosa. Am. J. Pathol. 27 (1951) 277–301

[3] Churg, A., M. Brallas, S. R. Cronin et al.: Formes frustes of Churg-Strauss syndrome. Chest 108 (1995) 320–323

[4] Churg, A., J. Churg: Steroids and Churg-Strauss syndrome. Lancet 352 (1998) 32–33

[5] Conron, M., H. L. C. Beynon: Churg-Strauss syndrome. Thorax 55 (2000) 870–877

[6] Data on file. United States Food and Drug Administration. Zileuton file, Image M2 022 589 (1998)

[7] Dietz, A., C. Hubner, K. Andrassy: Macrolide antibiotic-induced vasculitis (Churg-Strauss syndrome). Laryngorhinoootologie 77 (1998) 111–114

[8] Evans, D. J., P. J. Barnes, S. M. Spaethe, E. L. Alstyne, M. I. Mitchell, B. J. O'Connor: Effect of a leukotriene B$_4$ receptor antagonist, LY293 111, on allergen induced responses in asthma. Thorax 51 (1996) 1178–1184

[9] Franco, J., M. J. Artes: Pulmonary eosinophilia associated with montelukast. Thorax 54 (1999) 558–560

[10] Green, R. L., A. G. Vayonis: Churg-Strauss syndrome after zafirlukast in two patients not receiving systemic steroid treatment. Lancet 353 (1999) 725–726

[11] Häfner, D., M. Förster, U. Hengst, A. Reißig, B. Mock, A. Machnik, M. Henzgen, P. R. Grahmann, R. K. Braun, C. Kroegel: Immunmodulato-rische Behandlung des schweren Kortikosteroid-abhängigen Asthma bronchiale und des Churg-Strauss-Syndroms mit Interferon. Klinischer Verlauf und immunzytologische Charakterisierung. Pneumologie (2001); in Druck

[12] Holoway, J., J. Ferriss, J. Groff et al.: Churg-Strauss syndrome associated with zafirlukast. J. Am. Osteopath. Assoc. 98 (1998) 275–278

[13] Honsinger, R. W.: Zafirlukast and Churg-Strauss syndrome (letter). J. Am. Med. Assoc. 279 (1998) 1949

[14] Imai, H., Y. Nakamoto, M. Hirokawa et al.: Carbamazepine-induced granulomatous necrotizing angiitis with acute renal failure. Nephron 51 (1989) 405–408

[15] Katz, R. S., M. Papernik: Zafirlukast and Churg-Strauss syndrome (letter). J. Am. Med. Assoc. 279 (1998) 1949

[16] Katzenstein, A.-L.: Angiitis and granulomatosis, in: Katzenstein und Askin's surgical pathology of non-neoplastic lung disease, 3. Edition, 1997, Chapter 8, pp. 193–222

[17] Kinoshita, M., T. Shiraishi, M. Ayabe et al.: Churg-Strauss syndrome after corticosteroid withdrawal in an asthmatic patient treated with pranlukast. J. Allergy Clin. Immunol. 103 (1999) 534–535

[18] Knoell, D. L., J. Lucas, J. N. Allen: Churg-Strauss syndrome associated with zafirlukast. Chest 114 (1998) 332–334

[19] Kroegel, C., U. Costabel, H. Matthys: Klinische, ätiologische, diagnostische und differentialdiagnostische Aspekte des Churg-Strauss-Syndroms. Med. Klinik 83 (1988) 223–227

[20] Kroegel, C., A. Reißig, U. Hengst, A. Petrovic, D. Häfner, P. R. Grahmann: Ulcerative colitis following introduction of zafirlukast and corticos-

teroid withdrawal in severe atopic asthma. Eur. Respir. J. 14 (1999) 243–244

[21] Kroegel, C., A. Reißig, P. R. Grahmann: Pulmonary eosinophilic disorders. In: Pulmonary Diseases. Grassi, C., C. Brambilla, C. Costabel, R. A. Stockley, R. Naeije, R. Rodriguez-Roisin (eds.): MacGraw Hill, New York (1999) p. 239–252

[22] Lanham, J. G., K. B. Elkon, C. D. Pusey, G. R. Huges: Systemic vasculitis with asthma and eosinophilia: a clinical approach to the Churg-Strauss syndrome. Medicine (Baltimore) 63 (1984) 65–81

[23] Lhote, F., L. Guillevin: Polyartheritis nodosa, microscopic polyangiitis, and Churg-Strauss syndrome. Sem. Respir. Crit. Care Med. 19 (1998) 27–45

[24] Löbel, H., I. Machtey, M. Eidner: Pulmonary infiltrates with eosinophilia in an asthmatic patient treated with disodium cromoglycate. Lancet 348 (1992) 1032

[25] Masi, A. T., G. G. Hunder, J. T. Lie et al.: The American College of Rheumatology 1990 criteria for the classification of the Churg-Strauss syndrome (Allergic granulomatosis and angiitis). Arthritis Rheum. 33 (1990) 1094–1100

[26] Mock, B., B. Bartuschka, C. Kroegel, W. Wenz: Behandlung eines steroidresistenten Churg-Strauss-Syndroms mit Interferon-γ. Atemw. Lungenkrkh. 23 (1997) 552–557

[27] Morice A. H., J. Kumwenda, N. Qureshi, A. Curran. Mesalazine activation of eosinophils. Lancet 350 (1997) 1105

[28] Orriols, R., X. Munoz, J. Ferrer, P. Huget, F. Morell: Cocaine-induced Churg-Strauss vasculitis. Eur. Respir. J. 9 (1996) 175–177

[29] Priori R., M. Tomassini, L. Magrini, F. Conti, G. Valesini. Churg-Strauss syndrome during pregnancy after steroid withdrawal. Lancet 252 (1998) 1599–1600

[30] Somogyi, A., G. Muzes, J. Molnar et al.: Drug-related Churg-Strauss syndrome? Adverse Drug React. Toxicol. Rev. 17 (1998) 63–74

[31] Tatsis, E., A. Schnabel, W. L. Gross: Interferon-α treatment of four patients with the Churg-Strauss syndrome. Ann. Intern. Med. 129 (1998) 370–374

[32] Wechsler, M. E., E. Garpestad, S. R. Flier, O. Kocher, D. A. Weiland, A. J. Polito, M. M. Klinek, T. D. Bigby, G. A. Wong, R. A. Helmers, J. M. Drazen: Pulmonary infiltrates, eosinophilia and cardiomyopathy following corticosteroid withdrawal in patients with asthma receiving zafirlukast. J. Am. Med. Assoc. 279 (1998) 455–457

[33] Wechsler M. E., R. Pauwels, J. M. Drazen. Leukotriene modifiers and Churg-Strauss syndrome. Adverse effect or response to corticosteroid withdrawal. Drug. Safty 21 (1999) 241–261

[34] Wechsler, M. E., D. Finn, D. Guanwardena, R. Westlake, A. Barker, S. P. Haranath, R. A. Pauwels, J. C. Kips, J. M. Drazen: Churg-Strauss syndrome in patients receiving montelukast as treatment for asthma. Chest 117 (2000) 708–713

Teil IV

Therapie

8 Systematik der antiasthmatischen Medikamente

Claus Kroegel

Durch die in den letzten Jahren entwickelten neuen medikamentösen Behandlungsmöglichkeiten für das Asthma bronchiale (3, 17) haben sich die Chancen einer individuellen Therapie verbessert. Allerdings hemmt die Unklarheit über Indikation und Effektivität der „neuen" therapeutischen Möglichkeiten deren adäquaten Einsatz. Um den Überblick zu behalten, bedarf es daher einer systematischen Einteilung der therapeutischen Zugänge. In diesem Kapitel sollen die heute zur Verfügung stehenden Medikamente nach ihren pharmakologischen Eigenschaften zusammengefasst und einander gegenübergestellt werden.

Nach ihrer dominierenden therapeutischen Wirkung lassen sich die Antiasthmatika willkürlich in **vier Gruppen** unterteilen (Tab. **8.1**). Hierzu zählen Medikamente mit

- systemischer antiinflammatorischer Wirkung,
- topischer (peripherer) antiinflammatorischer Wirkung,
- überwiegend bronchodilatorischer Wirkung sowie einem schwachen antiinflammatorischen Effekt und
- bronchodilatorischer Wirkung ohne antiinflammatorischen Effekt.

Allerdings kommen Überschneidungen im Wirkmechanismus zwischen den Gruppen vor. Die verschiedenen Gruppen werden nachfolgend im einzelnen erläutert.

Systemisch-immunmodulatorisch wirkende antiasthmatische Medikamente

Während die Prävention auf die Vermeidung von Allergenen und anderen asthmaauslösenden Faktoren und die medikamentöse Therapie auf die Behandlung der Entzündung und der Bronchialobstruktion abzielt, greift die immunmodulatorische Behandlung in die der Pathogenese zugrunde liegenden immunologischen Prozesse ein. Je nach eingesetztem Medikament handelt es sich hierbei um eine mehr oder weniger spezifische Immunmodulation. Ein Beispiel für ein unspezifisches immunmodulatorisches Medikament sind orale, systemisch verfügbare

Tab. 8.1 Aufstellung der derzeit verfügbaren Medikamente für die Therapie allergischer Erkrankungen

Name	Nebenwirkungen (NW)	Generika	Handelsname
I. Systemisch/immunmodulatorisch wirkende anti-entzündliche Medikamente			
Kortikosteroide			
systemisch	nach längerer Einnahme Osteoporose, arterielle Hypertonie, Diabetes, Katarakt, Hemmung der Hypothalamus-Hypophysen-Nebennierenaxe, Obesitas, Hautatrophie und Muskelschwäche	Methylprednisolon	Urbason®
		Prednisolon	Decortin H®
		Prednison	Decortin®
Interferon			
subkutan	Fieber, Abgeschlagenheit u. a.	Interferon-α2b	Intron A®
		Interferon-αcon	Inferax®
		Interferon-γ1b	Imukin®
II. Topisch/peripher wirkende anti-inflammatorische Medikamente			
Dinatriumcromoglycat (DNCG)			
inhalativ	Heiserkeit, orale Candidiasis (selten)	Fluticason	Atemur®, Flutide®, Viani®§
	hohe Dosen (> 1 mg/dh) können zu Hautatrophie, Katarakt, Hämatomneigung und Nebennierensuppression führen	Budesonid	Pulmicort® TH, Symbicort®§
		Flunisolid	Inhacort®
		Beclometason	Sanasthmyl®
		Triamcinolon	Volonimat®
		Mometason	Astmanex®
nasal	gelegentlich trockene und gereizte Nasen- und Rachenschleimhaut, Geruchs- und Geschmacksstörung	Fluticason	Flutide® Nasal
		Budesonid	Pulmicort® Topinasal
		Mometason	Nasonex®
inhalativ	minimal, gelegentlich Husten nach Inhalation, Heiserkeit	DNCG	Aarane®, Allergospasmin® (in Kombination mit β_2-Mimetika)
nasal	s. o.	DNCG	Lomupren®
Nedocromil			
inhalativ	keine bekannt	Nedocromil	Tilade®
nasal	lokales Stechen und Brennen	Nedocromil	Irtan® Nasenspray
konjunctival	lokales Stechen und Brennen	Nedocromil	Irtan® Augentropfen

Fortsetzung ▶

Tab. **8.1**   (Fortsetzung)

Name	Nebenwirkungen (NW)	Generika	Handelsname
Antihistaminika (H1-Antagonisten der 2. und 3. Generation)			
oral	leichte Sedation, Mundtrockenheit, Sehstörungen, Glaukomauslösung, selten Überempfindlichkeitsreaktion, Kopfschmerzen	Cetrizin Fexofenadin Azelastin Loratadin	Zyrtec® Telfast® Allergodil® Lisino®, Teldane®, Terfenadin® Decloratadin Aerius® Levocetirizin Xusal®
nasal	selten Brennen, Pruritus	Azelastin	Rhinolast® Nasenspray
Anti-IgE-Antikörper			
subkutan	(Thrombopenie?)	Omalizumab	Xloair®

III. Medikamente mit anti-inflammatorischer und bronchialerweitender Wirkung

Leukotrienhemmer

	selten Kopfschmerzen; einzelne Fälle einer Vaskulitis (Churg-Strauss-Syndrom) wurden beobachtet, vermutlich aber keine direkte Nebenwirkung der Leukotrien-Hemmer	Montelukast 10 mg Montelukast 5 mg Montelukast 4 mg Zafirkulast	Singulair® Singulair Junior® Singulair® mini Accolate®*

IV. Medikamente mit bronchialerweitender und antiinflammatorischer Wirkung

Retardiertes Theophyllin

	Übelkeit und Erbrechen; bei Überdosierung: epileptische Anfälle, Tachykardie, Arrhythmie (strenge Spiegelkontrollen sind erforderlich)	Theophyllin	Euphylong® Bronchoretard® Afonilum®

V. Bronchodilatorische Medikamente ohne anti-inflammatorische Wirkung

Kurz-wirksame β₂-Mimetika

inhalativ	inhalative β₂-Mimetika haben weniger und geringere Nebenwirkungen als Tabletten oder Sirup	Albuterol* Fenoterol Salbutamol Terbutalin	Berotec® Sultanol® Rotadisk Bricanyl®

Fortsetzung ▶

Tab. **8.1** (Fortsetzung)

Name	Nebenwirkungen (NW)	Generika	Handelsname
systemisch	kardiovaskuläre Stimulation, Muskeltremor, Kopfschmerzen, Verwirrtheit	Salbutamol	Volmac® Salbulair®
Langwirksame β₂-Mimetika			
inhalativ	inhalative β₂-Mimetika haben weniger und geringere Nebenwirkungen als Tabletten	Salmeterol	Serevent®, Aeromax® Viani®+ Oxis®,
		Formoterol	Foradil®P Symbicort®
systemisch	kontinuierliche Freisetzung kann mit kardiovaskulärer Stimulation, Ängstlichkeit, Muskeltremor, Kopfschmerzen, oder Hypokaliämie einhergehen	Terbutalin	Bricanyl-Dirules®
Anticholinergika			
inhalativ	Mundtrockenheit und unangenehmer Geschmack	Ipratropium Oxitropium	Atrovent® Ventilat®

* in der BRD nicht verfügbar; + in Kombination mit Fluticason; # in Kombination mit Budesonid; § in Kombination mit Salmeterol; ◆ in Kombination mit Fometerol

Kortikosteroide, die neben der Hemmung distaler Immunvorgänge vor allem proximale immunologische Prozesse beeinflussen. Ein anderes Beispiel bilden die **Interferone,** die relativ spezifisch mehrere immunologische Interaktionen innerhalb der asthmatischen Entzündung modifizieren. Von diesen zentral antientzündlich wirkenden Medikamenten sind die auf der Organebene peripher hemmend wirkenden Substanzen abzugrenzen, die z. B. die Aktivität der Effektorzellen abschwächen oder die Wirkung einzelner Mediatoren neutralisieren.

> Zu den systemisch-immunmodulatorisch wirkenden antientzündlichen Medikamenten gehören
> - die oralen Kortikosteroide und
> - die Interferone.

Die vorwiegend systemisch-antiinflammatorisch wirkenden Substanzen beeinflussen die der allergischen Entzündung zugrunde liegenden zellulären Prozesse einschließlich der Antigen/Allergen-Erkennung, der Proliferation und Funktion regulierender Lymphozyten und peripherer Effektorzellen auf einer proximalen immunregulatorischen Ebene. Sie hemmen daher das Ausmaß der lokalen chronisch-allergischen Gewebeentzündung indirekt. Da die Beeinflussung der Regulationsprozesse eine gewisse Zeit in Anspruch nimmt, ist mit einem therapeutischen Effekt erst nach einer Latenzperiode zu rechnen. Aus diesem Grund müssen die Substanzen regelmäßig über einen längeren Zeitraum eingenommen werden, um ihre inhibitorische Wirkung in vollem Umfang entfalten zu können.

Bei den systemisch-immunmodulatorisch wirkenden Antiasthmatika handelt es sich somit um langfristig wirkende präventive Medikamente (9).

Die beiden vorwiegend bronchodilatorisch wirkenden Klassen der Methylxanthine (z. B. Theophyllin) und Leukotrien-Rezeptorantagonisten (z. B. Zafirlukast oder Montelukast) beeinflussen ebenfalls regulatorische Vorgänge des zentralen Immunsystems. Verglichen mit Kortikosteroiden, ist dieser antientzündliche Effekt allerdings nur schwach ausgeprägt.

Systemische Kortikosteroide

Glukokortikoide gelten als die wirksamsten, gegenwärtig verfügbaren Antiphlogistika und spielen daher eine dominierende Rolle bei der Therapie allergischer Erkrankungen (10, 18). Sie dienen als antientzündliches Basistherapeutikum des Asthma bronchiale. Die Effekte von Kortikosteroiden werden über einen intrazellulär lokalisierten Rezeptor vermittelt, dessen Aktivierung zu einer genomischen Umprogrammierung der Zelle führt. Details zum Wirkmechanismus, zur klinischen Wirkung und zu den Nebenwirkungen sind Kap. 5 zu entnehmen.

Interferone

Als **Interferone** (IFN) wird eine Familie von 20 Glykoproteinen bezeichnet, die zur Gruppe der Zytokine gehören. Man unterscheidet zwischen Typ-1- (IFN-α und IFN-β) und Typ-II-Interferonen (IFN-γ). Sie sind an der antiviralen Immunreaktion und an Zellwachstum und -differenzierung sowie der **Immunmodulation** beteiligt. Im einzelnen erhöhen sie die Zytotoxizität der „Natural Killer"-Zellen, die Phagozytose durch Makrophagen, die antikörperabhängige Zytotoxizität von Neutrophilen und „Natural Killer"-Zellen sowie die Suppressorzellaktivität. Darüber hinaus fördern sie die Differenzierung von Th0-Zellen zu Th1-Zellen (21) und verschieben auf diese Weise bei allergischen Erkrankungen das Gleichgewicht vom dominierenden Th2- zum Th1-Phänotyp.

In sensibilisierten Tieren hemmt die Inhalation von IFN-γ die sich nach Allergenexposition entwickelnde Infiltration der Atemwege durch eosinophile Granulozyten und die asthmatische Spätreaktion (5, 20), während dieser Effekt beim Menschen nicht signifikant war (4). Eine Hypersensibilisierungsbehandlung steigert die Interferon-γ-Produktion durch zirkulierende Blut-T-Lymphozyten und erhöht die Zahl der Interferon-γ-exprimierenden Zellen in Nasenschleimhautbiopsien von Patienten mit allergischer Rhinitis (6). Eigene und die Erfahrungen anderer Arbeitsgruppen zeigen, dass subkutan verabreichtes IFN-α und IFN-γ einen günstigen therapeutischen Effekt auf die klinischen Beschwerden hat und die Erkrankung stabilisiert (7, 8, 15). Nach einer mehr als dreimonatigen Therapie nimmt die Zahl der peripheren eosinophilen Granulozyten ab. Ähnliche günstige Ergebnisse ließen sich bei der Behandlung von Patienten mit Churg-Strauss-Syndrom beobachten (8, 15).

Topisch (peripher) wirkende antiinflammatorische Medikamente

Zu den topisch (peripher) wirkenden antientzündlichen Medikamenten gehören
- die inhalativen Kortikosteroide,
- Dinatriumcromoglycat (DNCG)
- Nedocromilnatrium
- H_1-Antihistaminika und
- Anti-IgE-Antikörper.

Sie besitzen keinen unmittelbaren bronchodilatorischen Effekt und eignen sich somit nicht zur Notfallbehandlung asthmatischer Erkrankungen. Ihre Wirkung beeinflusst jedoch die der asthmatischen Entzündung zugrunde liegenden Prozesse und somit Verlauf und Schwere der chronisch-bronchialen Erkrankung. Der therapeutische Effekt der lokal oder topisch wirkenden antientzündlichen Medikamente erstreckt sich vorwiegend auf periphere Entzündungszellen, wie z. B. Mastzellen oder eosinophile Granulozyten. Eine Wirkung auf zentral immunregulatorische Vorgänge besteht nicht oder ist, verglichen mit den oralen Kortikosteroiden bzw. Interferon, gering.

Inhalative Kortikosteroide

Während die **Therapie** mit oralen oder intravenös verabreichten Kortikosteroiden nur bei schwersten Formen des Asthma bronchiale (Schweregrad IV) oder im Status asthmaticus indiziert ist, stehen inhalative Kortikosteroide im Zentrum der antientzündlichen Therapie des Asthma bronchiale. Damit lässt sich in 95 % der Fälle die Atemwegsentzündung kontrollieren (17, 25). Bei der topischen Applikation werden im Vergleich zu systemischen Kortikosteroiden bei annähernd gleichwertigem pharmakologischen Effekt ungleich niedrigere Konzentrationen benötigt, womit sich orale Kortikosteroide einsparen lassen (16). Allerdings ergeben sich je nach Substanz Unterschiede im Verhältnis zwischen topischer Wirkung einerseits und systemischer Bioverfügbarkeit andererseits (1). Nähere Informationen zu inhalativen Kortikosteroiden sind in Kap. 5 zusammengefasst.

Dinatriumcromoglycat und Nedocromilnatrium

Der **Wirkmechanismus** von Dinatriumcromoglycat (DNCG) und Nedocromilnatrium ist noch nicht vollkommen aufgeklärt, schließt aber vermutlich eine Blockade von Chloridkanälen in der Zellmembran ein. Bezogen auf Wirkstärke und -spektrum, sind beide Substanzen miteinander vergleichbar und hemmen die Mediatorfreisetzung aus Mastzellen und die Rekrutierung eosinophiler Granulozyten aus dem Blut. Ihre Wirkung erstreckt sich sowohl auf die allergische Früh- und Spätreaktion nach Allergenprovokation als auch auf die durch körperliche Belastung oder Kaltluft ausgelöste Atemwegsobstruktion. Beide Medikamente werden topisch zur Behandlung milder Formen des Asthma bronchiale, der Rhinitis allergica und der Conjunctivitis allergica eingesetzt. Sie spielen auch eine Rolle bei der Behandlung allergischer Erkrankungen im Kindesalter. Dennoch wurde die Wirkung von DNCG bei der Erhaltungstherapie asthmatischer Kinder in Zweifel gezogen (23).

H_1-Antagonisten (Antihistaminika)

Zur Gruppe der peripher wirkenden antientzündlichen Medikamente gehören auch die H_1-Antagonisten oder Antihistaminika (s. Tab. **8.1**). Sie wirken als spezifische Rezeptorantagonisten und unterdrücken die proinflammatorische Wirkung des von Mastzellen und basophilen Granulozyten freigesetzten Histamins. Antihistaminika reduzieren auf diese Weise Pruritus, Gefäßdilatation mit Erythem und Ödem und sind sowohl nach systemischer als auch topischer Gabe wirksam.

H$_1$-Rezeptorantagonisten der 2. Generation sind aufgrund ihrer geringen Liquorgängigkeit besser verträglich als die Substanzen der ersten Generation. Neben ihrer symptomatischen Wirkung als Histamin$_1$-Rezeptorblocker besitzen sie offenbar eine nicht-H$_1$-Rezeptor-vermittelte antientzündliche Wirkkomponente, auch wenn die hier zugrunde liegenden molekularen Mechanismen noch nicht im Detail bekannt sind (11). Cetirizin beispielsweise hemmt die Gewebeinfiltration durch eosinophile Granulozyten sowie verschiedene Effektorfunktionen der Zelle (13).

Die **Indikation** zur Behandlung mit H$_1$-Rezeptorantagonisten der 2. Generation umfasst die Rhinitis allergica und Conjunctivitis allergica. Im Rahmen der atopischen Dermatitis ist ihre Wirkung nicht eindeutig belegt, wenngleich einzelne Patienten mit einer betont allergischen Komponente von der Behandlung mit Antihistaminika profitieren können. Ihre Rolle beim Asthma bronchiale ist ebenfalls bisher nicht überzeugend dargestellt worden.

> H$_1$-Antagonisten gehören daher nicht zur etablierten antiasthmatischen Behandlung.

In diesem Zusammenhang sei allerdings darauf verwiesen, dass Antihistaminika die antiobstruktive Wirkung von Leukotrien-Rezeptorantagonisten verstärken können (14, 19). Hierzu sei auf Kap. 15 verwiesen.

Anti-IgE-Antikörper (rhuMAb-E25, Omalizumab)

Bei dem rekombinanten und humanisierten Anti-IgE-Antikörper **Omalizumab** (rhuMAb-E25) handelt es sich um ein vollkommen neuartiges Therapieprinzip bei der Behandlung des allergischen Asthma bronchiale und der Rhinitis allergica. Das Medikament blockiert die Bindung von allergenspezifischem IgE und damit die Sensibilisierung gewebeständiger Mastzellen durch Neutralisation bzw. Elimination des zirkulierenden IgE's. Inzwischen liegen die Ergebnisse von drei multizentrischen, randomisierten Studien an Erwachsenen und Kindern mit allergischem Asthma sowie einer Phase-III-Studie zur Behandlung von Patienten mit saisonaler Rhinitis vor. Omalizumab (150–450 mg) wird je nach Körpergewicht und Höhe des IgE-Serumspiegels 1- bis 2-mal monatlich subkutan injiziert.

> Omalizumab hemmt sowohl die asthmatische Früh- als auch Spätreaktion und erlaubt eine Reduktion von oralen und inhalativen Kortikosteroiden, den Bedarf an kurz-wirksamen β$_2$-Mimetika, vermindert die Symptome sowie Zahl der Exazerbationen und verbessert die Lebensqualität.

Der Einsatz von Omalizumab ist vor allem bei Patienten sinnvoll, die mit den übrigen therapeutischen Möglichkeiten nicht ausreichend zu behandeln sind (vgl. Kap. 14).

Medikamente mit bronchodilatorischer und geringer antiinflammatorischer Wirkung

Im Gegensatz zu den antientzündlichen Substanzen nehmen Bronchodilatoren entweder direkt auf die glatte Muskulatur (β_2-Mimetika, Phosphodiesterase-Inhibitoren) oder auf die neurale Regulation des Bronchotonus (Anticholinergika) Einfluss. Ihre Wirkung ist rein symptomatisch und kann eine antientzündliche Therapie nicht ersetzen.

Von den ausschließlich antientzündlich wirkenden Substanzen ohne bronchodilatorische Wirkung lassen sich Bronchodilatoren unterscheiden, die zusätzlich eine antientzündliche Wirkung entfalten. Hierzu gehören das Methylxanthin Theophyllin und vor allem die Klasse der Leukotrienhemmer. Diese Medikamente kommen z.Z. ausschließlich beim Asthma bronchiale zur Anwendung. Leukotrien-Hemmer besitzen ferner einen günstigen Einfluss auf die Rhinitis allergica und möglicherweise auch auf die atopische Dermatitis (14, 19).

Theophyllin

Theophyllin ist ein **unspezifischer Phosphodiesterase-Inhibitor**, der seine pharmakologische Wirkung über die Erhöhung der intrazellulären cAMP-Konzentration in Muskel-, Epithel- und Nervenzellen vermittelt. Die pharmakologische Wirkung des Theophyllins bei einer Dosis zwischen 10 und 20 mg/l umfasst daher:
– Bronchodilatation,
– Steigerung der mukoziliären Clearance sowie
– zentrale Atemstimulation.

Neuere Untersuchungen haben zudem gezeigt, dass Theophyllin in relativ niedriger Dosierung von 5 bis 10 mg/l auch gewisse antientzündliche Effekte hat, die möglicherweise über purinerge Rezeptoren vermittelt werden (2, 12, 24).

Nicht-retardiertes Theophyllin steht zur intravenösen Akuttherapie im Rahmen eines Asthmaanfalls zur Verfügung. Demgegenüber kommt retardiertes, lang-wirksames Theophyllin gegenwärtig als adjuvante Behandlung beim Asthma bronchiale zum Einsatz und ist besonders wirkungsvoll zur Kontrolle nächtlicher Beschwerden. Aufgrund der individuellen Metabolisierung des Theophyllins und der komplexen Interaktionen mit anderen Arzneimitteln, aber auch zur Vermeidung akzidenteller Überdosierungen sind Kontrollen des Blutspiegels bei der Einstellung und während der Therapie unerlässlich. Bei einer Serumkonzentration über 20 mg/l, gelegentlich bereits schon bei 15 mg/l, kann es zu Unruhe, Schlaflosigkeit, Kopfschmerzen, Übelkeit und Erbrechen, bei noch höheren Konzentrationen sogar zu Krampfanfällen kommen.

Medikamente mit antiinflammatorischer und bronchodilatorischer Wirkung

Leukotrien-Rezeptorantagonisten

Mit der Einführung des Leukotrien-Rezeptorantagonisten **Montelukast** in der BRD steht nach über 20 Jahren eine neue Medikamentenklasse zur Behandlung des Asthma bronchiale zur Verfügung. Die günstige therapeutische Wirkung der Medikamente umfasst eine moderate Bronchodilatation während der asthmatischen Früh- und Spätreaktion sowie eine Minderung der bronchialen Hyperreagibilität. Der bronchiale Effekt der Leukotrienhemmer beruht auf der Blockade des CysLT1-Rezeptors auf glatten Muskelzellen, der die leukotrienvermittelte bronchiale Muskelkontraktion unterbindet. Zudem vermitteln die Substanzen einen antientzündlichen Effekt, der durch eine Verminderung der Entzündungszellen im Blut und in den Atemwegen zum Ausdruck kommt.

Eine besondere und klinisch relevante Eigenschaft der Leukotrienhemmer liegt darin, dass sie ihre bronchodilatorische Wirkung additiv zu der von β_2-Sympathomimetika entfalten. Somit lässt sich durch die Kombination beider Medikamente eine „übermaximale" Bronchodilation erreichen. Ein weiterer synergistischer bronchodilatorischer Effekt besteht offenbar bei Kombination der Leukotrienhemmer mit H_1-Rezeptorantagonisten (14, 19). Schließlich lassen sich mit Leukotrienhemmern inhalative und orale Kortikosteroide einsparen. Gleichzeitig ist die Verträglichkeit der Leukotrien-Rezeptorantagonisten ausgesprochen gut. Allerdings profitieren nicht alle Patienten in gleichem Umfang von den Medikamenten. Weitere Informationen zu dieser Substanzklasse finden sich in Kap. 6.

Bronchodilatorische Medikamente ohne antiinflammatorische Wirkung

Diese Gruppe von Medikamenten entfaltet ihre Wirkung entweder direkt auf die glatte Muskulatur (β_2-Sympathikomimetika) oder auf die neurale Regulation des Bronchotonus (Anticholinergika).

β_2-Sympathikomimetika (β_2-Agonisten)

Bei den β-Sympathikomimetika handelt es sich um rezeptorspezifische Medikamente, die spezifisch den β_2-adrenergen Rezeptorsubtyp auf den glatten Muskelzellen der Atemwege besetzen. β_2-Mimetika sind die stärksten gegenwärtig verfügbaren Bronchospasmolytika. Dieser pharmakologische Effekt wird ergänzt durch:
- eine Verringerung der Permeabilität im Bereich der Kapillaren und
- eine Verbesserung der mukoziliären Clearance.

Der hierbei zugrunde liegende pharmakologische Wirkmechanismus wird von einem Anstieg der intrazellulären cAMP-Konzentration mit einer Verringerung des Ca^{++} im Zytosol und einer Eröffnung von Ca^{++}-aktivierten K^+-Kanälen getragen. β_2-Mimetika können bei ausreichender Dosierung die allergische Sofortreaktion der Bronchien weitgehend hemmen, während die verzögerte Reaktion unbeeinflusst bleibt.

Nach Wirkungseintritt und Wirkdauer lassen sich die Medikamente dieser Gruppe in
- β_2-Sympathikomimetika mit kurzer Wirkdauer und
- β_2-Sympathikomimetika mit längerer Wirkdauer
einteilen.

Kurz-wirksame β_2-Sympathikomimetika bilden heute die Bedarfsmedikation für die Asthmabehandlung (24), die stets mitgeführt und im Falle obstruktiver Beschwerden inhaliert werden sollte. Umgekehrt ist die Häufigkeit der Anwendung einer solchen „Rescue"-Gabe auch ein Maß für die Kontrolle der Erkrankung.

Nach Applikation als Dosieraerosol tritt die Wirkung innerhalb weniger Minuten ein und kann über einen Zeitraum von 3 bis maximal 5 Stunden anhalten. Als Nebenwirkungen werden relativ häufig Tremor, kardiovaskuläre Stimulation, z.B. in Form einer Tachykardie, Kopfschmerzen, Unruhe und Hypokaliämie beobachtet. Der günstigste Weg zur selektiven und nebenwirkungsarmen Nutzung der β_2-Effekte ist die inhalative Applikation.

Die verlängerte Wirkungsdauer lang-wirksamer β_2-Mimetika wird mit den lipophilen physikochemischen Eigenschaften dieser Substanzen in Verbindung gebracht, ohne dass der Mechanismus gegenwärtig in allen Einzelheiten verstanden wird. Die Wirkungsdauer dieser inhalativen Medikamente von etwa 12 Stunden gewährleistet bei zweimaliger Anwendung eine ganztägig anhaltende Bronchodilation. Der besondere Vorteil der lang-wirksamen β_2-Mimetika liegt deshalb in der Vermeidung asthmatischer Beschwerden im Sinne einer Protektion, beispielsweise gegenüber nokturnalen, belastungsinduzierten oder durch andere Irritantien ausgelösten Beschwerden. Die Indikationen zur Gabe langwirksamer β_2-Mimetika umfassen daher mittelschwere bis schwere Asthmaformen oder Erkrankungen mit nächtlich betonter Symptomatik. Der Wirkeintritt von Formoterol beträgt wenige Minuten, der von Salmeterol etwa eine Stunde. Lang-wirksame β_2-Sympathikomimetika sollten jedoch nicht zur Notfallbehandlung eingesetzt werden.

Anticholinergika

Der therapeutische Effekt der Anticholinergika beruht auf der Blockade cholinerger (muskarinerger) Rezeptoren (**M-Rezeptoren**), wodurch die Substanzen mit der vagalen bzw. acetylcholinvermittelten Bronchokonstriktion interferieren. Von den fünf bisher bekannten muskarinergen Bindungsstellen ist die Funktion des M1-Rezeptorsubtyps auf submukösen Drüsenzellen und des M3-Rezeptorsubtyps auf glatten Muskelzellen für die Pathogenese des Asthma bronchiale relevant. Die beiden derzeit zur Verfügung stehenden Substanzen, *Itrapropiumbromid* und *Oxitropiumbromid*, wirken unspezifisch auf alle Rezeptorsubtypen.

Die Wirkung tritt etwas verzögerter ein als die der kurz-wirksamen β_2-Mimetika, hält dafür aber auch länger an (bis zu 6 Stunden). Ihr bronchodilatorischer Effekt ist schwächer ausgeprägt als der von β_2-Sympathikomimetika, und eine Wirksamkeit für die Langzeitbehandlung des Asthmas konnte nicht belegt werden. Während Exazerbationen kann allerdings die Kombination von Anticholinergika mit β_2-Mimetika sinnvoll sein, wie sie z.B. in Form des Berodual® vorliegt. Auch die alternierende Inhalation von Itrapropiumbromid und einem β_2-Mimetikum mittels Feuchtvernebler (z.B. Pari-Boy®; jeweils 8 Tropfen auf 2 ml NaCl) alle 3 Stunden im Wechsel hat sich bei mittelschweren bis schweren Asthmaattacken als günstig erwiesen. Relevante Nebenwirkungen werden nach Gabe von Anticholinergika kaum beobachtet. Gelegentlich kann es zu Mundtrockenheit oder unangenehmem Geschmack kommen.

Notfallmedikamente

Schwere Asthmaattacken und anaphylaktische Reaktionen unterschiedlichster Ätiologie können zu lebensbedrohlichen Situationen führen. Dabei geht es vor allem darum, bereits bei geringsten klinischen Anzeichen möglichst frühzeitig eine effektive Behandlung einzuleiten. Daher sollten beispielsweise Patienten mit bekannter schwerer Insektengiftallergie stets Kortison in Form von Tabletten oder Suppositorien sowie ein Adrenalin-Injektionsbesteck mit sich führen, um in der Lage zu sein, unmittelbare Maßnahmen einzuleiten. Dieses und andere Notfallmedikamente zur Akutbehandlung lebensbedrohlicher allergischer Erkrankungen sind in Tab. **8.2** aufgeführt.

Tab. 8.2   Medikamente für die Notfalltherapie allergischer Erkrankungen

Generika	Handelsname	Dosierung
I. Inhalierbare kurz-wirkende β_2-Mimetika (Kombination mit Anticholinergika empfehlenswert)		
Terbutalin	z. B. Bricanyl® DA oder als 1 % Lösung	2 Hub (0,5 mg) insgesamt 3 × alle 20 min, 10 Tpf in 2 ml NaCl über Feuchtvernebler alle 20 min, dann alle 1 bis 4 h
Fenoterol	z. B. Berotec® DA oder als 1 % Lösung	2 Hub (400 µg) insg. 3 × alle 20 min, 10 Tpf in 2 ml NaCl über Feuchtvernebler alle 20 min, dann alle 1 bis 4 h
Adrenalin	Adrenalin-Medihaler® Adrenalin (1 : 10 000)	1 bis 2 Hub (350 – 700 µg) alle 20 min, 1 bis 2 ml (0,1 – 0,2 mg) über Feuchtvernebler alle 20 min
II. Systemische kurz-wirkende β_2-Mimetika		
Terbutalin	Bricanyl® Injektionslösung	0,25 mg s. c. alle 20 min 3 ×
Adrenalin	Fastjekt®	0,2 – 0,3 mg i. m.
Adrenalin	Adrenalin 1 : 1000 (1 mg/ml)	0,3 – 0,5 mg s. c. über 3 Dosen alle 20 min
III. Anticholinergika (Kombination mit β_2-Mimetika empfehlenswert)		
Ipratropium-bromid	Atrovent® LS 0,25 % Lsg.	0,5 mg alle 20 min, dann alle 1 – 4 h über Feuchtvernebler
	Atrovent® DA	4 bis 8 Hub (80 – 160 µg) alle 20 min, dann alle 1 – 4 h
Oxitropium-bromid	Ventilat® Inhalationslösung	0,5 mg alle 20 min, dann alle 1 – 4 h über Feuchtvernebler
	Ventilat® DA	4 bis 8 Hub (80 – 160 µg) alle 20 min

Fortsetzung ▶

Tab. **8.2** (Fortsetzung)

Generika	Handelsname	Dosierung
IV. Nicht-retardiertes Theophyllin		
Theophyllin	Aminophyllin® Solosin®	i. v. 5 – 6 mg/kg
V. Leukotrienhemmer		
Montelu-last*	Singulair®	2 Tabletten zu 10 mg oral 7 mg i. v.
VI. Kortikosteroide		
Methylpred-nisolon	Urbason®	1 – 2 mg/kg KG oral oder i. v. alle 6 h
Prednisolon	Decortin H®	1 – 2 mg/kg KG oral oder i. v. alle 6 h
Prednison	Decortin®	1 – 2 mg/kg KG oral oder i. v. alle 6 h

* Montelukast ist bisher für die Notfalltherapie nicht zugelassen und beruht auf empirischen Daten. Eine intravenöse Formulierung (7 mg Montelukast) wird gegenwärtig in klinischen Studien geprüft (22).

Fazit

Obwohl Überschneidungen vorkommen, lassen sich die Antiasthmatika nach ihrer wesentlichen pharmakologischen Wirkung in vier Gruppen unterteilen. Hierzu zählen Medikamente mit 1. systemischer und immunmodulatorischer antiinflammatorischer Wirkung, 2. topischer (peripherer) antiinflammatorischer Wirkung, 3. schwach antiinflammatorisch wirkende Bronchodilatoren sowie 4. Bronchodilatoren ohne antiinflammatorischen Effekt. Im Gegensatz zu den systemisch-immunmodulatorischen Medikamenten beeinflussen die peripher wirkenden Substanzen die Entzündungsvorgänge direkt in den Atemwegen. Die Asthmatherapie basiert auf der individuellen Kombination antientzündlicher und bronchodilatorischer Medikamente dieser Gruppen.

Literatur

[1] Barnes, P. J., S. Pedersen: Efficacy and safety of inhaled inhaled corticosteroids. Am. Rev. Respir. Dis. 148 (1993) S1 – S26

[2] Barnes, P. J., R. A. Pauwels: Theophylline in the management of asthma: time for reappraisal? Eur. Respir. J. 7 (1994) 579 – 591

[3] Barnes, P. J.: New drugs for asthma. Clin. Exp. Allergy 26 (1996) 738–745

[4] Boguniewicz, M., R. J. Martin, D. Martin, U. Gibson, A. Celniker: The effects of nebulized recombinant interferon-γ in asthmatic airways. J. Allergy Clin. Immunol 95 (1995) 133–135

[5] Corry, D. B., F. Kheradmand: Induction and regulation of the IgE response. Nature 402 (Suppl.) (1999) B18–B23

[6] Durham, S. R., et al.: Grass pollen immunotherapie inhibits allergen-induced infiltration of CD4+-T lymphocytes and eosinophils in the nasal mucosa and increases the number of cells expressing messenger RNA for interferon-γ. J. Allergy Clin. Immunol. 97 (1996) 1356–1365

[7] Gratzl, S., A. Palca, M. Schmitz, H. U. Simon: Interferon-a: Eine neue erfolgversprechende Therapiemöglichkeit bei Kortikosteroid-resistentem Asthma bronchiale. Allergologie 23 (2000) 485–491

[8] Häfner, D., M. Förster, U. Hengst, A. Reißig, B. Mock, A. Machnik, M. Henzgen, P. R. Grahmann, R. K. Braun, C. Kroegel: Immunmodulatorische Behandlung der schweren Kortikosteroid-abhängigen Asthma bronchiale und des Churg-Strauss-Syndroms mit Interferon. Klinischer Verlauf und immunzytologische Charakterisierung. Pneumologie (2001) in Druck

[9] NHLBI/WHO Report:Global Strategy for Asthma Management and Prevention. NIH Publication (1996) 96–3559 B

[10] Kroegel, C., W. Luttmann, H. Matthys, J. C. Virchow jr.: Grundlagen und Anwendung der modernen antientzündlichen Therapie des Asthma bronchiale. Internist 36 (1995) 546–559

[11] Kroegel, C., V. Herzog, B. Knöchel, P. Julius, D. Wagnetz, J. C. Virchow jr., W. Luttmann: Anti-inflammatory action of histamine H1 receptor antagonists unrelated to H1 receptor blockade. Clin. Immunther. 5 (1996) 449–464

[12] Kidney, J., M. Dominguez, P. M. Taylor, M. Rose, K. F. Chung, P. J. Barnes: Immunomodulation by theophylline in asthma: demonstration by withdrawal of therapy. Am. J. Respir. Crit. Care Med. 151 (1995) 1907–1914

[13] Marsch, W. C.: Neue Antihistaminika und deren erweitertes therapeutisches Spektrum. Dermatol. Monatsschr. 178 (1992) 401–406

[14] Meltzer, E. O., K. Malmstrom, S. Lu, B. M. Prenner, L. X. Wie, S. F. Weinstein, J. D. Wolfe, T. F. Reiss: Concomitant montelukast and loratidine as treatment for seasonal allergic rhinitis: a randomised, placebo controlled clinical trial. J. Allergy Clin. Immunol. 105 (2000) 917–922

[15] Mock, B. B. Bartushka, C. Kroegel, W. Wenz: Behandlung eines steroidresistenten Churg-Strauss-Syndroms mit Interferon-g. Atemw. Lungenkrkh. 23 (1997) 552–557

[16] Nelson, H. S., W. W. Busse, B. P. de Boisblanc, W. E. Berger, M. J. Noonan, D. R. Webb, J. P. Wolford, P. S. Mahajan, A. G. Hamedani, T. Shah, S. M. Harding: Fluticasone propionate powder: oral corticosteroid-sparing effect and improved lung function and quality of life in patients with severe chronic asthma. J. Allergy Clin. Immunol. 103 (1999) 267–275

[17] Nolte, D.: Therapie in: Asthma. Das Krankheitsbild, der Asthmapatient, die Therapie. 6. Aufl. München: Urban und Schwarzenberg (1995) 154–229

[18] Pfister, R., G. Menz: Glucocorticosteroidtherapie bei Asthma bronchiale. Pneumologie 49 (1995) 293–305

[19] Reicin, A. S., R. White, S. F. Weinstein, A. F. Finn, H. Nguyen, I. Peszek, L. Geissler, B. C. Seidenberg: Montelukast, a leukotriene receptor antagonist, in combination with loratidine compared, a histamine receptor antagonist, in the treatment of chronic asthma. Arch. Intern. Med. 160 (2000) 2481–2488

[20] Satoh, Y., K. Kasama, M. Kuwabara, Y. Yimin, H. Y. Diao, H. Nakajima, M. Kohanawa, T. Minagawa: Suppression of late asthmatic response by low-dose oral administration of interferon-beta in the guinea pig model of asthma. J. Interferon Cytokine Res. 19 (1999) 887–894

[21] Seder, R. A., W. E. Paul: Acquisition of lymphokineproducing phenotype by CD4+-Tcells. Annu. Rev. Immunol. 12 (1994) 635–673

[22] Singh S. D., D. J. Allen. Intravenous montelukast. Thorax. 55 (2000) 1070

[23] Tasche, M. J. A., J. H. J. M. Uijen, R. M. D. Bernsen, J. C. de Jongste, J. C. van der Wouden: Inhaled disodium cromoglycate as maintainance therapy in children with asthma: a systematic review. Thorax 55 (2000) 913–920

[24] Weinberger, M., L. Hendeles: Theophylline in asthma. Lancet 334 (1996) 1380–1388

[25] Wettengel, R., D. Bredel, D. Hofmann, J. Krause, C. Kroegel, R. F. Kroidl, W. Leupold, H. Lindemann, H. Magnussen, R. Meister, H. Morr, D. Nolte, K. F. Rabe, D. Reinhardt, R. Sauer, G. Schultze-Werninghaus, D. Ukena, H. Worth: Asthmatherapie bei Kindern und Erwachsenen. Empfehlungen der Deutschen Gesellschaft in der Gesellschaft für Pneumologie. Med. Klinik 93 (1998) 639–650

9 Moderne Behandlung des Asthma bronchiale im Erwachsenenalter

Claus Kroegel

Neue Einsichten zur Pathogenese des Asthma bronchiale haben in den vergangenen Jahren zu einer Verlagerung der therapeutischen Zielsetzungen von der anti-obstruktiven auf die **anti-entzündliche Basistherapie** geführt. Diese Basistherapie wird dann durch eine symptomatische, **bronchodilatatorische Behandlung** ergänzt. Die erweiterten pathogenetischen Vorstellungen haben aber auch zur Entwicklung neuer Therapieansätze geführt, die direkt in die dem Asthma bronchiale zugrunde liegenden entzündlichen Prozesse eingreifen. Die jetzt in Deutschland eingeführten **Leukotrienhemmer** wie Montelukast bilden ein Beispiel hierfür. Andere Medikamente, wie etwa **Anti-IgE-Antikörper** und **Anti-IL-4-Antikörper,** werden gegenwärtig in klinischen Studien geprüft. Ziel dieser neuen Therapiekonzepte ist es, die zugrunde liegenden pathogenetischen Prozesse zu hemmen, um damit Morbidität und Mortalität der Atemwegserkrankung zu reduzieren. Das Kapitel will einen klinisch-praktischen Zugang zur modernen Asthmatherapie skizzieren. Dabei soll versucht werden, neue Medikamente in die etablierte Behandlung einzugliedern.

Einteilung der Behandlungsansätze

Insgesamt lassen sich gegenwärtig vier Behandlungsansätze beim Asthma bronchiale unterscheiden (Abb. **9.1**), auch wenn der Übergang zwischen den einzelnen Formen fließend sein kann. Hierbei handelt es sich um

- präventive Maßnahmen,
- die nicht-kausale pharmakologische Behandlung,
- die immunmodulatorische Therapie sowie
- kausal ausgerichtete immunologische Therapiemöglichkeiten.

Die Indikation zur Anwendung dieser Behandlungsformen ist stets individuell zu prüfen. Dabei gelten einige grundsätzliche Regeln:

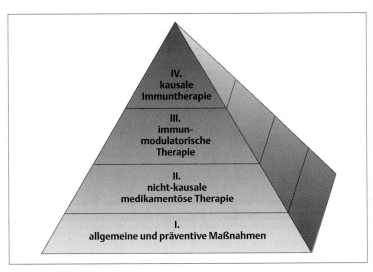

Abb. 9.1 Einteilung der vier verschiedenen Behandlungsformen beim Asthma bronchiale.

1. Zunächst sollten die Möglichkeiten der Prävention vollständig ausgeschöpft werden.
2. Da präventive Maßnahmen nicht immer sofort oder vollständig umzusetzen sind oder bei schweren Asthmaformen nicht ausreichen, wird man bei symptomatischen Patienten gleichzeitig auch den pharmakologischen Zugang wählen.
3. Lässt sich mit diesen Therapieformen das Behandlungsziel nicht erreichen (z.B. fortbestehende Beschwerden, kortikosteroidabhängiges Asthma), ist eine derzeit noch experimentelle immunmodulatorische Therapie angezeigt.
4. Bei bestimmten Patienten sollte man parallel zu den übrigen drei Therapieformen schließlich auch die Möglichkeit einer kausalen Immuntherapie prüfen.

Prävention

Präventive Maßnahmen zur Verhinderung oder Reduktion allergischer Erkrankungen lassen sich in primäre und sekundäre Maßnahmen unterteilen. Unter der **sekundären Prävention** versteht man Maßnahmen zur Vermeidung von Exazerbationen bzw. einer klinischen Verschlechterung der Erkrankung bei Patienten mit bereits bestehender Allergie. Demgegenüber sucht die **primäre Prävention**, die Entwicklung der Erkrankung *a priori* zu verhindern.

Primäre Prävention

Zur primären Prävention gehören Maßnahmen zur **Allergievermeidung** innerhalb und außerhalb des Hauses sowie am Arbeitsplatz, zur Reduktion von Infektionen, zum Expositionsschutz gegenüber inhalativen Noxen, zur Vermeidung eines niedrigen Geburtsgewichtes und zur Sicherstellung einer natürlichen Ernährung einschließlich des Stillens (Tab. **9.1**). Die Bedeutung einzelner Aspekte für die allgemeine Bevölke-

Tab. **9.1** Maßnahmen zur primären Prävention allergischer Erkrankungen (aus Kroegel 2001)

Faktor	Risikobedingung	Maßnahmen
häusliche Allergen-belastung	Grad der Allergen-belastung	Lüften, Feuchtigkeit reduzieren, Entfernen von Teppichen oder gepolstertem Mobiliar, Encasing von Matratze, Kopfkissen und Oberbett, keine Pflanzen, keine Haustiere
berufliche Allergen-belastung	Expositionsdauer und Intensität mit Sensitizern	gezielte Berufswahl, adäquater Arbeitsschutz
Umweltno-xen	Staub- und Schadstoffe, wie z. B. NO, SO_2 usw.	Verlegung der Wohnung in ländliche Gebiete ohne Industrie und dichte Verkehrsanbindung
Nikotinabu-sus	Ausmaß der Exposition	Nikotinabstinenz, vor allem unmittelbar nach Geburt
niedriges Geburts-gewicht	Geburtsgewicht <2500 g	Vermeidung von Frühgeburten, Nikotin- und Alkoholabstinenz während der Gravidität, ausgewogene Ernährung
Infektionen	respiratorische Virus-infekte Bronchiolitis durch RSV	ausgeglichene Ernährung Stillen Vakzination gegen RSV (zukünftig)
Ernährung	einseitige Ernährung Verzicht auf Muttermilchernährung	Stillen ausgewogene Ernährung Vermeidung von n-6-Fettsäuren? (z. B. in Margarine)

RSV = Respiratory-Syncytial-Virus

rung oder für Kinder mit erhöhtem Risiko ist nach wie vor nicht ausreichend bekannt (vgl. Kap. 2). Dagegen gelten eine Reduktion der häuslichen Milbenkonzentration und das Stillen des Neugeborenen (6, 14, 17) als gesicherte präventive Maßnahmen, die z.B. bei Kindern allergischer Eltern berücksichtigt werden sollten.

Sekundäre Prävention (Allergenkarenz)

Die Vermeidung einer Allergenexposition spielt bei Patienten mit bestehender allergischer Erkrankung eine wesentliche Rolle im Rahmen des gesamten Therapiekonzeptes.

Die Wirksamkeit jeder anti-allergischen Therapie ist begrenzt, solange die Exposition mit den potenziell auslösenden Faktoren fortbesteht.

Soweit sollten hierbei die eingeleiteten Maßnahmen alle relevanten Allergene einbeziehen. Vergleichsweise einfach sind solche Maßnahmen bei berufsbedingtem Asthma durch einen Arbeitsplatz- oder Berufswechsel (Bäcker, Müller, landwirtschaftliche Berufe, chemisch-pharmazeutische Industrie, Medizin) umzusetzen (6). Aber auch bei anderen Allergenen bestehen Möglichkeiten, z.B. bei Hausstaubmilbenallergie (intensive Reinigung unter Verwendung von Akarizida, spezielle Überzüge für Betten, Matratzen und Kopfkissen; Vermeidung von Polstermöbeln, Teppichen und anderen staubtragenden Stoffen). Bei einer Haustierallergie ist das konsequente Entfernen des jeweils verantwortlichen Tieres aus der Wohnung unbedingt erforderlich (Tab. 9.2). Bei bekannter Analgetika-Intoleranz (Analgetika-Asthma) besteht die Prävention darin, die Einnahme von Analgetika/Antiphlogistika (Cyclooxygenasehemmer!) zu umgehen und zentral wirkende Substanzen einzusetzen.

Neben der spezifischen Allergenprävention sollten darüber hinaus auch unspezifische Atemwegsirritanzien gemieden werden, die auf der Basis der bronchialen Hyperreaktivität zu Asthmaanfällen führen. Hierzu gehören u.a. Staub, Rauch, Reizgase, intensive Gerüche und aktives bzw. passives Rauchen.

Tab. 9.2   Maßnahmen zur Minimierung der Hausstaubmilbenbelastung

Obligate Maßnahmen
- Einschlag von Matratzen (Encasing) und Sprungfedern mit spezieller, milbendichter Bettwäsche (z. B. Polyurethan-Beschichtung)
- Encasing von Kopfkissen und Oberbett mit spezieller, milbendichter Bettwäsche oder wöchentliches Waschen bei 60 °C
- wöchentliches Waschen der Bettbezüge und Deckbezüge bei 60 °C
- regelmäßige wöchentliche Lüftung unter der Matratze und dem Bett
- Entfernung allen stoffbezogenen Mobiliars
- Entfernung von Teppichen und Bettvorlegern jeglicher Art aus Schlafzimmer und gesamter Wohnung

Wünschenswerte Maßnahmen
- Reduktion der Feuchtigkeit in der Wohnung auf weniger als 50 % (regelmäßiges Lüften, keine Pflanzen, keine Luftbefeuchter usw.)
- Entfernung von Stofftieren aus dem Schlafzimmer
- Reinigung von nicht entfernbaren Teppichen und des stoffbezogenen Mobiliars mit Mitiziden
- Keine aktive Durchführung einer Staubsauger-Reinigung oder Tragen einer Staubmaske und Benutzen eines besonders saugfähigen Gerätes oder eines Gerätes mit entsprechendem Filter
- Aufenthalt in Räumen zum Zeitpunkt der Staubsaugerreinigung meiden

Pharmakologische Behandlung

Nach der Form ihrer Anwendung unterscheidet man Dauermedikamente („Kontroller", engl. „Controller") und Bedarfsmedikamente („Befreier", engl. „Reliever").

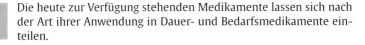

Die heute zur Verfügung stehenden Medikamente lassen sich nach der Art ihrer Anwendung in Dauer- und Bedarfsmedikamente einteilen.

Unter **Dauermedikamenten** versteht man Pharmaka, die unabhängig vom aktuellen Befinden täglich über einen längeren Zeitraum mit dem Ziel eingenommen werden, entweder die entzündlichen Atemwegsveränderungen langfristig zu hemmen oder das Lumen der Atemwege möglichst weit zu halten (Tab. **9.3**). Die Dauermedikamente werden unabhängig vom aktuellen Beschwerdebild über einen längeren Zeitraum regelmäßig eingenommen (meist morgens und abends). Sie zielen einerseits auf eine Verminderung der Bronchialentzündung und andererseits auf die Vermeidung einer Atemwegsverengung.

Tab. **9.3**   Einteilung der anti-asthmatischen Therapeutika nach pharmakologischer Wirkung und Art der Anwendung

	Bedarfstherapie	Dauertherapie
Antientzündlich wirkende Medikamente	hochdosierte Kortikosteroide i. v.	Kortikosteroide (inhalativ oder oral), DNCG*, Nedocromil*, Omalizumab (rhuMAb-E25) s. c., oder i. v., Interferon s. c. [+], Cyclosporin[+], Methotrexat[+],
vorwiegend antiobstruktiv wirkende Medikamente	kurz-wirksame β_2-Mimetika (inhalativ, s. c.)	lang-wirksame β_2-Mimetika
Antiobstruktiv und antientzündlich wirkende Medikamente	nicht-retardiertes Theophyllin i. v. Leukotrienhemmer	retardiertes Theophyllin, Leukotrienhemmer

i. v. = intravenös; s. c. = subkutan
* Der Einsatz dieser Medikamente zur Therapie des Asthma bronchiale im Erwachsenenalter kann nicht uneingeschränkt empfohlen werden.
[+] Bisher als experimentelle Therapie zu betrachten.

> Dauermedikamente sollten zu Hause an einer exponierten Stelle platziert werden, die ihre regelmäßige Einnahme sicherstellt.

Da die Verabreichung der Medikamente am günstigsten vor dem Zähneputzen erfolgt, bietet sich hierfür eine Aufbewahrung im Badezimmer in der Nähe bzw. im Zahnputzbecher an.

Im Gegensatz zu den Dauermedikamenten sind **Bedarfsmedikamente** als Medikamente definiert, mit denen eine akute Atemwegsverengung kurzfristig beseitigt werden kann. Bedarfsmedikamente kommen immer dann zum Einsatz, wenn akute asthmatische Beschwerden trotz der Dauermedikation auftreten. Entsprechend werden sie in Abhängigkeit vom aktuellen Beschwerdebild bei Bedarf zeitlich begrenzt eingenommen und sollten ständig mitgeführt werden.

Innerhalb der Dauermedikamente lassen sich wiederum zwei Gruppen unterteilen (Abb. **9.2**):
- **anti-entzündlich** wirkende Dauermedikamente und
- **atemwegserweiternd** wirkende Dauermedikamente.

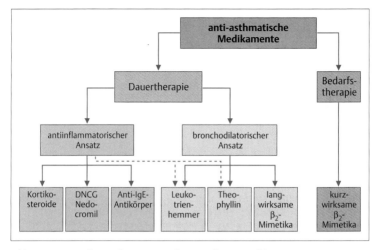

Abb. **9.2 Einteilung der anti-asthmatischen Medikamente zur Dauer-oder Bedarfstherapie.** Die gestrichelten Linien sollen verdeutlichen, dass auch Leukotrienhemmer und Theophyllin eine bronchodilatorische und eine anti-entzündliche Wirkung vermitteln.

Die anti-entzündlich wirkenden **Dauermedikamente** (inhalative Kortikosteroide, DNCG, Nedocromil, Omalizumab) beeinflussen die der asthmatischen Atemwegsentzündung zugrunde liegenden Prozesse ebenso wie die bronchiale Überempfindlichkeit. Sie sind als langfristig vorbeugend wirkende Medikamente somit in der Lage, Verlauf und Schwere der chronisch-entzündlichen Erkrankung der Atemwege günstig zu beeinflussen und sorgen für eine verbesserte Kontrolle der Erkrankung (8). Dagegen lösen oder verhindern bronchialerweiternde Dauermedikamente die Kontraktion der glatten Muskulatur der Atemwege (β_2-Sympathomimetika, Leukotrienhemmer, Theophyllin). Leukotrienhemmer weisen sowohl eine anti-entzündliche als auch bronchodilatorische Wirkung auf.

Als potenteste Bronchodilatoren gelten heute die β_2-Sympathomimetika. Im Gegensatz zu den kurz-wirksamen **Bedarfsmedikamenten**, sind die lang-wirksamen β_2-Mimetika durch eine über 12 Stunden anhaltende Wirkdauer charakterisiert. Diese dienen ebenso wie die anti-entzündlichen Medikamente zur Prävention einer wiederholten Atemwegsverengung. Sie vermitteln jedoch keine anti-entzündlichen Effekte und sollten daher niemals ohne eine gleichzeitige Behandlung mit inhalativen Kortikosteroiden zur Anwendung kommen.

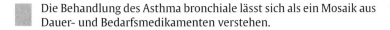 Die Behandlung des Asthma bronchiale lässt sich als ein Mosaik aus Dauer- und Bedarfsmedikamenten verstehen.

Die Therapie des persistierenden Asthma bronchiale der Schweregrade II bis IV besteht neben allgemeinen Maßnahmen zur Vermeidung von Allergenkontakten grundsätzlich aus
- mindestens einem Dauermedikament und
- mindestens einem Bedarfsmedikament.

Während man bei leichteren Asthmaformen in der Regel mit einem Dauermedikament mit antientzündlicher Wirkung und einem Bedarfsmedikament auskommt, erhöht sich mit zunehmender Schwere der Erkrankung auch die Zahl der Dauermedikamente. Im Hinblick auf die Bedarfsmedikamente kommen über die kurz-wirksamen β_2-Sympathomimetika hinaus weitere Pharmaka, vor allem im Rahmen drohender Asthmaattacken, zum Einsatz (intravenöse Kortikosteroide und intravenöses, nicht-retardiertes Theophyllin).

Dauertherapie des chronischen Asthma bronchiale

Die Fortschritte bei der Behandlung des Asthma bronchiale werden nur dann flächendeckend umgesetzt, wenn Ärzte aller Fachrichtungen über diese Entwicklung informiert werden. Aus diesem Grunde hat die Deutsche Atemwegsliga eine Expertenrunde mit dem Ziel ins Leben gerufen, Behandlungsempfehlungen auf der Grundlage wissenschaftlicher Erkenntnisse zu erarbeiten. Die Ergebnisse wurden 1994 und 1998 in einer überarbeiteten Fassung veröffentlicht (21, 22).

In der ersten Empfehlung aus dem Jahre 1994 wurde Asthma noch in leichte, moderate und schwere Formen unterteilt. In den neuen Richtlinien (22) wurde diese Schweregradeinteilung erweitert und lautet nun:
- Stufe I: **intermittierend**,
- Stufe II: **persistierend leicht**,
- Stufe III: **persistierend moderat** und
- Stufe IV: **persistierend schwer**.

Diese neue Einteilung spiegelt die vorkommenden klinischen Ausprägungen des Asthmas besser wider als die ursprüngliche Fassung. Sie erlaubt aber auch, dass leichte intermittierende Formen allein mit inhalierten β_2-Mimetika behandelt werden können. Damit wird auf eine anti-entzündliche Behandlung der Atemwegsentzündung verzichtet. Ob nicht auch bereits in dieser Phase zumindest über bestimmte Zeiträume eine antientzündliche Therapie sinnvoll ist, wird von den Ergebnissen aus Langzeitstudien über die protektive Wirkung der anti-entzündlichen Behandlung abhängen.

Die kurz-wirksamen β_2-Sympathikomimetika gelten im Rahmen der Empfehlungen als Bedarfsmedikament, das in Schweregrad I bei intermittierenden Beschwerden alleine und bei höhergradigem Asthma im Bedarfsfall zusätzlich zur Dauertherapie eingesetzt wird. Ein kurz-wirksames β_2-Sympathikomimetikum sollte aus diesem Grunde vom Betroffenen stets mitgeführt werden.

Die folgenden Stufen der Einteilung sind dadurch gekennzeichnet, dass die anti-entzündliche Dauermedikation zunächst mit inhalativen Kortikosteroiden in niedriger Dosierung (Stufe II), in mittlerer Dosis (Stufe III) und in hoher Dosis (Stufe IV) ergänzt wird. In Stufe III sind ferner lang-wirksame β_2-Sympathikomimetika oder Theophyllin sinnvoll. Erst bei persistierenden schweren Formen (Stufe IV) sind orale Glukokortikoide indiziert, s. Abb. **9.1**.

Offen blieb zum Zeitpunkt der Erstellung der Empfehlungen die Frage der Platzierung der Leukotrienhemmer. Statt dessen einigte sich die Expertenkonferenz auf eine Anmerkung als Zusatz zum Schema, die darauf hinweist, dass Leukotrienhemmer bei Asthma der Schweregrade II bis III eingesetzt werden können.

Der erste Leukotrienhemmer Montelukast (Singulair®) ist nun seit etwa 3 Jahren in Deutschland zugelassen, und es liegen viele weitere Erfahrungen zu dieser Medikamentenklasse vor. Danach handelt es sich bei den Leukotrienhemmern um klinisch aktive Medikamente, die bei Patienten mit belastungs-, allergen- und analgetikainduzierter Bronchokonstriktion wirkungsvoll sind (13). Obwohl nur für leichtere Asthmaformen zugelassen, wirken Leukotrienhemmer auch bei einem größeren Anteil **schwerer Asthmaformen** (Stufe III und IV). Dabei dürfte der additive Effekt von Leukotrienhemmern und β_2-Sympathikomimetika (3) zu der besonderen therapeutischen Wirkung beitragen. Darüber hinaus scheinen sie auch bei **intrinsischem Asthma**, wie z. B. dem Triadeasthma (Asthma, nasale Polypen und Aspirin-Intoleranz), wirksam zu sein. Ein interessanter Aspekt ist ferner, dass Leukotrienhemmer auch im **akuten Asthmaanfall** effektiv sind und innerhalb von 15 Minuten zu einer klinischen Besserung führen (4).

Den in Abb. **9.3** zusammengefassten Therapieempfehlungen beim Asthma bronchiale des Erwachsenen liegen die Richtlinien der Deutschen Atemwegsliga zugrunde. Die grafische Überarbeitung soll jedoch im Gegensatz zur Originalveröffentlichung den dynamischen Charakter des Asthmas herausstellen. Die bildliche Differenzierung zwischen allgemeinen Maßnahmen und Dauer- bzw. Bedarfsmedikamenten soll da-

	Schweregrad I – intermittierendes gelegentliches Asthma	Schweregrad II – persistierend leichtes Asthma	Schweregrad III – persistierend mittelschweres Asthma	Schweregrad IV – persistierend schweres Asthma
diagnostische Kriterien	• Symptome ≤ 2 × wöchentlich • nächtliche Beschwerden < 2 × pro Monat • kurze Exazerbationen mit unterschiedlicher Intensität • dazwischen asymptomatisch • FEV_1 und PEF ≥ 80 %	• Symptome < 3 × täglich • nächtliche Beschwerden > 2 × pro Monat • Exazerbationen können die körperliche Aktivität beeinträchtigen • FEV_1 und PEF ≥ 80 %	• Symptome ≥ täglich, ggf. Tage anhaltend • täglich β_2-Mimetika • nächtliche Beschwerden > 1 × pro Woche • körperliche Aktivität beeinträchtigt • FEV_1 und PEF < 60 % – < 80 %	• anhaltende Symptome • körperliche Aktivität stark eingeschränkt • nächtliche Beschwerden häufig • häufige Exazerbationen • FEV_1 und PEF ≤ 60 %
	Allgemeine Präventionsmaßnahmen			

Dauermedikation		• inhalatives, niedrig dosiertes Kortikosteroid,
		  ○ ggf. DNCG oder
		  ○ Nedocromil
			• inhalatives Kortikosteroid in mittlerer Dosierung
			• lang-wirksames β_2-Mimetikum
			• retardiertes Theophyllin
			  ○ orales β_2-Mimetikum
				• inhalatives Kortikosteroid in hoher Dosierung
				• lang-wirksames β_2-Mimetikum
				• retardiertes Theophyllin und
				  ○ orales Kortikosteroid

Bedarfsmedikation	• inhalatives, kurz-wirksames β_2-Mimetikum bei Bedarf	• inhalatives, kurz-wirksames β_2-Mimetikum bei Bedarf	• inhalatives, kurz-wirksames β_2-Mimetikum bei Bedarf
			• ggf. in Kombination mit Anticholinergikum
				• inhalatives, kurz-wirksames β_2-Mimetikum bei Bedarf
				• in Kombination mit Anticholinergikum
				  ○ nicht-retardiertes Theophyllin
				  ○ orales kurzwirksames β_2-Mimetikum

* Leukotrienhemmer können bei den Schweregraden II bis III eingesetzt werden

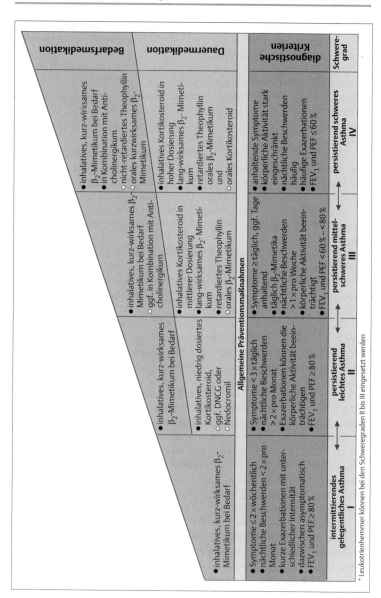

◀Abb. **9.3** **Grafische Darstellung der Empfehlungen der Deutschen Atemwegsliga zum Asthma-Management für Erwachsene.** Asthma ist eine kontinuierlich verlaufende Erkrankung, der eine Einteilung in Stufen nicht gerecht wird. Die schiefe Ebene ebenso wie die Pfeile verdeutlichen den dynamischen Charakter. Die jeder erfolgreichen Therapie zugrunde liegenden allgemeinen Maßnahmen sind in das Schema integriert. Die zur Verfügung stehende Medikation ist aus didaktischen Gründen als Dauer- und Bedarfsmedikation grafisch voneinander getrennt dargestellt und erleichtert so die Auswahl der Medikamente sowie die Zusammenstellung der Therapie aus Dauer- und Bedarfsmedikation. Die Integration neuer Medikamente in die grafische Darstellung ist daher ohne Umstellung möglich (z. B. Leukotrienhemmer oder Anti-IgE-Antikörper als Dauermedikation). Die gefüllten Kreise (●) bezeichnen die obligate und die offenen Kreise (○) die nicht obligate und zusätzlich in Frage kommende Medikation (modifiziert nach 10).

rüber hinaus die zwei prinzipiellen Elemente der modernen Asthmabehandlung deutlicher zum Ausdruck bringen. Schließlich sind in das Schema die allgemeinen Maßnahmen integriert. Hierdurch soll betont werden, dass neben den medikamentösen Behandlungsmöglichkeiten auch alle **nicht-medikamentösen Maßnahmen** ausgeschöpft werden sollten (8). Hierzu gehören die Vermeidung von Allergenen bei Personen mit allergischem Asthma bronchiale und, in ausgewählten Fällen, eine spezifische Immuntherapie (siehe oben).

Übersichtlicher und noch leichter erfassbar ist die Darstellung der modernen medikamentösen Behandlungsansätze in Abb. **9.4**. Wie bereits in Abb. **9.3** geschehen, ist auch in diesem Schema die Behandlung mit Leukotrienhemmern integriert. Leukotrienhemmer wurden ursprünglich nur für leichte Formen des Asthma bronchiale zugelassen. Die anti-entzündliche Potenz der Leukotrienhemmer ist mit der niedrig-dosierter inhalativer Kortikosteroide vergleichbar. Es stellt sich damit die Frage, ob die anti-entzündliche Basistherapie bei sehr leichten Formen des Asthmas durch Leukotrienhemmer alleine möglich ist. Derzeit steht die Therapie des Erwachsenen mit inhalativen Kortikosteroiden (Schweregrad II) noch immer vor der alleinigen Gabe von Leukotrienhemmern.

Mit der Einführung des **Anti-IgE-Antikörpers** (Omalizumab) stellt sich ferner die Frage, an welcher Stelle dieser in die Behandlung eingereiht wird. Die Indikation zur Therapie mit dieser Substanz ist strikt auf allergische Formen des Asthma bronchiale beschränkt, und die jeweilig zu verabreichende Dosis hängt von der Höhe der IgE-Serumkonzentration und dem Körpergewicht ab. Auch wenn sich mit dieser Substanz Kortikosteroide einsparen lassen und neben der asthmatischen Früh-

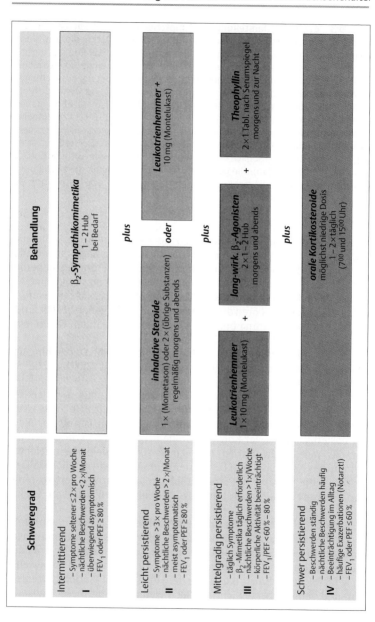

Schweregrad

Intermittierend

I
– Symptome seltener ≤2× pro Woche
– nächtliche Beschwerden <2×/Monat
– überwiegend asymptomisch
– FEV₁ oder PEF ≥80%

Leicht persistierend

II
– Symptome >3× pro Woche
– nächtliche Beschwerden >2×/Monat
– meist asymptomatisch
– FEV₁ oder PEF ≥80%

Mittelgradig persistierend

III
– täglich Symptome
– β₂-Mimetika täglich erforderlich
– nächtliche Beschwerden >1×/Woche
– körperliche Aktivität beeinträchtigt
– FEV₁/PEF <60% – 80%

Schwer persistierend

IV
– Beschwerden ständig
– nächtliche Beschwerden häufig
– Beeinträchtigung im Alltag
– häufige Exazerbationen (Notarzt!)
– FEV₁ oder PEF ≤60%

Behandlung

β₂-Sympathikomimetika
1 – 2 Hub
bei Bedarf

plus

inhalative Steroide
1× (Mometason) oder 2× (übrige Substanzen)
regelmäßig morgens und abends

Leukotrienhemmer
1×10 mg (Montelukast)

oder

Leukotrienhemmer +
10 mg (Montelukast)

plus

Leukotrienhemmer
1×10 mg (Montelukast)

+

lang-wirk. β₂-Agonisten
2×1 – 2 Hub
morgens und abends

plus

orale Kortikosteroide
möglichst niedrige Dosis
1 – 2× täglich
(7⁰⁰ und 15⁰⁰ Uhr)

+

Theophyllin
2×1 Tabl. nach Serumspiegel
morgens und zur Nacht

◀ Abb. **9.4**   **Aktuelle Behandlung des allergischen Asthma bronchiale bei Erwachsenen nach den Empfehlungen der Deutschen Atemwegsliga (22),** erweitert durch Eingliederung der Leukotrienhemmer. Die Therapie mit Leukotrienhemmern kann jedoch grundsätzlich bei jedem Schweregrad erfolgen. Die
anti-entzündliche Wirkung von Leukotrienhemmern beim Schweregrad II kann
in Einzelfällen nicht ausreichend sein.

auch die asthmatische Spätreaktion gehemmt wird (12), lässt sich die
anti-entzündliche Potenz von Omalizumab nicht mit der von inhalativen Kortikosteroiden vergleichen. Daher ist wie bei den Leukotrienhemmern eine Platzierung erst ab dem Schweregrad III sinnvoll (Abb. **9.5**).
Das schließt allerdings nicht aus, dass bei saisonalem Asthma eine zeitlich begrenzte Therapie auch in den Schweregraden I und II durchführ-
bar wäre. Nicht zuletzt wird der vermutlich hohe Preis der Substanz in
einer Zeit der finanziellen Begrenzung unseres Gesundheitssystems den
Einsatz von *Omalizumab* auf ausgewählte Patienten mit schweren Formen begrenzen.

> Die endgültige Platzierung des Anti-IgE-Antikörpers Omalizumab
> in die etablierte Asthmatherapie bedarf weiterer Erfahrungen mit
> diesem Medikament.

In Abb. **9.5** sind zusätzlich die heute bestehenden Möglichkeiten der
Behandlung der schwersten klinischen Ausprägung des Asthmas integ-
riert. Grundsätzlich bestehen in dieser Situation zwei therapeutische
Optionen: Die Behandlung mit
- Immunsuppressiva bzw. Zytostatika und
- Immunmodulatoren.

Die Gabe von anderen „steroidsparenden" anti-entzündlichen Medikamenten, wie Cyclosporin oder Methotrexat, bleibt auf Einzelfälle
beschränkt und kann nicht generell empfohlen werden. Demgegenüber
liegen einige Fallberichte zur Therapie mit Interferon vor, die es rechtfertigen, bei länger bestehender Kortikosteroidabhängigkeit einen Be-
handlungsversuch von 3 Monaten durchzuführen. In diesem Bereich
setzen auch viele andere experimentelle Therapien an.

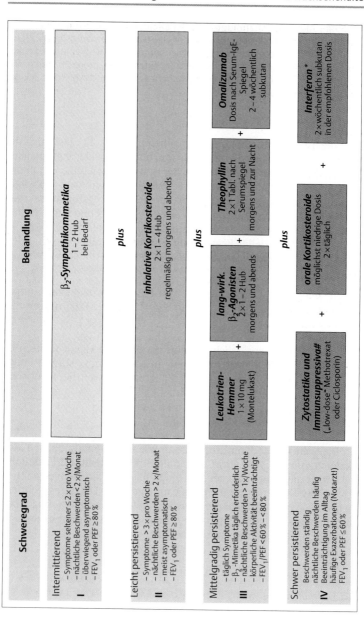

Schweregrad	Behandlung
Intermittierend – Symptome seltener ≤ 2 × pro Woche – nächtliche Beschwerden < 2 ×/Monat – überwiegend asymptomisch – FEV₁ oder PEF ≥ 80 % **I**	**β₂-Sympathikomimetika** 1 – 2 Hub bei Bedarf
Leicht persistierend – Symptome > 3 × pro Woche – nächtliche Beschwerden > 2 ×/Monat – meist asymptomatisch – FEV₁ oder PEF ≥ 80 % **II**	*plus* **inhalative Kortikosteroide** 2 × 1 – 4 Hub regelmäßig morgens und abends
Mittelgradig persistierend – tägliche Symptome – β₂-Mimetika täglich erforderlich – nächtliche Beschwerden > 1 ×/Woche – körperliche Aktivität beeinträchtigt – FEV₁/PEF < 60 % – < 80 % **III**	*plus* **Leukotrien-Hemmer** 1 × 10 mg (Montelukast) **+** **lang-wirk.** **β₂-Agonisten** 2 × 1 – 2 Hub morgens und abends **+** **Theophyllin** 2 × 1 Tabl. nach Serumspiegel morgens und zur Nacht **+** **Omalizumab** Dosis nach Serum-IgE-Spiegel 2 – 4 wöchentlich subkutan
Schwer persistierend Beschwerden ständig nächtliche Beschwerden häufig Beeinträchtigung im Alltag häufige Exazerbationen (Notarzt!) FEV₁ oder PEF ≤ 60 % **IV**	*plus* **Zytostatika und** **Immunsuppressiva#** („low-dose" Methotrexat oder Ciclosporin) **+** **orale Kortikosteroide** möglichst niedrige Dosis 2 × täglich **+** **Interferon *** 2 × wöchentlich subkutan in der empfohlenen Dosis

◀ Abb. **9.5 Erweiterte Therapiemöglichkeit des Asthma bronchiale bei Erwachsenen nach Einführung des Anti-IgE-Antikörpers Omalizumab.** Die Behandlung mit Omalizumab ist grundsätzlich auch in leichteren Stadien, insbesondere bei saisonal beschränkten Asthmaerkrankungen, möglich. *Beim Interferon handelt es sich noch um einen experimentellen Zugang. # Die Behandlung mit Zytostatika oder Cyclosporin geht mit z. T. erheblichen Nebenwirkungen einher, und ihre Wirksamkeit ist nicht eindeutig belegt. Die anti-entzündliche Wirkung von Leukotrienhemmern beim Schweregrad II kann in Einzelfällen nicht ausreichend sein.

Kausale Therapiemöglichkeiten

Spezifische Immuntherapie

Die einzige, bisher prinzipiell kausale Therapiemöglichkeit bei allergischen Formen des Asthma bronchiale bezieht sich auf die spezifische Immuntherapie (**Desensibilisierung, Hyposensibilisierung**) als kausale Behandlung allergischer Erkrankungen. Sie geht auf Noon und Freeman zurück, die bereits 1911 am St. Mary`s Hospital in London die ersten Hyposensibilisierungen durchführten. Seither haben verschiedene kontrollierte Studien, meistens mit einem einzigen Allergen, gezeigt, dass die Hyposensibilisierung der allergischen Rhinokonjunktivitis die Beschwerden lindert (5). Die Studien zeigen auch, dass bei adäquater Dosierung und konsequenter Durchführung eine Reduktion der Beschwerden auf etwa 30% des prätherapeutischen Beschwerdeniveaus erreicht werden kann (7, 15, 20).

Das **Ziel** der Desensibilisierungsbehandlung besteht darin, den Ablauf zugrunde liegender entzündlicher Prozesse und damit der allergischen Beschwerden zu reduzieren (7). Während noch in den 70er Jahren ihre Wirkung auf die Bildung sog. blockierender allergenspezifischer IgG- und IgG_4-Antikörper zurückgeführt wurde, scheinen verschiedene andere Vorgänge ebenfalls von Bedeutung zu sein. Bei Patienten mit allergischer Rhinitis vermindert eine Hyposensibilisierung die Konzentration von Entzündungsmediatoren im Nasensekret, reduziert die Zahl sowie die Reaktivität eosinophiler Granulozyten und bessert die nasale Hyperreagibilität. Auch histologisch zeigt sich eine verminderte Zahl an aktivierten $EG2^+$-Eosinophilen. Gleichzeitig nimmt die Reagibilität allergenspezifischer T-Zellklone (klonale Anergie) ab (5). Andere Untersuchungen konnten zeigen, dass unter der Immuntherapie die Sekretion von IL-4 aus Lymphozyten abnimmt, so dass auch eine Verschiebung der Th-Differenzierung in Richtung des Th1-Phänotyps als zugrunde liegender Mechanismus diskutiert wird (Immundeviation).

Die Desensibilisierungsbehandlung beim Asthma bronchiale ist aufgrund ihrer fraglichen Wirksamkeit und den möglichen Komplikationen für die meisten Allergene allerdings nach wie vor umstritten (2) und bisher ausschließlich für die Prophylaxe der schweren Insektengiftallergien uneingeschränkt anerkannt. Trotzdem sollte nach eingehender Prüfung die Möglichkeit dieser Behandlung erwogen werden.

Grundsätzlich sollte eine Hyposensibilisierung in Erwägung gezogen werden, wenn

- eine Allergenkarenz nicht möglich ist (z. B. gegenüber Pollen oder Hausstaubmilben),
- die Symptome während des ganzen Jahres oder den größten Teil des Jahres bestehen,
- der Nachweis einer IgE-vermittelten Sensibilisierung (Hauttest und In-vitro-Diagnostik) vorliegt,
- eine klare Beziehung zwischen klinischen Beschwerden und der Exposition mit einem relevanten Allergen besteht,
- sich die Beschwerden nicht durch eine adäquate Therapie ausreichend kontrollieren lassen und
- eine Allergenexposition zu einer schweren bzw. lebensbedrohlichen Reaktion (Bienen- und Wespengiftallergien) führt,
- ein standardisiertes bzw. hochwertiges Allergenextrakt zur Verfügung steht und
- die Wirksamkeit der Immuntherapie nachgewiesen wurde (7).

Als **Nachteile** der Behandlungsform werden u. a. der große Zeitaufwand, die lange Behandlungsdauer (3 bis 5 Jahre) und die Möglichkeit ernster Nebenwirkungen angeführt (anaphylaktischer Schock, Asthma-Attacke). Aus diesem Grund sollte eine Hyposensibilisierungsbehandlung ausschließlich von erfahrenen Allergologen durchgeführt werden, die über ein entsprechend ausgebildetes Personal verfügen, um lebensbedrohlichen Reaktionen adäquat zu begegnen.

Behandlung der akuten Asthmaexazerbation

Schwere Asthmaattacken isoliert oder im Rahmen einer anaphylaktischen Reaktion unterschiedlichster Ätiologie können jederzeit zu lebensbedrohlichen Situationen führen. Der schwere Asthmaanfall oder Status astmaticus ist durch eine ausgeprägte Dyspnoe, Sprechbeeinträchtigung, eine Atemfrequenz von mehr als 25/min und einem Peak-Flow $< 50\%$ des individuellen Sollwertes charakterisiert. Die Übergänge sind allerdings fließend. Eine frühzeitige therapeutische Intervention kann u. U. die Entwicklung einer Attacke verhindern.

Insbesondere der Betroffene selbst muss mit den Zeichen einer bevorstehenden Exazerbation vertraut sein und auf diese reagieren. Als Indiz für eine drohende schwere Asthmaattacke oder einen Status asthmaticus können nachfolgend genannte Kriterien hilfreich sein:

- vorausgegangene ernste („near fatal") Asthmaepisoden (Bewusstlosigkeit, Intubation),
- kürzlich stattgefundene Hospitalisierung und Notfallbehandlung,
- Zunahme der nächtlichen Beschwerden,
- zunehmende Begrenzung der täglichen körperlichen Aktivität bis hin zur Immobilität,
- zunehmend häufigere Einnahme von β_2-Mimetika am Tag und/oder in der Nacht sowie
- Abfall des Peak-Flow-Wertes auf weniger als 60 % des individuellen Sollwertes.

Grundsätzlich geht es vor allem darum, bereits bei geringsten klinischen Anzeichen möglichst frühzeitig eine effektive Behandlung einzuleiten. Daher sollten beispielsweise Patienten mit bekannter schwerer Erkrankung stets **Kortison** in Form von Tabletten oder Suppositorien sowie ein **Adrenalin-Injektionsbesteck** mitführen, um in der Lage zu sein, unmittelbare Maßnahmen einzuleiten. Für diese Situation ist ein strukturierter Selbstmanagementplan sinnvoll. Die derzeit verwendeten Notfallmedikamente zur Akutbehandlung lebensbedrohlicher allergischer Erkrankungen sind in Tab. **8.2** (S. 172) aufgeführt.

Die **Therapie des Status asthmaticus** umfasst die Gabe von

- 500 bis 1000 mg Prednisolon i. v. als Initialdosis (unspezifischer anti-entzündlicher Effekt), gefolgt von 100 mg Prednisolon (oder Äquivalent) i. v. in 4-stündigem Abstand,
- 2 – 4 Hüben eines kurz-wirkenden β_2-Mimetikums in Abständen von 10 min (möglichst mit Inhalationshilfe, Feuchtvernebler),
- 200 mg Theophyllin langsam i. v. ggf. auch oral (Richtwert: 0,6 – 0,9 mg/kg/Stunde) (Cave: Überdosierung bei bestehender oraler Dauertherapie!),
- (20 – 40 mg) Prednisolonäquivalent
- Sauerstoff (2 – 4 l/min)
- bei unzureichender Besserung Terbutalin (0,25 – 0,5 mg s. c. oder Reproterol 0,09 mg (= 1 Amp) langsam i. v. oder Salbutamol 0,25 – 0,5 mg langsam i. v. bzw. s. c.

Kontrolle und Monitoring der anti-asthmatischen Therapie

Zur Kontrolle bzw. zum Monitoring des Asthma bronchiale eignen sich

1. dynamische Lungenfunktionsparameter (FEV_1, exspiratorischer Spitzenfluss oder Peak-Flow [PEF])
2. der Grad der bronchialen Hyperreagibilität (Hypersensitivität) und
3. bestimmte laborchemische Parameter.

Während FEV_1 und PEF vor allem als Ausdruck einer bestehenden Obstruktion anzusehen sind, lassen die bronchiale Hyperreagibilität bzw. -sensitivität sowie die Laborparameter Rückschlüsse auf die entzündliche Aktivität der Erkrankung zu.

Lungenfunktionsparameter

Ohne die objektive Bestimmung der Lungenfunktion lässt sich weder von Seiten des Patienten noch des Arztes der Grad der Atemwegsobstruktion verlässlich abschätzen. So können sich Patienten selbst bei signifikanter Obstruktion durchaus wohl fühlen (11). Ebenso ist der typische Auskultationsbefund einer Atemwegsobstruktion in Form trockener Rasselgeräusche nicht immer zu erheben, selbst wenn eine akute Exazerbation kurz bevorsteht.

Die Spirometrie stellt nach wie vor die verlässlichste Methode zur Objektivierung der Atemwegsobstruktion dar. Für eine tägliche Überprüfung im Sinne eines Monitoring ist die spirometrische Erfassung der Lungenfunktion jedoch ungeeignet. Hierfür bietet sich die Verwendung des **Peak-Flow-Meters** an, mit dem sich der maximale Exspirationsfluss ermitteln lässt. Obwohl im Hinblick auf die Reproduzierbarkeit und Genauigkeit die mit dem Peak-Flow-Meter gemessenen Werte nicht mit dem spirometrisch ermittelten Parameter vergleichbar sind, bietet es jedoch aufgrund seiner Größe und der einfachen Handhabung sowie der vergleichsweise niedrigen Anschaffungskosten verschiedene Vorteile.

Obwohl FEV_1 und PEF in den meisten Fällen gut miteinander korrelieren, gibt es einige Ausnahmen, bei denen die tatsächliche Atemwegsobstruktion über- oder unterschätzt wird. Da die Messung der FEV_1 definitionsgemäß nach einer Sekunde erfolgt, der maximale exspiratorische Fluss aber bereits innerhalb der ersten 150 Millisekunden erreicht wird, erfasst der PEF-Wert in erster Linie die Obstruktion größerer Atemwege. Dominiert eine Obstruktion der kleineren Atemwege oder eine restriktive Lungenerkrankung, wird die tatsächlich bestehende Obstruktion durch die Messung des PEF-Wertes unterschätzt. Zudem überschreiten Peak-Flow-Meter einiger Hersteller die empfohlene Variationsbreite von 10%, so dass es auch hier zu einer Über- bzw. Unterschätzung kommen kann. Da diese Unterschiede vom jeweiligen Produkt abhängen, sollte immer das gleiche Gerät Verwendung finden (11). Zudem sollten die PEF-Bestimmungen im Rahmen von ambulanten Kontrolluntersuchungen mit den spirometrisch ermittelten Werten verglichen werden.

Unter den genannten Einschränkungen bildet das Peak-Flow-Meter in der Mehrzahl der Fälle eine nützliche Hilfe beim Monitoring der asthmatischen Atemwegsobstruktion. Allmählich von den maximal erreichbaren Ausgangswerten nach unten abweichende Werte müssen als Ausdruck einer zunehmenden Obstruktion im Rahmen einer bevorstehenden Exazerbation gewertet werden. Als weiterer Hinweis für eine bevorstehende Exazerbation gilt die PEF-Variation an einem definierten Tag. Sie lässt sich als Quotient aus ($PEF_{max} - PEF_{min}$) und $PEF_{max} \times 100$ errechnen und beträgt in der Regel weniger als 10%. Eine Zunahme der täglichen PEF-Variabilität sollte ebenso zu einer weiteren Abklärung und ggf. zu entsprechenden therapeutischen Maßnahmen führen.

Monitoring der entzündlichen Aktivität

Die entzündliche Aktivität der Erkrankung lässt sich entweder indirekt durch Erfassung der bronchialen Hyperreagibilität bzw. Hypersensitivität oder direkt durch bestimmte zelluläre oder humorale Laborparameter ermitteln (11). Die bronchiale Entzündung wird nicht nur mit der Entwicklung der bronchialen Hyperreagibilität in Verbindung gebracht, sondern es besteht auch eine Beziehung zwischen der **Entzündungsaktivität des Asthmas** und **dem Ausmaß der bronchialen Hyperreagibilität** bzw. bronchialen Sensitivität. Zur Ermittlung der bronchialen Hypersensitivität sollte eine Dosiswirkungskurve aus der ansteigenden Konzentration des Histamins bzw. der Acetylcholinderivate und den Lungenfunktionsparametern erstellt werden. Mittels Bestimmung des jeweiligen Schwellenwertes des gewählten Zielparameters lässt sich so die bronchiale Sensitivität ermitteln. Als Schwellenwert gilt eine Verdopplung des Atemwegswiderstandes (R_{aw}) bzw. spezifischen Atemwegswiderstandes (sR_{aw}), ein 40%iger Anstieg der spezifischen Atemwegsconductance (sG_{aw}), eine Zunahme des Peak-Flow (PEF) und des mittelexspiratorischen Flusses nach einem Viertel der forcierten exspiratorischen Vitalkapazität (MEF_{25}) um 25% oder das absolute exspiratorische Volumen in einer Sekunde (FEV_1) um 20% (11).

Die bronchiale Hypersensitivität sollte unter einer konsequenten anti-entzündlichen Behandlung allmählich abnehmen. Sowohl inhalative bzw. orale Kortikosteroide als auch Nedocromil und DNCG vermindern die bronchiale Hyperreagibilität im Rahmen eines Asthma bronchiale. Demgegenüber zeigen Bronchodilatoren keinen messbaren Einfluss auf die Atemwegsreagibilität.

Während eine signifikante Abnahme der bronchialen Hyperreagibilität erst nach Wochen bis Monaten nachweisbar ist, lassen bestimmte **Laborparameter** eine raschere Beurteilung der anti-entzündlichen Therapie zu. Von den verschiedenen infrage kommenden Parametern (Eosinophilenzahl, Produkte des Eosinophilen und der Mastzelle, Zytokine, lösliche Adhäsionsmoleküle) kommt nach praktischen und ökonomischen Gesichtspunkten der Eosinophilenzahl im Blut und vor allem im Sputum die größte Bedeutung zu (18, 16). Die Sputum- und Bluteosinophilenzahl ist bei Asthmatikern im Vergleich zu Gesunden und Patienten mit chronischer Bronchitis erhöht. Darüber hinaus besteht eine Korrelation zwischen der Eosinophilenzahl, dem Grad der bronchialen Hyperreagibilität und der FEV_1. Die Zahl an Eosinophilen im Sputum sollte unter einer adäquaten Behandlung abfallen, und die Zellen sollten idealerweise nicht mehr nachweisbar sein.

Auch die Konzentrationsbestimmung basischer Proteine aus den spezifischen Granula eosinophiler Granulozyten im Blut und Sputum, wie z. B. das „*Eosinophil-Cationic Protein*" oder kurz ECP, stellt heute einen vergleichbar einfach messbaren und nützlichen Parameter dar (18). Inter- bzw. intraindividuelle Schwankungen sind jedoch groß, und erhöhte Serum-ECP-Konzentrationen finden sich neben dem Asthma auch bei Patienten mit Mukoviszidose, Bronchiektasen und Bronchialkarzinom sowie bei atopischer Dermatitis. Grundsätzlich gilt jedoch, dass auch dieser Parameter nach Beginn der wirkungsvollen anti-entzündlichen Therapie abfallen sollte. Je höher der Ausgangswert, um so deutlicher ist dabei der nachweisbare Effekt (19).

Fazit

Fortschritte im Verständnis zugrunde liegender pathogenetischer Vorgänge sowie die Entwicklung neuer Medikamente bzw. Formulierungen haben zur Etablierung klar definierter und effektiver Therapieprinzipien geführt. Die Therapie des persistierenden Asthma bronchiale (Schweregrad II bis IV) besteht neben allgemeinen Maßnahmen zur Vermeidung auslösender Faktoren grundsätzlich aus 1. mindestens einem Dauermedikament und 2. mindestens einem Bedarfsmedikament. Die Dauermedikamente werden unabhängig vom aktuellen Beschwerdebild über einen längeren Zeitraum regelmäßig eingenommen. Sie zielen auf eine Reduktion der Bronchialentzündung sowie einen verminderten

Bronchotonus und sind damit als präventive Medikamente einzustufen. Im Gegensatz dazu dienen Bedarfsmedikamente der Beseitigung kurzfristiger asthmatischer Beschwerden. Entsprechend werden sie in Abhängigkeit vom aktuellen Beschwerdebild bei Bedarf und zeitlich begrenzt eingenommen. Während man bei leichteren Asthmaformen in der Regel mit einem Dauermedikament und einem Bedarfsmedikament auskommt, erhöht sich mit zunehmender Schwere der Erkrankung auch die Zahl an Medikamenten, vor allem aus der Gruppe der Dauermedikamente. Bedarfsmedikamente kommen dagegen vor allem im Rahmen drohender Asthmaattacken zum Einsatz. Der Übergang zur Behandlung des Status asthmaticus ist hier fließend.

Die konsequente anti-entzündliche Behandlung ist die Basistherapie selbst milder Formen des persistierenden Asthma bronchiale. Hierzu stehen derzeit inhalative Kortikosteroide, DNCG oder Nedocromil und Leukotrienhemmer als Mittel zur Verfügung. Neue inhalative Steroide mit größerem therapeutischen Index, wie Fluticason oder Mometason, haben diesen therapeutischen Zugang sicherer und nebenwirkungsärmer gemacht. Eine Behandlung mit Depot-Glukokortikoiden beim Asthma bronchiale ist aufgrund der starken Hemmung der Nebennieren obsolet. Die Anwendung systemischer Glukokortikoide sollte auf Patienten mit schwerer, anderweitig nicht kontrollierbarer Atemwegsobstruktion bzw. auf akute Exazerbationen beschränkt bleiben. In diesen Fällen ist die Möglichkeit einer Therapie mit Interferon zu prüfen. Die Gabe von anderen „steroidsparenden" anti-entzündlichen Medikamenten, wie Cyclosporin oder Methotrexat, bleibt auf Einzelfälle beschränkt und kann nicht generell empfohlen werden.

Literatur

[1] Barnes, P. J., S. Pedersen: Efficacy and safety of inhaled corticosteroids. Am. Rev. Respir. Dis. 148 (1993) 1 – 26

[2] Creticos, P. S., C. E. Reed, P. S. Norman et al.: Ragweed immunotherapy in adult asthma. N. Engl. J. Med. 334 (1996) 501 – 506

[3] Dempsey, O. J., A. M. Wilson, E. J. Sims, C. Mistry, B. J. Lipworth: Additive bronchoprotective and bronchodilator effects with single doses of salmeterol and montelukast in asthmatic patients receiving inhaled corticosteroids. Chest 117 (2000) 950 – 953

[4] Dockhorn, R. J., R. A. Baumgartner, J. A. Leff, M. Noonan, K. Vandormael, W. Stricker, D. E. Weinland, T. F. Reiss: Comparison of the effects of intravenous and oral montelukast on airway function: a double blind, placebo controlled, three period, crossover study in asthmatic patients. Thorax 55 (2000) 260 – 265

[5] Douglass, J. A., F. C. K. Thien, R. E. O'Hehir: Immunotherapy in asthma. Thorax 52 (suppl) 3. 22 – 29

[6] NHLBI/WHO Report. Global Strategy for Asthma Management and Pre-

vention. NIH Publication (1996) 96 – 3559 B

7 Kleine-Tebble, J., T. Fuchs, L. Klimek, L. Kühr, U. Lepp, B. Niggebaum, J. Rakoski, H. Tenz, J. Saloga, J. Simon: Die spezifische Immuntherapie (Hyposensibilisierung mit Allergenen). Positionspapier der Deutschen Gesellschaft für Allergologie und klinische Immunologie. Allergo. J. 9 (2000) 317 – 324

8 Kroegel, C., W. Luttmann, H. Matthys, J. C. Virchow Jr.: Grundlagen und Anwendung der modernen antientzündlichen Therapie des Asthma bronchiale. Internist 36 (1995) 546 – 559

9 Kroegel, C., V. Herzog, B. Knöchel, P. Julius, D. Wagnetz, J. C. Virchow jr., W. Luttmann: Anti-inflammatory actions of histamine H1 receptor antagonists unrelated to H1 receptor blockade. Clin. Immunther. 5 (1996) 449 – 464

10 Kroegel, C.: Vorschläge zur Systematisierung der nationalen Richtlinien für die Behandlung des Asthma bronchiale im Erwachsenenalter in Deutschland. Med. Klin. 92 (1997) 621 – 625

11 Kroegel, C.: Monitoring des Asthma bronchiale. In: Asthma bronchiale – eine alphabetische Zusammenstellung. C. Kroegel, E. Martin, M. Schmidt (Eds.) München: Medikon (1997) 149 – 152

12 Milgrom H., R. B. Fick Jr. J. Q. Su, J. D. Reimann, R. K. Bush, M. L. Watrous, W. J. Metzger and the rhuMAb-E25 Study Group: Treatment of allergic asthma with monoclonal anti-IgE antibody. N. Engl. J. Med. 341 (1999) 1966 – 1973

13 O'Byrne, P. M., E. Israel, J. M. Drazen: Antileukotrienes in the treatment of asthma. Ann. Intern. Med. 127 (1997) 472 – 480

14 Peat, J. K.: Prevention of asthma. Eur. Respir. J. 9 (1996) 1545 – 1555

15 Petro, W., R. Wettengel, H. Worth: Empfehlungen zum strukturierten Patiententraining bei obstruktiven Atemwegserkrankungen. Pneumologie 49 (1995) 455 – 460

16 Pfister, R., G. Menz: Glucokorticosteroidtherapie bei Asthma bronchiale. Pneumologie 49 (1995) 293 – 305

17 Saarinen, U. M., M. Kajosaari: Breastfeeding as prophylactis against atopic disease: prospective follow-up study until 17 years old. Lancet 346 (1995) 1065 – 1069

18 Virchow, J. C. jr, C. Kroegel, C. Walker, H. Matthys: Cellular and immunological markers of allergic and intrinsic asthma. Lung 172 (1994) 331 – 334

19 Virchow, J. C. jr., C. Kroegel, U. Hage, C. Kortsik, H. Matthys, P. Werner: Comparison of sputum ECP levels in bronchial asthma and chronic bronchitis. Allergy 48 (Suppl) (1993) 112 – 118

20 Wahn, U., B. Niggemann, H. Renz: Orale und sublinguale Hyposensibilisierung bei allergischen Atemwegserkrankungen. Dt. Ärztebl. 95 (1998) 2091 – 2094

21 Wettengel, R. et al.: Empfehlungen der Deutschen Atemwegsliga zum Asthma-Management bei Erwachsenen und bei Kindern. Med. Klinik 89 (1994) 57 – 67

22 Wettengel, R., D. Brendel, D. Hofmann, J. Krause, C. Kroegel, R. F. Kroidl, W. Leupold, H. Lindemann, H. Magnusen, R. Meister, H. Morr, D. Nolte, K. F. Rabe, D. Reinhardt, R. Sauer, G. Schultze-Werninghaus, D. Ukena, H. Worth: Asthmatherapie bei Kindern und Erwachsenen. Empfehlungen der Deutschen Gesellschaft in der Gesellschaft für Pneumologie. Med. Klinik 93 (1998) 639 – 650

10 Asthma bei Kindern und Jugendlichen

Karl Paul

Beim Asthma bronchiale im Kindesalter handelt es sich wie beim Erwachsenen um eine episodisch auftretende Atemwegsobstruktion auf dem Boden einer bronchialen Entzündung. Allerdings bestehen im Kindesalter einige Besonderheiten im Hinblick auf die Diagnose und Behandlung. Gerade in den ersten Lebensjahren beinhaltet die klinische Diagnose des Asthmas verschiedene phänotypisch kaum unterscheidbare Ursachen der Atemwegsobstruktion (6, 7, 20), die mit den anatomisch „kleinen" Atemwegen, einer passiven Zigarettenrauchexposition oder Viruserkrankungen in Zusammenhang gebracht werden (Abb. **10.1**). Entsprechend definiert man in der Pädiatrie das Asthma bronchiale auch als **episodisch auftretendes Giemen oder Husten** in einem klinischen Zusammenhang, in dem Asthma wahrscheinlich ist und andere Erkrankungen ausgeschlossen werden können.

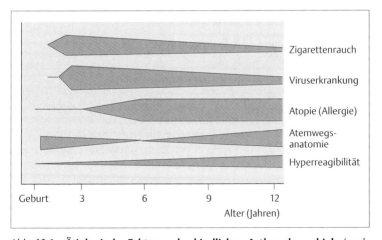

Abb. **10.1 Ätiologische Faktoren des kindlichen Asthma bronchiale** (nach Silverman u. Wilson, 1997).

In den ersten 3 Jahren manifestiert sich eine allergische Diathese in der Regel als atopische Dermatitis, die nicht selten durch Nahrungsmittelallergene hervorgerufen wird. Etwa ab dem Alter von 3 Jahren gewinnt die allergische Atemwegssymptomatik durch inhalative Allergene zunehmend an Bedeutung (11). Risikofaktoren bzw. prädiktive Faktoren für die Entwicklung eines Asthma bronchiale sind in Tab. **10.1** zusammengefasst.

Im Gegensatz zum Asthma des Erwachsenen ist die Inzidenz der **bronchialen Hyperreagibilität** im Kindesalter 2 – 3 × höher als die von Asthma (2, 10). Dies bedeutet, dass nicht alle Individuen mit bronchialer

Tab. 10.1   Risikofaktoren für Asthma bei Kindern und Heranwachsenden

* atopische Diathese
* Sensibilisierung gegenüber Milbenantigen
* Fehlende respiratorische Infektionen während des ersten Lebensjahres
* Aktivrauchen
* bronchiale Hyperreagibilität
* Frühgeburtlichkeit
* Geschlecht (häufiger bei Jungen)
* Innenraumluftverschmutzung
* Passivrauchen
* mütterliches Alter (inverse Relation)
* pränatale Tabakrauchexposition

Tab. 10.2   Verbindung zwischen Atemwegsentzündung und Hyperreagibilität

Faktoren	entzündliche Konsequenz
Infiltration durch eosinophile Granulozyten	toxische Produkte (Proteine, Sauerstoffradikalen)
Immunglobulin E	Mastzellaktivierung; Degranulation mit Ausschüttung von Histamin; Synthese von Leukotrienen
autoreaktive T-Lymphozyten	Stimulation von Fibroblasten
Mukosaödem	Reduktion des Atemwegsdurchmessers
subepitheliale Fibrose	Reduktion des Atemwegsdurchmessers
Epithelschaden	erhöhte Permeabilität, Penetration von Allergenen
neurogene Inflammation	vagale Reflexe

Hyperreagibilität tatsächlich auch an Asthma leiden. Es ist sogar möglich, dass in bestimmten beschwerdefreien Intervallen bei Patienten mit Asthma verschiedene Testverfahren zur Untersuchung der bronchialen Hyperreagibilität negativ ausfallen. Obwohl einiges dafür spricht, dass auch für die bronchiale Hyperreagibilität im engeren Sinne eigene genetische Faktoren verantwortlich sind, wird sie ebenso wie bei Erwachsenen auch im Kindesalter als Folge der Entzündung angesehen (Tab. **10.2**).

Einteilung nach der Krankheitsschwere

Ebenso wie im Erwachsenenalter, manifestiert sich Asthma innerhalb eines Spektrums, das von einer sehr leichten bis zu schwerster Ausprägung reicht. Die Einteilung des Asthmas im Kindesalter nach dem **Schweregrad** ist in Tab. **10.3** zusammengefasst. Diese Klassifikation kann allerdings nur als eine grobe Annäherung an die klinische Realität verstanden werden.

Tab. **10.3**   Definition der Asthma-Schweregrade bei Kindern bis 14 Jahren nach der Deutschen Gesellschaft für Pädiatrische Pneumologie

Stufe	Bezeichnung	Symptome		FEV_1/PEF *
		Tag	Nacht	% Sollwert
I	intermittierend	< 6 x/Jahr	–	> 80
II	persistierend leicht	≥ 6 x/Jahr	≤ 2 x/Monat	> 80
III	persistierend mittel	> 1 x/Woche	> 2 x/Monat	60 – 80
IV	persistierend schwer	(fast) tägliche Beschwerden		< 60

*FEV_1 = forciertes exspiratorisches Volumen in der ersten Sekunde
PEF = exspiratorischer Spitzenfluss

Verlauf und Prognose des kindlichen Asthmas

Prospektive Untersuchungen haben verschiedene Verlaufsformen des kindlichen Asthma bronchiale identifizieren können. Es ist mittlerweile allgemein akzeptiert, dass eine Subgruppe von Kindern, die im ersten Lebensjahr asthmoide Symptome aufweisen, später beschwerdefrei wird (2). Das betrifft vor allem solche Kinder, deren Symptome auf einen zu geringen Atemwegsdurchmesser zurückgehen. Hingegen zeigen Kinder mit Neurodermitis und frühzeitiger Sensibilisierung gegen verschiedene Nahrungsallergene eher einen chronischen Verlauf. Bei einer weiteren Gruppe von Patienten mit allergischem Asthma stellen sich diese Symptome erst im späten Kindergartenalter bzw. frühen Schulalter ein. Kinder, bei denen das Asthma bronchiale im frühen Schulalter zusammen mit einer allergischen Rhinitis auftritt, sind außerhalb der Blütensaison häufig symptomenfrei, und ihre Lungenfunktion ist unauffällig.

Der individuelle Verlauf des Asthma bronchiale ist nicht voraussehbar (11). In der Hälfte der Krankheitsfälle im Kindesalter kann im weiteren Verlauf mit einer Rückbildung gerechnet werden. Allerdings treten nach symptomenfreien bzw. symptomenarmen Perioden nicht selten Rezidive der Erkrankung im frühen Erwachsenenalter auf. Hierbei scheint möglicherweise die Exposition gegenüber Schadstoffen (z. B. Nikotinabusus) eine Rolle zu spielen.

Verlauf und Prognose des Asthmas im Erwachsenenalter wird durch eine unzureichende antiinflammatorische Therapie mitbestimmt. Wie sich im Kindesalter die Therapie auf die Prognose auswirkt und welche Rolle dabei der chronische Lungenumbau ("airway remodelling") spielt, wird derzeit noch kontrovers diskutiert. Trotzdem scheint auch im Kindesalter eine Beziehung zwischen der Verzögerung bis zur Einleitung einer anti-entzündlichen Kortikosteroidtherapie und dem Lungenfunktionsverlust zu bestehen (1) (Abb. **10.2**).

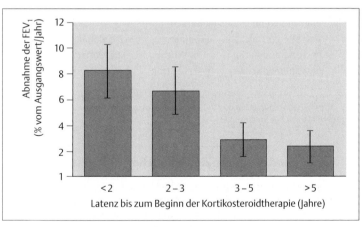

Abb. **10.2 Beziehung zwischen Dauer der Asthmaerkrankung bis zum Beginn einer Kortikosteroidtherapie und der Verbesserung der FEV$_1$ innerhalb eines Jahres unter 400 μg Budesonid pro Tag.** Dargestellt sind die Mittelwerte und das 95%-Konfidenzintervall, prospektiv ermittelt an 216 Kindern im Alter zwischen 3 und 11 Jahren (modifiziert nach 1).

Krankheitsmodifizierende Faktoren

Infektionen besitzen vermutlich einen günstigen Einfluss auf die Entwicklung eines Asthma bronchiale (vgl. Kap. 2). Insbesondere der epidemiologische Vergleich über die Verbreitung von Allergien zwischen Ost und West (24) sowie tierexperimentelle Untersuchungen über den Einfluss von Infektionen auf das Gleichgewicht zwischen der Th_1- und Th_2-Immunantwort haben zu dieser Auffassung geführt (12). Aber auch die in kinderreichen Familien niedrigere Atopieneigung deutet in diese Richtung (22). Dabei nimmt man an, dass bestimmte Infektionen das Immunsystem in Richtung einer TH1-Immunantwort fixieren (19).

Nahrungsmittel spielen insbesondere für die frühe allergische Manifestation des Kindesalters in Form einer Neurodermitis eine Rolle. In Bezug auf Asthma wurden Zusammenhänge mit der Aufnahme von Vi-

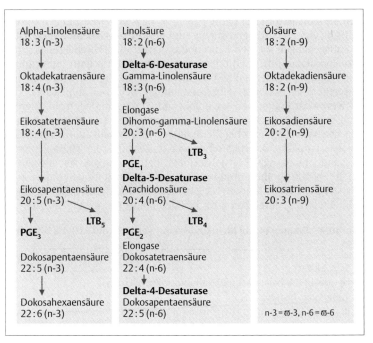

Abb. **10.3** **Endogene Synthese langkettiger, mehrfach ungesättigter Fettsäuren aus Alpha-Linolensäure (n-3-Reihe) und Linolsäure (n-6-Reihe) und Metabolismus gesättigter Fette.**

taminen beschrieben. Verschiedene Autoren haben darauf hingewiesen, dass möglicherweise auch eine erhöhte Aufnahme von mehrfach ungesättigten Fettsäuren der n-6-Reihe auf Asthma verstärkend wirkt und einen Einfluss auf die Produktion und Ausschüttung von PGE_2 und LTB_4 besitzt. Die Zusammenhänge basieren jedoch weitgehend auf epidemiologischen Studien in Ländern mit hohem Konsum an Fischöl bzw. gesättigten Fettsäuren (Abb. **10.3**).

Differenzialdiagnostik des kindlichen Asthma bronchiale

"Asthma ist episodisch auftretendes Giemen oder Husten in einem klinischen Zusammenhang, in welchem Asthma wahrscheinlich ist und andere, seltene Erkrankungen ausgeschlossen werden können." Es besteht ein gewisser Ermessungsspielraum, in welchem Umfang differenzialdiagnostische Untersuchungen Kindern vor der Diagnosestellung und Einleitung einer anti-inflammatorischen Therapie zugemutet werden müssen. Asthma ist heute so häufig, dass in der Regel nach Durchführung einer Basisdiagnostik bis zum Beweis des Gegenteils von Asthma ausgegangen werden kann und zunächst ein Therapieversuch mit Bronchodilatatoren und/oder anti-inflammatorischen Substanzen durchgeführt werden sollte. Dies dient zunächst der Vermeidung einer Untertherapie und gilt selbstverständlich nicht bei atypischen oder schweren Asthmaformen, wo ergänzende Untersuchungen zur Abgrenzung von anderen schweren Erkrankungen vorgenommen werden müssen. Die Basisdiagnostik bei Kleinkindern bei Verdacht auf Asthma bronchiale ist in Tab. **10.4** zusammengefasst. Bei höherem Therapieniveau (z. B. mit inhalativen Kortikosteroiden bei Säuglingen, hochdosierten [mehr als 400 µg Budesonid pro Tag] inhalativen Steroiden länger als 3 Monate bei älteren Kindern) ist eine stufenweise differenzialdiagnostische Abklärung durch pädiatrische Pneumologen sinnvoll (Tab. **10.5**).

Tab. **10.4**   **Diagnostik bei Kleinkindern mit Verdacht auf Asthma bronchiale**

- Schweißtest
- Hauttest für Inhalations- und Nahrungsmittelallergene
- Tuberkulin-Testung
- Bodyplethysmographie oder Flussvolumenkurve
- Blutgasanalyse oder Sauerstoffsättigung unter Belastung mit dem Pulsoximeter
- Bronchospasmolysetest
- Röntgenthorax in 2 Ebenen

Tab. **10.5**   Erweiterte Diagnostik bei Kleinkindern mit Verdacht auf Asthma bronchiale

Allergiediagnostik

IgE, RAST, Prick, Atopy-Panel, Provokationstests, Expositionsmessung, BB

Erregeruntersuchungen

GT, Spülwasser (Virus-Antigen)

Antikörper gegen Clamydien und Mykoplasmen, Pertussis

Immunologische Untersuchungen

Immunglobuline quantitativ, präzipitierende Antikörper gegen Aspergillus, Vögel-, Pflanzen- und sonstige Pilzantigene, ACE, Immunglobulin-Subklassen, spezifische „Impfantikörper", Multitest Merieux, ggf. Complement und B-T-NK-Zell- und Granulozytenfunktion.

Aspirationsdiagnostik

Ultraschall des gastroösophagealen Übergangs

25 h-pH-Metrie, obere Magen-Darm-Passage

Bronchoskopie

Bronchoalveoläre Lavage (Differenzialzytologie, Lipid-beladene Makrophagen etc.)

Fremdkörperausschluss

Lungenbiopsie (transbronchial oder offen)

Bronchialschleimhautbiopsie

Weitere Untersuchungen

- Schweißtest
- Zilienmotilität (elektronenmikroskopische Untersuchung einer Schleimhautbiopsie)
- α-Antitrypsin im Serum
- Lungenventilations- und Perfusionsszintigraphie
- Ultraschall Herz, große Gefäße und Mediastinum
- HR-Computertomogramm
- Ösophagogramm

Die weiteren differenzialdiagnostischen Alternativen ändern sich wiederum in Abhängigkeit vom Lebensalter (Tab. **10.6**). Im Allgemeinen gilt, dass sich die klinische Beurteilung um so schwieriger gestaltet, je jünger das Kind ist. Bei Säuglingen sind angeborene Fehlbildungen, die Refluxkrankheit, Fremdkörperaspirationen sowie die anatomische Enge der Atemwege zu berücksichtigen. Bestimmte Krankheiten, wie die

Tab. **10.6** **Differenzialdiagnosen des Asthma bronchiale im Kindesalter**

Aspirationsereignis, u. a. mit Fremdkörper (Larynx, tracheal, bronchial, ösophageal)

Frühgeborenenanamnese

Z. n. Intubation

zystische Fibrose

Stimmbanddysfunktion

Mykoplasmeninfektion

Tuberkulose (Stenosen)

Pneumonie

Bronchiolitis durch RS-Viren

Fehlbildungen, Zysten, Strikturen, Tracheobronchomalazie, Fisteln

Gefäßfehlbildungen

abnormaler Abgang der rechten Arteria subclavia

kongenitales lobäres Emphysem

Ziliendyskinesie

Immundefektsyndrome (SCID, kombinierte IgG- und IgA-Subklassen-Mangelzustände)

Schluckstörungen

Tumoren (Neuroblastom, Ganglioneurom, Hämangiom, Bronchusadenom)

funktioneller Laryngospasmus

bronchopulmonale Dysplasie oder die Trachealstenose nach Intubation, können Asthma bzw. die Hyperreagibilität irritieren. Obstruktive Veränderungen mit Giemen und Pfeifen entsprechen in der Regel Verengungen der distalen Trachea und abwärts, und höher gelegene Stenosen gehen mit einem inspiratorischen Stridor einher.

Die **Reversibilität der Atemwegsobstruktion** unter β_2-Mimetika ist im Kindesalter kein verlässlicher differenzialdiagnostischer Parameter. Inwieweit die sog. *„happy wheezer"* der Gruppe mit engen Atemwegen entsprechen oder eine weitere Form des Asthma bronchiale darstellen, ist aufgrund fehlender nicht-invasiver Marker differenzialdiagnostisch möglicherweise schwer zu entscheiden. Daher sollte insbesondere im Säuglings- und Kleinkindesalter die Vorstellung in einer Spezialambulanz erfolgen. Unbekannt ist ferner, ob eine schwer verlaufende RSV-Infektion ein Zeichen einer asthmatischen Reaktionsbereitschaft darstellt oder zur Entwicklung eines Asthma bronchiale prädisponiert.

Pharmakotherapie des Asthma bronchiale im Kindesalter

Das zentrale **Ziel** therapeutischer Maßnahmen ist eine Maximierung der Lebensqualität. Dabei müssen die therapeutischen Maßnahmen in Abhängigkeit von Körperzustand, Manifestationsfaktoren sowie Anamnese individuell getroffen werden. Das Vorgehen bei Erwachsenen kann nicht ohne weiteres auf Kinder übertragen werden und hängt mehr als im Erwachsenenalter von der Verträglichkeit, der Akzeptanz und der Anwendung ab. Ein wesentlicher Teil der ärztlichen Aufgabe besteht deshalb darin, für jede Altersgruppe die passende Applikationsform zu wählen und den Umgang damit zu vermitteln.

Es wird immer wieder betont, dass die entzündlichen Vorgänge beim Asthma frühzeitig blockiert werden sollten, damit sich nicht durch die beim Asthma charakteristische Entzündung entweder kontinuierlich oder schubweise eine subepitheliale Fibrose entwickelt und die bronchiale Obstruktion fixiert wird. Dies würde dafür sprechen, bereits im Kindesalter bei Asthmaerkrankungen frühzeitig, d. h. unabhängig von Symptomen, mit anti-inflammatorischen Medikamenten zu intervenieren. Gegen dieses plausible Vorgehen spricht, dass die Daten aus der Pädiatrie, die den prophylaktischen Einsatz z. B. der wenig spezifisch wirksamen Glukokortikoide rechtfertigen würden, rar sind. Entsprechende wissenschaftliche Untersuchungen sind aber im Gange und deren Ergebnisse werden in den nächsten Jahren vorliegen.

Grundsätzlich stehen für die Therapie des Asthma bronchiale im Erwachsenen- bzw. Kindesalter die gleichen Medikamente zur Verfügung. Allerdings finden sich kleinere Unterschiede, wie z. B. im Gebrauch von Kortikosteroiden oder in der Bedeutung der Applikationsform. Für die Altersgruppe unter 5 Jahren wird die Auswahl der Substanzen in hohem Maße von der Applikabilität bestimmt (Tab. **10.7**). Auch wenn die Substanzen in Kap. 9 bereits vorgestellt wurden, sollten nachfolgend einzelne, für die Pädiatrie relevante Aspekte nochmals hervorgehoben werden.

Cromone

Die Einführung der Cromone (DNCG Nedocromil) bedeutete vor 30 Jahren einen großen Fortschritt in der Pharmakotherapie des kindlichen Asthma bronchiale. Vor allem der direkte Vergleich mit Theophyllin zeigte ein fortschrittliches Therapieprinzip in Form der Einführung der anti-inflammatorischen Dauertherapie. Dennoch hat die Bedeutung der Cromone durch ihre im Vergleich zu den inhalativen Kortikosteroiden schwächere Wirksamkeit und ihre umständlichere Anwendung in den

Tab. **10.7**   Stufenschema für die Langzeittherapie des Asthma bronchiale bei Kindern unter 5 Jahren (modifiziert nach v. Berg bzw. The British Guidelines on Asthma Management, 1997)

Alter (Jahre)	Inhaliersysteme	Bedarfsmedikation	Dauermedikation
0–2	Dosieraerosol mit Spacer und Maske, Düsenvernebler mit Kompressor und Maske	kurz-wirkende β_2-Sympathomimetika (Anticholinergika)	inhalative Glukokortikoide, alternativ: DNCG, Dosierung je nach Schweregrad; ggf. zusätzlich orale Steroide und/oder Theophyllin
2–5	Dosieraerosol mit Spacer mit Mundstück oder Maske, Düsenvernebler mit Kompressor		

letzten Jahren abgenommen. Die einzige Indikation, in der die Cromone den inhalativen Kortikosteroiden überlegen sind, betrifft die belastungsinduzierte Bronchokonstriktion (vgl. Kap. 8).

Inhalative Kortikosteroide

Inhalative Kortikosteroide stellen auch im Kindesalter den Goldstandard der Asthmatherapie dar (vgl. Kap. 5). Sie besitzen bei nahezu allen Asthmaformen eine dosisabhängige Wirksamkeit, wobei bis zum Eintreten der vollen Wirkung auf die Hyperreagibilität Wochen oder Monate vergehen können. Unklar sind die Fragen, ob

- rezidivierende obstruktive Bronchitiden des Säuglingsalters mit der Dauertherapie durch inhalative Kortikosteroiden behandelt und
- die Dosis bei Exazerbationen angehoben werden soll.

Nebenwirkungen beziehen sich insbesondere im Kindesalter auf das Kurzzeitlängenwachstum, wobei dessen Bedeutung für die erreichte Endgröße noch nicht geklärt ist.

Theophyllin

Hochdosiertes Theophyllin mit Serumspiegeln um 12 mg/dl stellte bis zu den 70er Jahren die Säule der pädiatrischen Asthmatherapie dar.

Die Häufigkeit der Nebenwirkungen, die schlechte Steuerbarkeit und der nur gering ausgeprägte Einfluss auf die bronchiale Hyperreagibilität haben die Substanz in die zweite und dritte Linie der Asthmatherapie auch im Kindesalter zurückgedrängt.

Anticholinergika

Anticholinergika besitzen einen Stellenwert in der Behandlung von Säuglingen und im akuten Asthmaanfall. In der Dauertherapie des Asthma bronchiale im Kindesalter haben sie nur eine marginale Bedeutung.

Leukotrienhemmer

Die klinische Wirksamkeit der Leukotrienhemmer wurde auch beim kindlichen Asthma nachgewiesen (4, 13, 14). Die Indikationen erstrecken sich auf die belastungsinduzierte Bronchokonstriktion sowie auf die Einsparung von Kortikosteroiden bei mäßigen und mittelschweren Asthmaformen. Die Kombination mit anderen Antiasthmatika im Kindesalter wird gegenwärtig untersucht.

Für die **klinische Anwendung** stehen mit Montelukast und Zafirlukast zwei Leukotrien-Rezeptorantagonisten zur Verfügung. Montelukast ist der einzige für die Pädiatrie in Deutschland zugelassene Leukotrienhemmer. Das Medikament steht als Kautablette (4 und 5 mg) und als 10-mg-Tablette für Kinder und Jugendliche ab 15 Jahren zur Verfügung. Seine Wirkdauer beträgt etwa 24 Stunden. Nahrung beeinflusst die Absorption nicht. Die Dosis von Zafirlukast für Kinder entspricht 10 mg, die als Filmtablette 2 ×täglich auf nüchternen Magen (d.h. eine Stunde vor oder 2 Stunden nach den Mahlzeiten) eingenommen werden soll. Die Bioverfügbarkeit der Substanz wird durch Nahrung um 40 % verringert. Die Wirkdauer von Zafirlukast beträgt etwa 12 Stunden.

336 Kinder mit chronischem Asthma bronchiale und reduziertem FEV_1 im Alter von 6–14 Jahren erhielten in einer doppelblinden Studie acht Wochen lang entweder Montelukast (5 mg pro Tag) oder Plazebo (14). Knapp 40 % der Probanden benutzten zudem regelmäßig ein inhalatives Kortikosteroid. Im Vergleich zu Plazebo erhöhte Montelukast die FEV_1, verbesserte die **Lebensqualität**, senkte den Verbrauch von β_2-Mimetika und die Zahl der Asthmaexazerbationen. Darüber hinaus führte die Behandlung zu einer Abnahme der Eosinophilenzahl im Blut. Gleichzeitig entsprach die Häufigkeit von Nebenwirkungen unter Montelukast in etwa der von Plazebo.

Der Effekt von Montelukast auf Anstrengungsasthma bei Kindern wurde in einer randomisierten, doppelblinden Crossoverstudie untersucht (13). 27 Jungen und Mädchen nahmen an zwei aufeinanderfolgenden Tagen jeweils eine Kautablette mit 5 mg Montelukast bzw. Plazebo ein. 20–24 h später wurden sie nach einer Standardbelastung am Fahrradergometer einer seriellen FEV_1-Messung unterzogen. Der maximale belastungsinduzierte FEV_1-Abfall war unter Montelukast signifikant geringer als unter Plazebo. Die Fläche unter der 1-Stunden-Kurve der prozentualen FEV_1-Änderung als integrales Maß für die Schwere der Obstruktion wurde gegenüber Plazebo mehr als halbiert.

Im Kindesalter kommt die Patientengruppe mit **leichten intermittierenden Beschwerden**, die bisher nicht oder nur mit niedrig dosierten steroidalen antiinflammatorischen Substanzen oder Cromonen inhalativ behandelt wurde, ebenfalls für die Therapie mit Leukotrienhemmern infrage. Bisher besteht kein Hinweis, dass eine Tachyphylaxie gegenüber LTD_4-Rezeptorantagonisten, insbesondere Montelukast, eintritt.

Neuere Untersuchungen sprechen dafür, dass Leukotrienhemmer als **First-Line-Therapie**, insbesondere für Kinder unter 5 Jahren, geeignet sind (17). Darüber hinaus ist der Einsatz als Monotherapie bei leichtem Asthma bronchiale auch bei älteren Kindern zu erwägen. Die wichtigste pädiatrische Studie wurde bei Kindern durchgeführt, die im Durchschnitt eine Einschränkung der Lungenfunktion auf 72 % FEV_1 hatten. Dies würde nach der Einteilung der Gesellschaft für Pädiatrische Pneumologie einem Asthmaschweregrad von 3 entsprechen. Neben der höheren Lebensqualität und der verbesserten Lungenfunktion stellt sich bei Leukotrieninhibitoren die Frage, ob eine Beeinflussung des gesamten Krankheitsverlaufs und der Prognose („Disease-modifier") möglich ist.

Die Verbesserung der FEV_1 ist bei Montelukast weniger ausgeprägt als bei β_2-Sympathomimetika, die Symptome verlieren sich aber unter Montelukast schneller als bei inhalativen Steroiden. Vergleichende Studien zur Entwicklung der bronchialen Hyperreagibilität unter inhalativen Kortikosteroiden bzw. Leukotrieninhibitoren liegen nicht vor. Daher ist auch nicht klar, welche Dosis von inhalativen Kortikosteroiden bei Kindern ersetzt werden kann, um das gleiche Ausmaß der Dämpfung der Hyperreagibilität zu erzielen.

Antihistaminika

Antihistaminika sind seit vielen Jahren bei Patienten mit Asthma bronchiale im Einsatz, wobei die Hauptindikation die das Asthma häufig begleitende **allergische Rhinokonjunktivitis** ist. Sie neutralisieren in erster Linie die Wirkung des Histamins im Gewebe.

Die Auswahl eines geeigneten Antihistaminikums beeinflusst sowohl das Wirkungs- als auch das Nebenwirkungsspektrum. Während die älteren Antihistaminika noch häufig eine serotonerge und parkinsoninduzierende zentrale Wirkung haben, passieren die neueren hochselektierten Antihistaminika kaum die Bluthirnschranke. Einige Antihistaminika führen zu Herzrhythmusstörungen (Torsade de Points). Derartige Veränderungen werden bei Antihistaminika mit extrahepatischem Metabolismus (z. B. Cetirizin) nicht beobachtet. In der sogenannten „ETAC-Studie" (9) konnte bei einer relativ hohen Dosierung von Cetirizin ($2 \times 0{,}25$ mg/kg KG) im Vergleich zum Plazebo unter einer 1-jährigen Therapiedauer keine signifikante Erhöhung von Nebenwirkungen festgestellt werden.

Der präventive Einsatz von Antihistaminika bei Hochrisikokindern (mit Rhinokonjuktivitis, atopischer Dermatitis, Sensibilisierung gegenüber inhalativen Allergenen plus Atopieanamnese bei Verwandten ersten Grades) für die Entwicklung eines Asthma bronchiale wurde im Rahmen der ETAC-Studie untersucht (9). In dieser Subgruppe mit einer Sensibilisierung gegenüber Gräsern bzw. Hausstaubmilben, konnte die Behandlung mit Cetirizin die Häufigkeit des Auftretens von Asthma bronchiale während dieses Zeitraums um die Hälfte senken.

Kombinationsbehandlung

Für Erwachsene wurde gezeigt, dass durch eine niedrig dosierte inhalative Kortikosteroidtherapie zusammen mit lang-wirkenden β_2-Sympathomimetika eine nicht ausreichend kontrollierte Asthmasymptomatik besser beherrscht werden kann als durch Erhöhung der Steroiddosis. Für das Kindesalter konnte dieser Effekt allerdings nicht beobachtet werden (21, 23). Möglicherweise besteht die Ursache hierfür darin, dass der flache Teil der „dose-response"-Kurve bei Kindern bereits bei niedrigeren Dosen erreicht wird.

Trotzdem ist auch bei Kindern die Kombinationsbehandlung von β_2-Sympathomimetika mit inhalativen Kortikosteroiden sinnvoll (vgl. Kap. 8). Neben der anti-entzündlichen Basistherapie durch Kortikosteroide lässt sich hiermit auch der Tachyphylaxie gegenüber β_2-Sympathomimetika entgegenwirken. Ob es zu einem additiven bronchodilatorischen Effekt der Kombination zwischen β_2-Sympathomimetika und Leukotrienhemmern auch bei Kindern kommt, ist bisher nicht untersucht.

Applikationssysteme

Depositionsdaten für verschiedene Applikationssysteme liegen für das Kindesalter kaum vor. Für ältere Kinder eignen sich die modernen inhalativen Kortikosteroide am ehesten in der Pulverform. Die klinischen Daten sprechen ferner dafür, dass Dosieraerosole mit HFA eine noch bessere periphere Deposition erzielen (vgl. Kap. 16). Bei Säuglingen sind niedervolumige Spacer mit leichtgängigen Ventilen die effektivsten Systeme. Beim akuten Infekt bzw. im Anfall sowie bei der Applikation von DNCG wird in der Regel die Feuchtinhalation über den Druckvernebler bevorzugt.

Therapiedurchführung

Inwieweit eine Dauertherapie mit einem Cromon nach Erzielen der Beschwerdefreiheit sinnvoll ist oder ob ein sehr niedrig dosiertes inhalatives Steroid bevorzugt werden sollte, ist nicht zuletzt eine Entscheidung des behandelnden Arztes. Es besteht jedoch kein Anlass, bei Kindern eine Kortikosteroidtherapie aus Angst vor Nebenwirkungen zu vermeiden. Vielmehr empfiehlt es sich, die therapeutischen Alternativen mit den Eltern zu besprechen und, falls keine Kortikosteroidphobie besteht, ein niedrig dosiertes inhalatives Kortikosteroid für die Langzeittherapie zu verordnen. Der Effekt der inhalativen Kortikosteroide lässt sich nach dem zeitlichen Effekt ihrer Wirkung aufteilen. Als erstes bessern sich gewöhnlich die Symptome, dann die FEV_1, dann der Verbrauch von β_2-Sympathomimetika, gefolgt vom morgendlichen Peak-Flow und zum Schluss die Atemwegshyperreagibilität (Abb. **10.4**).

Grundsätzlich bestehen zwei Möglichkeiten einer Therapieeinleitung beim Asthma bronchiale. Entweder beginnt man eine Behandlung mit wenigen oder schwächer wirkenden Medikamenten und erhöht deren Zahl, bis das gewünschte Therapieziel erreicht ist („Step-up") oder man beginnt mit möglichst vielen und wirksamen Medikamenten und reduziert diese nach Erreichen der Krankheitskontrolle wieder („Step-down"). Ein typisches Beispiel hierfür bildet die Frage nach der Therapieeinleitung entweder in Form einer DNCG-Feuchtinhalation oder einer inhalativen Kortikosteroidbehandlung mit einem Pulverinhalator. Welcher dieser Therapiezugänge am günstigsten ist, kann letztlich nur vom behandelnden Arzt jeweils individuell entschieden werden. Grundsätzlich ist jedoch anzustreben, möglichst rasch Beschwerdefreiheit und damit eine größtmögliche Compliance zu erzielen.

Einer besonderen Beachtung bedarf die Nachbehandlung schwerer „Asthmakrisen". Insbesondere durch Virusinfekte getriggerte Exazerba-

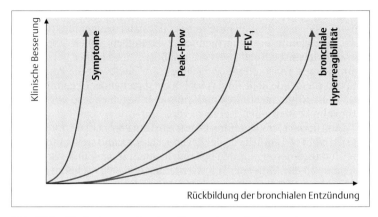

Abb. 10.4 **Veränderung einzelner Parameter unter Therapie.**

tionen neigen dazu, zu rezidivieren. Die Zeit nach einem schweren Asthmaanfall geht in der Regel mit einer Phase gesteigerter Hyperreagibilität einher, so dass eine während der akuten Phase eingeleitete systemische oder eine hochdosierte inhalative Kortikosteroidtherapie nur schrittweise reduziert werden sollte. Darüber hinaus ist es vorteilhaft, den Patienten bzw. deren Eltern selbst eine Checkliste mit Therapieanweisungen an die Hand zu geben.

Schweres persistierendes Asthma

Es liegen auch im Kindesalter nur wenige kontrollierte Untersuchungen zum schweren persistierenden, steroidresistenten Asthma bronchiale vor. Die Diagnose kann nur dann gestellt werden, wenn folgende Differentialdiagnosen ausgeschlossen wurden:

- pseudo-steroidresistentes Asthma,
- gastroösophagealer Reflux,
- Hyperventilation,
- Schlafapnoe und
- Stimmbanddysfunktion.

Dabei ergeben sich Hinweise für ein pseudo-steroidresistentes Asthma immer dann, wenn die Lungenfunktionsuntersuchung nicht reproduzierbar ist und keine bronchiale Hyperreagibilität besteht.

Die klinischen Verlaufsformen des schweren Asthmas sind vielfältig und reichen von Dauerbeschwerden bei konstant schlechter Lungenfunktion bis hin zu hochakuten plötzlichen, hochmalignen Asthmakrisen aus klinischer Beschwerdefreiheit, normaler Lungenfunktion und trotz durchgeführter Dauertherapie. Gewöhnlich gehen aber auch schweren lebensbedrohlichen Krisen subtile Zeichen einer Verschlechterung voraus. Es ist allerdings nicht geklärt, inwieweit die Perzeption eine entscheidende Rolle für das Fehlen entsprechender Gegenmaßnahmen spielt. Klinische Studien im Kindesalter liegen ebenso wie für das Asthma im Erwachsenenalter nicht vor.

Die Therapie des steroidresistenten Asthma bronchiale unterscheidet sich nicht wesentlich von der bei Erwachsenen und stellt eine besondere Herausforderung für den behandelnden Arzt dar. Zunächst sollten in jedem Fall alle Mittel der Selbststeuerung und Selbstschulung eingesetzt werden. Dies betrifft vor allem die Unterweisung in frühen Anzeichen der Verschlechterung und die subtile Erfassung von Risikofaktoren. Die medikamentöse Therapie ist vielfach individualisiert und experimentell.

Hyposensibilisierung

Indikationen sind die nachgewiesene Sensibilisierung und klinische Relevanz des bestimmten Allergens unter Berücksichtigung der Kontraindikationen (5, 8, 15, 17). Aufgrund der vorliegenden Studien kommt eine Hyposensibilisierungstherapie insbesondere dann in Frage, wenn das Allergen nicht vermeidbar ist, die Beschwerden durch die betreffende Allergie zeitlich und von der Intensität her entweder besonders ausgeprägt sind oder einen langen Zeitraum des Jahres (bei saisonalen Allergenen) umfassen. Voraussetzung ist das Vorhandensein eines hochgereinigten, in klinischen Prüfungen erprobten Extraktes und eine stabile Einstellung des Asthma bronchiale. Eine besondere präventive Indikation in bezug auf das Asthma bronchiale stellt die Hyposensibilisierungstherapie einer allergischen Rhinitis in dem Sinne dar, dass ein „Etagenwechsel", d. h. die Ausbildung einer auch bronchialen Hyperreagibilität als Vorstufe eines Asthma bronchiale verhindert werden soll. Die Wirksamkeit der sublingualen Therapie wird gegenwärtig klinisch untersucht.

Absolute **Kontraindikationen** der Hyposensibilisierungsbehandlung sind ein schwer behandelbares Asthma mit häufigen Anfällen, relative Kontraindikationen sind relevante Allergien gegen eine Vielzahl von Allergenen. Aufgrund der strengen Indikationsstellung sollte eine Hyposensibilisierung nur durch den ausgebildeten Allergologen erfolgen.

Sport

Belastungsinduziertes Asthma bronchiale stellt keine eigene Asthmaform dar, sondern ist vielmehr Folge der beim Asthma bestehenden bronchialen Hyperreagibilität (vgl. Kap. 1). Sportliche Betätigung ist somit lediglich ein Triggerfaktor, der die bereits vorhandene Hyperreagibilität und Inflammation manifest werden lässt.

Früher wurden Kinder mit Asthma bronchiale vom Schulsportunterricht ausgeschlossen. Dieses Sportverbot ist aufgrund der Behandlungsmöglichkeiten heute nicht mehr zu rechtfertigen. Die sicherste und effektivste Therapie besteht in der Dämpfung der Hyperreagibilität durch eine antiinflammatorische Dauertherapie, vor allem mittels inhalativer Kortikosteroide. Weitere Möglichkeiten der Therapie umfassen die Einnahme von lang-wirksamen β_2-Sympathomimetika oder kurzwirksamen β_2-Sympathomimetika, von Cromonen oder Leukotrienantagonisten vor der Belastung.

Länger angewendet, zeigen sowohl kurz- als auch lang-wirksame inhalative β_2-Sympathomimetika eine Tachyphylaxie, die sich auch auf das Belastungsasthma erstreckt. Bei Leukotrieninhibitoren ist dagegen eine Tachyphylaxie nicht bekannt. Allerdings liegen vergleichende Untersuchungen zwischen diesen beiden sehr unterschiedlichen Therapieansätzen im Kindesalter nicht vor. Auch andere Antiasthmatika (Theophyllin, Anticholinergika) weisen einen gewissen Effekt auf die belastungsinduzierte Bronchokonstriktion auf.

Fazit

Das Asthma im Kindesalter unterscheidet sich nicht grundsätzlich von dem des Erwachsenen. Trotzdem sind einige besondere Aspekte zu berücksichtigen. Hierzu gehören zunächst die zahlreichen nicht-asthmatischen Ursachen einer Atemwegsobstruktion (z. B. infektiöse Bronchiolitis). Hierzu gehört auch die Frage nach der Anwendung und dem Umfang der anti-entzündlichen Basisbehandlung durch inhalative Kortikosteroide. Ob und in welcher Form Leukotrienhemmer sich zur First-Line-Behandlung eignen, muss dem Ergebnis weiterer Studien vorbehalten bleiben.

Literatur

[1] Agertoft, L., D. Pedersen: Effects of long-term treatment with inhaled corticosteroid on growth and pulmonary function in asthmatic children. Respir. Med. 88 (1994) 373–381

[2] Ball, TM, J. A. Castro-Rodrigues, K .A. Griffith, C. J. Holberg, F. D. Martinez, A.L. Wright: Siblings, day-care attendance, and the risk of asthma and wheezing during childhood. N. Engl. J. Med. 24:343 (2000) 538–543

[3] Black, P. N., S. Snarpe. Dietary fat and asthma: ist there a connection? Eur. Respir. J. 10 (1997) 6–12

[4] Bisgaard, H., L. Loland, J. A. Oj: NO in exhaled air of asthmatic children is reduced by the leukotriene receptor antagonist montelukast. Am. J. Respir. Crit. Care. Med. 160 (1999) 1227–1231

[5] Bousquet, J., A. Hejaoui, F. B. Michel: Specific immunotherapy in asthma. J. Allergy Clin. Immunol. 86 (1990) 292–305

[6] Carey, V. J., S. T. Weiss, I. B. Tager et al.: Airway responsiveness, Wheeze onset, and recurrent asthma episodes in young adolescents. The East Boston Childhood Respiratory Disease Cohort. Am. J. Respir. Crit Care Med. 153 (1996) 356

[7] Cooksen, W. O., M. F. Moffat: Asthma: an epidemic in the absence of infection? Science 3:275 (1997) 41–42

[8] Durham, S. R., S. M. Walker, E. M. Varga et al.: Long-term clinical efficacy of grass-pollen immunotherapy. N. Engl. J. Med. 341 (1999) 468–475

[9] ETAC Study Group: Allergic factors associated with the development of asthma and the influence of cetirizine in a double-blind, randomised, placebo-controlled trial: first results of ETAC. Pediatr Allergy Immunol 9 (1998) 116–124

[10] Ferguson, A. C., F. W. M. Wong: Bronchial hyperresponsiveness in asthmatic children. Correlation with macrophages and eosinophils in broncholavage fluid. Chest. 96 (1989) 988–991

[11] Gappa, M., A. Güsewll, J. Freihorst, H. von der Hardt: Asthma bronchiale: klinischer Verlauf vom Kleinkindeszum Schulalter. Eine Nachuntersuchung. Monatsschr. Kinderheilkd. 145 (1997) 255–261

[12] Holt, P.: Developmental immunology and host defense: Kinetics of postnatal maturation of immune competence as a potential etiologic factor in early childhood asthma. Am. J. Respir. Crit. Care Med. 151 (1995) 11

[13] Kemp, J. P., R. J. Dockhorn, G. G. Shapiro, H. H. Nguyen, T. F. Reiss, B. C. Seidenberg, B. Knorr: Montelukast once daily inhibits exercise-induced bronchoconstriction in 6- to 14-year old children with asthma. J. Pediatr. 133 (1998) 424–428

[14] Knorr, B., J. Matz, J. A. Bernstein, H. Nguyen, B. C. Seidenberg, T. F. Reiss, A. Becker: Montelukast for chronic asthma in 6–14-year-old children: a randomized, double-blind trial. JAMA 279 (1998) 1181–1186

[15] Lau, S., S. Illi, C. Sommerfeld, B. Niggemann, R. Bergmann, E. von Mutius, U. Wahn: Early exposure to house-dust mite and cat allergens and development of childhood asthma: a cohort study. Multicentre Allergy Study Group. Lancet 21 356 (2000) 1392–1397

[16] Martinez, F. D., A. L. Wright, L. M. Taussig, C. J. Holberg, M. Halonen, W. J. Morgan: Asthma and wheezing in the first six years of life. N. Engl. J. Med. 332 (1995) 133 – 138

[17] Nathan, R. A., M. C. Minkwitz, C. M. Bonuccelli: Two first-line therapies in the treatment of mild asthma: use of peak flow variability as a predictor of effectiveness. Ann. Allergy Asthma. Immunol. 82 (1999) 497 – 503

[18] Paul, K., U. Klettke, U. Wahn: The combined influence of immunotherapy and mite allergen reduction on bronchial hyperresponsiveness in mite-sensitive asthmatic children. Eur. J. Pediatr. 157 (1998) 109 – 113

[19] Shirakawa, T., T. Enomoto, S. Shimazu, J. M. Hopkin: The inverse association between tuberculin responses and atopic disorder. Science 275 (1997) 77 – 79

[20] Silverman, M., N. Wilson: Wheezing phenotypes in childhood. Thorax 52 (1997) 936 – 937

[21] Simons, F. E. R: A comparison of beclomethasone, salmeterol, and placebo in children with asthma. Canadian Beclomethasone Diproprionate – Salmeterol Xinafoate Study Group. N. Engl. J. Med. 337 (1997) 1659 – 1665

[22] Strachan, D. P: Hay fever, hygiene, and household size. BMJ 299 (1989) 1259

[23] Verberne A. A., C. Frost, E. J. Duirveman, M. H. Grol, K. F. Kerrebijn: Addition of salmeterol versus doubling the dose of beclomethasone in children with asthma. The Dutch Asthma Study Group. Am. J. Respir. Crit. Care Med. 158 (1998) 213 – 219

[24] von Mutius, E., C. Fritzsch, S. K. Weiland, G. Roll, H. Magnussen: Prevalence of asthma and allergic disorders among children in united Germany: a descriptive comparison. BMJ 5 : 305 (1992); 1395 – 1399

11 Behandlung des Asthma bronchiale mit Cysteinyl-Leukotrien-Rezeptorantagonisten

C. F. Ramsay
Neil C. Barnes

Zu den von Cysteinyl-Leukotrienen vermittelten pathophysiologischen Veränderungen gehören die Kontraktion und Hypertrophie der glatten Atemwegsmuskeln, die erhöhte mikrovaskuläre Permeabilität mit Entwicklung eines Gewebeödems, eine vermehrte Mukusproduktion und -viskosität sowie eine verminderte mukoziliäre Clearance (vgl. Kap. 3). Darüber hinaus verursachen sie die Infiltration von Eosinophilen in die Atemwege. Cysteinyl-Leukotriene sind aber nicht nur in der Lage, viele beim Asthma auftretende physiologische Veränderungen zu induzieren, sie werden auch in erhöhter Konzentration beim aspirinsensitiven Asthma, bei akuten Asthmaexazerbationen, beim nächtlichen Asthma und nach Allergenprovokation bei Asthmatikern nachgewiesen.

Angesichts dieser Tatsachen wurden Medikamente mit dem Ziel entwickelt, die Einwirkung der Cysteinyl-Leukotriene entweder durch Hemmung ihrer Produktion selbst oder durch Blockade ihrer Wirkung auf den **CysLT$_1$-Rezeptor** zu unterbinden. Bei diesen Medikamenten handelt es sich um wirksame und selektive Antagonisten der Leukotriene C$_4$, D$_4$ und E$_4$ auf der Ebene des CysLT$_1$-Rezeptors, in deren Gegenwart eine bis zu 200fache Erhöhung des inhalierten LTD$_4$ notwendig ist, um eine vergleichbare Bronchokonstriktion zu induzieren. Zahlreiche Studien zur klinischen Wirkung der Cysteinyl-Leukotrien-Rezeptorantagonisten haben nicht nur wichtige Einblicke in die Pathogenese des Asthma bronchiale ergeben, sondern auch den potenziellen Nutzen dieser neuen Medikamente bei der Asthmabehandlung dokumentiert. Das Kapitel gibt einen Überblick über das therapeutische Spektrum dieser Medikamentenklasse.

Zu den neu entwickelten Cysteinyl-Leukotrien-Rezeptorantagonisten gehören unter anderem: MK-0476 (Montelukast), MK-571, MK-679, ICI 204,219 (Zafirlukast), SB 205 312 (Pranlukast/ONO-1078), Pobilukast, Iraluksat, SK&F 104,353 und LY171 883 (Abb. **11.1**). Von diesen Substanzen wurden drei für die Behandlung von Asthma zugelassen. In Tab. **11.1** sind diese in alphabetischer Reihenfolge ihrer generischen Bezeichnung aufgeführt.

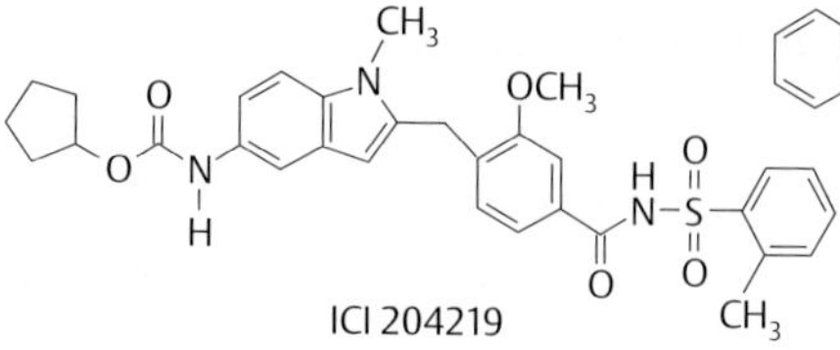

ICI 204219

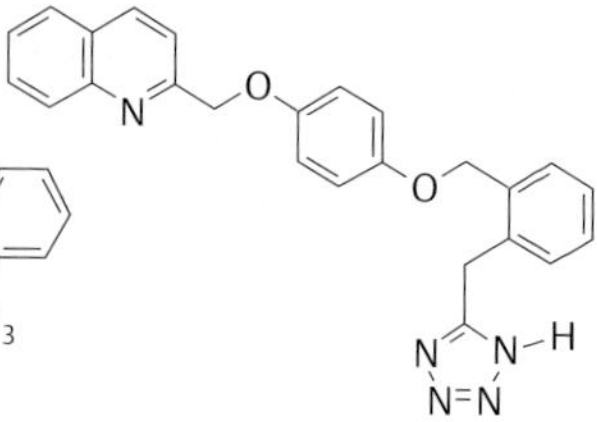

RG-12525

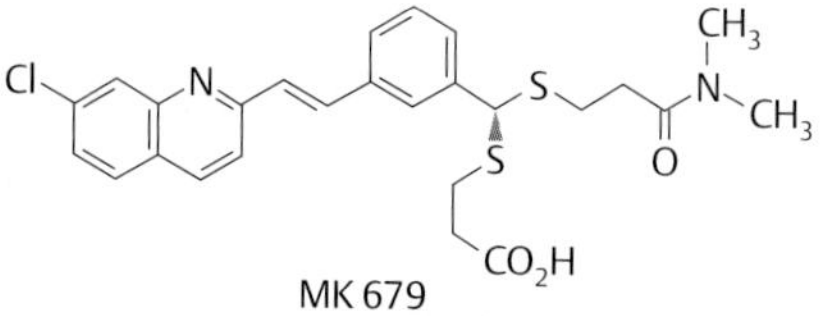

MK 679
R-(−)-MK 571

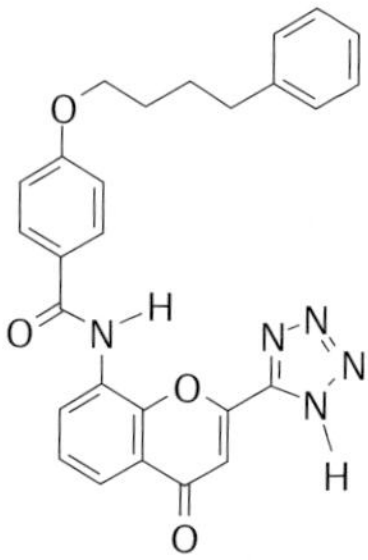

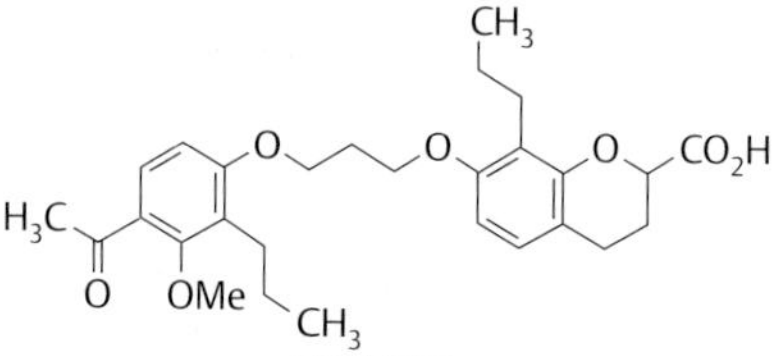

SC-41930

ONO 1078

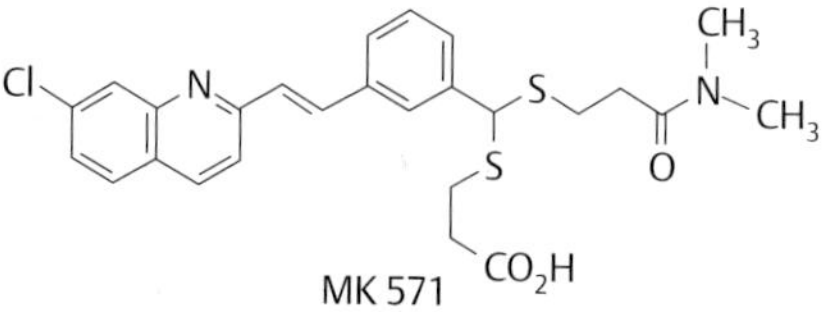

MK 571
(Razenat)

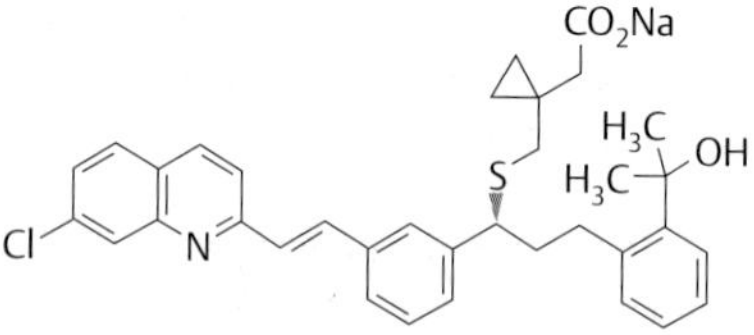

MK-0476 (Montelukast)

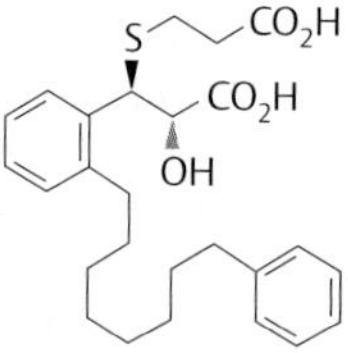

SKF-104353

Abb. **11.1 Chemische Struktur einiger Leukotrien-Rezeptorantagonisten.**

Tab. 11.1 Liste der gegenwärtig zur Therapie des Asthma bronchiale zugelassenen Leukotrien-Rezeptorantagonisten. In der BRD wurde bisher ausschließlich Singulair® zugelassen

Freiname	Firma	Produktcode	Handelsname	Dosierung
Montelukast	MSD	MK-0476	Singulair®	10 mg 1 × tgl.
Pranlukast	SB	SB205 312	Ultair®	225 mg 2 × tgl.
	ONO	ONO 1078	Onon®	
Zafirlukast	ZENECA	ICI 204 219	Accolate®	20 mg 2 × tgl.

Leukotrien-Rezeptorantagonisten bei antigeninduziertem Asthma bronchiale

Die Ergebnisse der klinischen Studien zur therapeutischen Wirkung dieser Medikamente sollen nachstehend dargestellt werden.

Allergeninduziertes Asthma

Eine Allergenexposition bei allergischen Patienten induziert eine sofortige Bronchokonstriktion und bei etwa 50 % der Personen eine asthmatische Spätreaktion nach 4–6 Stunden mit nachfolgender Exazerbation ihrer Erkrankung.

Mehrere Untersuchungen haben zeigen können, dass Leukotrien-Rezeptorantagonisten zu einer Abschwächung der asthmatischen Reaktion nach Allergenprovokation bei Asthmatikern führen.

Leukotrienhemmer besitzen einen günstigen Einfluss auf die allergeninduzierte asthmatische **Bronchokonstriktion.** So reduziert Zafirlukast (40 mg) den während der asthmatischen Früh- und Spätphase auftretenden Abfall des FEV_1 um 81 % bzw. 55 % und vermindert gleichzeitig die Atemwegshyperreagibilität (4). Bei gleicher Dosis zeigt Zafirlukast deutliche protektive Eigenschaften gegenüber einer inhalativen Provokation mit Katzenhaaren bei 8 von 12 untersuchten Asthmatikern. Darüber hinaus wird unter Zafirlukast eine zehnfach höhere Allergenkonzentration benötigt, um einen 20%-igen Abfall des FEV_1 (26) auszulösen. Bei Patienten mit atopischem Asthma unter einer Medikation mit 20 mg Zafirlukast war eine 5,5fache Erhöhung der kumulativen Allergenkonzentration erforderlich, um den gleichen Abfall des FEV_1 ohne Rezeptorantagonisten herbeizuführen. Darüber hinaus war die Genesungszeit unter der Behandlung verkürzt (26). In einer weiteren Studie an 16 Asthmatikern wurde bei einer oralen Dosierung von 20 mg Zafirlukast ein signifikanter Schutz gegen eine Provokation mit dem Ragweedallergen (27) erworben.

Auch mit dem Leukotrien-Rezeptorantagonisten ONO-1078 zeigte sich ein protektiver Effekt, bezogen auf die allergeninduzierte Bronchokonstriktion während der Frühreaktion (34). Die intravenöse Verabreichung von MK-571 rief eine 88%ige Hemmung der Frühreaktion und eine 68%ige Hemmung der Spätreaktion auf Allergen nach Allergenprovokation (26) hervor.

In einer doppelblinden, plazebokontrollierten Crossover-Studie zur Wirkung von Montelukast (MK-0476) auf inhaliertes Hausstaubmilbenantigen bei männlichen atopischen Probanden zeigte sich eine signifikante Abschwächung des Abfalls des FEV_1-Wertes und der Flächen unter der Kurve sowohl für die asthmatische Früh- als auch Spätreaktion (2). Der prozentuale Abfall des FEV_1 für die asthmatische Frühreaktion betrug dabei 54% des Ausgangswertes ($P = 0,002$), während sich gleichzeitig die Fläche unter der Kurve um 75% ($P = 0,0001$) verringerte. Für die Spätreaktion verminderte sich der prozentuale Abfall des FEV_1 um 36% ($P = 0,008$), wobei sich die Fläche unter der Kurve um 57% ($P = 0,003$) reduzierte.

Belastungs- oder kaltluftinduziertes Asthma

Die anstrengungs- oder kaltluftinduzierte Bronchokonstriktion gehört zu den typischen Beschwerden des Asthma bronchiale (vgl. Kap. 15). Obwohl die Ursache der anstrengungsinduzierten Beschwerden nicht bekannt ist, finden sich Hinweise für die Beteiligung von Leukotrienen. Erhöhte Konzentrationen an Leukotrienen werden beispielsweise nach isokapnischer Hyperventilation in der bronchoalveolären Lavage von Asthmapatienten gefunden. Andere Studien haben zeigen können, dass Leukotriene etwa 50% der Reaktion auf kalte, trockene Luft oder auf physische Belastung (11) vermitteln.

> Leukotriene sind an der Pathogenese der belastungsinduzierten Bronchokonstriktion beim Asthma bronchiale beteiligt!

Es überrascht daher nicht, dass die Blockade der Cysteinyl-Leukotriene eine günstige Wirkung bei kaltluft- oder belastungsinduziertem Asthma besitzt.

Schon 1989 demonstrierten Israel et al., dass LY171 883 nach 2-wöchiger Behandlung die kaltluftinduzierte Bronchokonstriktion ebenso wie die Asthmabeschwerden signifikant verminderte (4). In anderen Studien zeigte sich (7, 16), dass die intravenöse Gabe von MK-571 den mittleren Abfall des FEV_1 um 65 % hemmte und die Genesungszeit signifikant verkürzte (Abb. **11.2**). Auch oral oder inhalativ verabreichtes Zafirlukast reduzierte signifikant den Abfall der Lungenfunktion, verkürzte die Zeit bis zur Genesung (4) und verminderte die kaltluftinduzierte Bronchokonstriktion bei Patienten mit mildem bis moderatem Asthma. Darüber hinaus hemmte inhaliertes SKF 104,353 die Atemwegsobstruktion nach Belastung um mehr als 40 %, ein Effekt, der größer war als der, der sich mit zerstäubtem Cromoglykat erreichen ließ (26).

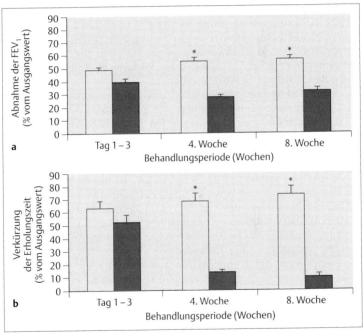

Abb. 11.2 Effekt von Salmeterol (2 × 50 µg/d) und Montelukast (1 × 10 mg/d) auf die anstrengungsinduzierte Bronchokonstriktion: Abnahme der FEV_1 (A) und Verkürzung des Erholungsintervalls (B). Die Studie wurde an 191 Patienten (Montelukast n = 97; Salmeterol n = 94) mit chronischem Asthma und einem Ausgangs-$FEV_1 > 65$ % des Sollwertes über einen Zeitraum von 8 Wochen durchgeführt. Dargestellt ist der Median ± Standardabweichungen über die Studiendauer von insgesamt 16 Wochen. *, statistisch signifikant. Modifiziert nach Edelman et al., 2000 (6).

Eine weitere multizentrische Crossover-Studie an 6–14-jährigen Asthmatikern verminderte nach 2-tägiger Behandlung mit 5 mg Montelukast den anstrengungsinduzierten maximalen FEV_1-Abfall von 26% (Plazebo) auf 18% (12). Bezogen auf Plazebo, betrug der Schutz vor einer Bronchokonstriktion 59%. Gleichzeitig verkürzte sich die Erholungszeit um 10 auf 18 Minuten. In einer weiteren Studie an 331 Asthmatikern dieser Altersgruppe über 8 Wochen (15) führte Montelukast zu einer mittleren Zunahme der FEV_1 um 8,2% (von 1,85 auf 2,01 l), während unter Plazebo eine entsprechende Zunahme von 3,58% (von 1,85 auf 1,93 l) beobachtet wurde. Diese Studien zeigen, dass auch Kinder bis zum Alter von 6 Jahren von Montelukast profitieren.

Bei 110 Erwachsenen mit mildem Asthma im Alter zwischen 15 und 45 Jahren führte die Behandlung mit 10 mg Montelukast zu einer signifikanten Protektion gegenüber der belastungsinduzierten Bronchokonstriktion (47%), dem maximalen Abfall der FEV_1 und der Erholungszeit, verglichen mit Plazebo (21). Die günstige Wirkung blieb über die gesamte Studiendauer von 12 Wochen erhalten.

Die **anstrengungsinduzierte Komponente** des Asthma bronchiale lässt sich neben den Leukotrienhemmern auch durch β_2-Agonisten und in gewissem Umfang durch Cromone, (Nedocromil-Natrium, Natrium-Cromoglykat) abschwächen (16). Allerdings tritt unter regelmäßiger Behandlung mit lang-wirkenden β_2-Sympathomimetika eine Tachyphylaxie auf. So zeigte ein direkter Vergleich von Montelukast (1×10 mg) und Salmeterol (2×50 µg) an 191 Asthmatikern in einer Studie über insgesamt 12 Wochen (6), dass der protektive Effekt des langwirksamen β_2-Mimetikums auf die maximale Abnahme der FEV_1 und die Verkürzung der Erholungszeit abnahm (Abb. **11.2**). Dagegen blieb die Wirkung von Montelukast über die Studiendauer unverändert erhalten.

Das Ausbleiben einer Tachyphylaxie unter Montelukast wurde in der Zwischenzeit durch eine weitere Studie bestätigt (37). Dabei zeigte sogar sich die Behandlung mit Montelukast der mit Salmeterol nach 8-wöchiger Therapie überlegen. Ferner schützt Montelukast gegenüber einer Schwefeldioxid-induzierte Bronchokonstriktion während körperlicher Anstrengung (8). Diese Beobachtungen unterstreichen eindrucksvoll die therapeutische Bedeutung der Montelukast-Therapie beim Anstrengungs-induzierten Asthma bronchiale.

Aspirinsensitives Asthma

Aspirinsensitives Asthma betrifft eine kleinere Zahl von Asthmatikern (2%–30%). Es ist bei Erwachsenen mit nicht-allergischem und schwerem Asthma sowie mit dem Auftreten von Nasenpolypen assoziiert (20). Die Pathogenese des aspirinsensitiven Asthmas wird mit einer Hemmung der Cyclooxygenase in Zusammenhang gebracht, die gemeinsam mit einer Überfunktion der LTC_4-Synthetase den Archidonsäure-Metabolismus von Prostaglandinen in Richtung der Leukotriene (Lipoxygenase) verschiebt (vgl. Kap. 12). So ist der basale LTE_4-Urinspiegel bei aspirinsensitivem Asthma höher als bei aspirintoleranten Asthmatikern oder bei Nicht-Asthmatikern. Nach Aspirinaufnahme kommt es bei aspirinintoleranten Asthmatikern zu einem Anstieg der LTE_4-Konzentration im Urin, die bei Aspirintoleranten oder Gesunden ausbleibt.

Man nimmt an, dass die Bronchokonstriktion bei aspirinsensitiven Personen durch eine überproportionale Steigerung der Leukotriensynthese hervorgerufen wird.

Die vorliegenden Ergebnisse mit Cysteinyl-Leukotrienhemmern bestätigen die Bedeutung der Leukotriene für diese Variante des Asthma bronchiale. Bei Patienten mit aspirinsensitivem Asthma verringerte inhaliertes SK&F 104,353 den Abfall von FEV_1 als Reaktion auf eine Aspirinexposition noch um 43 bis 74% (25). Auch oral verabreichtes MK-0679 schwächte die Atemwegsreaktion nach Provokation mit Aspirin bei prädisponierten Asthmatikern ab, wobei eine 4,4fach erhöhte Aspirindosis erforderlich war, um den gleichen Abfall in der Lungenfunktion hervorzurufen. Eine einzelne Dosis des Leukotrienhemmers bei Patienten mit aspirinsensitivem Asthma bewirkte gleichzeitig eine 5- bis 34%-ige Erhöhung des FEV_1 (16, 25).

Unter der oralen Gabe von Pranlukast (SB205 312/ONO-1078) (225 mg) war eine 14fache Erhöhung der Dipyronkonzentration erforderlich, um eine equivalente Verminderung der Lungenfunktionsparameter zu induzieren (40). Vorläufige Ergebnisse aus einer 4-wöchigen Studie an 80 aspirinintoleranten Asthmatikern zeigen, dass Montelukast die asthmatischen Beschwerden bei unzureichend mit inhalativen Steroiden eingestellten Patienten verbesserte (17). Dieser Effekt bezog sich sowohl auf das FEV_1, die morgendliche PEFR, auf den Bedarf an β_2-Agonisten als auch auf die Häufigkeit nächtlicher Symptome.

Insgesamt besitzen Leukotrienhemmer, besonders bei aspirinsensitivem Asthma, einen günstigen therapeutischen Einfluss, da Leukotriene bei der aspirininduzierten Bronchokonstriktion eine Rolle spielen.

Natürliches Asthma

Zahlreiche Studien (2, 3, 6, 7, 14, 16, 17, 18, 19, 20, 24, 27, 28, 29, 30, 31, 32, 33, 35, 38, 39, 40) haben gezeigt, dass die Leukotrien-Rezeptorantagonisten Montelukast, Zafirlukast, MK-571 und RG 12 525 bei Patienten mit leichtem bis moderatem Asthma zu einer sofortigen Bronchodilatation führen (Abb. **11.3**). In einer Untersuchung an 261 steroidnaiven Asthmatikern ($FEV_1 < 60\%$ des Sollwertes und häufigen nächtlichen Symptoms) führte beispielsweise eine Monotherapie mit zweimal 20 mg Zafirlukast über 13 Wochen zu einer signifikanten Verbesserung der FEV_1, des morgendlichen und abendlichen Spitzenflusses (PEF), den Asthmasymptomen, zu einer Verminderung der Häufigkeit des nächtlichen Aufwachens und dem Bedarf an β_2-Mimetika (13). Eine andere Studie zeigte unter dieser Behandlung eine signifikante Zunahme der Lebensqualität (28).

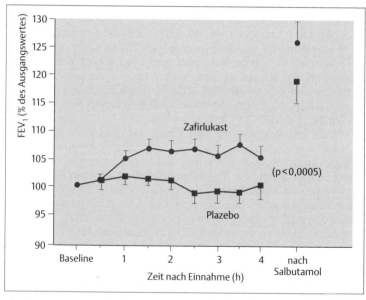

Abb. 11.3 Bronchodilatierende Wirkung der Leukotrien-Rezeptorantagonisten am Beispiel von Zafirlukast bei 10 allergischen Asthmatikern nach Einzeldosis (40 mg) mit Verbesserung der basalen Lungenfunktion. Die verbesserte FEV_1 unter *Zafirlukast* bleibt auch nach Inhalation des β_2-Sympathikomimetikums Salbutamol erhalten. Modifiziert nach Hui & Barnes, 1991 (10).

In einer plazebokontrollierten Studie an Asthmapatienten mit einem basalen FEV_1 von weniger als 80% des Sollwertes zeigten Welch und Mitarbeiter, dass eine Dosis von 200 mg RG 12525 mit einer signifikanten 20%igen Verbesserung des FEV_1-Wertes und einer 56%igen Verbesserung von FEF25–75 einherging. Diese Wirkung wurde erzielt, obwohl zuvor bereits mit β_2-Mimetika ein 20%iger Anstieg des FEV_1 erreicht wurde. Ähnliche Ergebnisse werden unter Behandlung mit MK679 (26) beobachtet.

Unter **Langzeittherapie** führen Leukotrien-Rezeptorantagonisten zu einer signifikanten Verbesserung der Symptomenscores während des

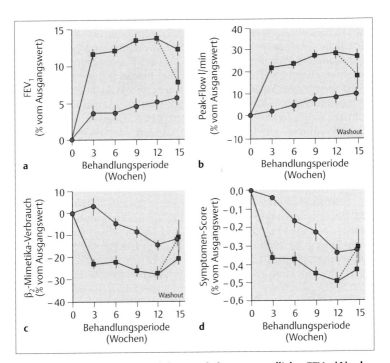

Abb. 11.4 Effekt von Montelukast auf die morgendliche FEV_1 (A), den morgendlichen Peak-Flow (B), den Verbrauch an β_2-Sympathomimetika (C) und Symptome (D). Insgesamt 681 Patienten mit chronischem, stabilen Asthma wurden nach Randomisierung über 12 Wochen mit 10 mg Montelukast oder Plazebo behandelt. Es schloss sich eine 3-wöchige Washout-Phase an, während der eine Subgruppe statt Montelukast Plazebo erhielt (unterbrochene Linie). Schlüssel: ■ Montelukast; ○ Plazebo. Modifiziert nach Reiss et al., 1998 (33).

Tages bzw. der Nacht und vermindern den Bedarf an β_2-Mimetika. In einer 6-wöchigen Studie mit ICI 204,219 wurde eine Verringerung der tagsüber auftretenden Symptome um 26%, der Häufigkeit des nächtlichen Erwachens um 46%, des Gebrauchs von β_2-Agonisten um 30% sowie eine Verbesserung des FEV_1 um 11% beobachtet. Eine 2-wöchige Studie zum MAK-571 zeigte eine 8- bis 14%ige Verbesserung des FEV_1 und einen 30%igen Rückgang der Asthmabeschwerden (24).

In einer doppelblinden, plazebokontrollierten Parallelgruppenstudie über 12 Wochen wurden insgesamt 681 Patienten mit Montelukast (MK-0476) in einer Dosierung von 10 mg einmal täglich behandelt (33). Die Behandlung mit Montelukast führte im Vergleich zur Plazebogruppe zu einer signifikanten Verbesserung des FEV_1 (Anstieg um 13%, verglichen mit 5% in der Plazebogruppe), des Symptome-Scores tagsüber, der nächtlichen Asthmabeschwerden, der Anwendung von β_2-Agonisten (Reduktion um 24%, verglichen mit 5% in der Plazebogruppe) und der morgendlichen Peak-Flow-Werte. Darüber hinaus traten unter Montelukast weniger Asthmaexazerbationen auf (Abb. **11.4**). In einer sich anschließende Phase wurde eine Subgruppe statt mit Montelukast mit Plazebo behandelt. In dieser Zeit bildete sich der günstige Einfluss des Leukotrienhemmers wieder vollständig zurück (gestrichelte Linie in Abb. **11.4**).

Anti-entzündlicher Effekt

Leukotrienhemmer besitzen einen gewissen anti-entzündlichen Effekt, der sich durch ihre Wirkung auf die Zahl der **Eosinophilen** demonstrieren lässt (36). Eine Kurzzeitstudie an 12 Asthmatikern im Alter zwischen 20 und 34 Jahren (FEV_1 79–109%) untersuchte die Wirkung von Montelukast (10 mg) oder Plazebo 36 und 12 h vor sowie 12 h nach der Allergenprovokation (3). Montelukast hemmte sowohl die Früh- als auch Spätreaktion um 75,4% ($P < 0,001$) bzw. 56,9% ($P = 0,003$), verglichen mit Plazebo. Die Eosinophilie und die **ECP**-Konzentration im induzierten Sputum waren unter Montelukast geringer als unter Plazebo. Der Unterschied war allerdings nicht signifikant. Unter einer längeren Therapie mit 10 mg Montelukast ließ sich dagegen ein signifikanter Abfall der Eosinophilenzahl nicht nur im induzierten Sputum von Asthmatikern, sondern auch im Blut bei Erwachsenen (21) und 6–14-jährigen (15) nachweisen. Diese Veränderung wurde von verbesserten Peak-Flow-Werten, einer Verminderung der asthmatischen Symptome und dem Gebrauch an β_2-Agonisten begleitet (Abb. **11.5**).

Eine 4-wöchige Behandlung von 40 erwachsenen Asthmatikern (19–64 Jahre) reduzierte unter 10 mg Montelukast die Zahl der Sputum-

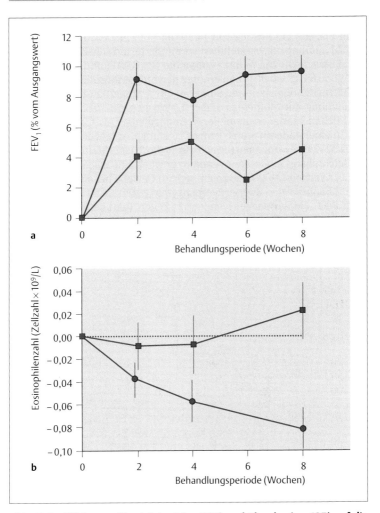

Abb. **11.5 Effekt von Montelukast (n = 201) und Plazebo (n = 135) auf die FEV$_1$ (A) und die Zahl der eosinophilen Granulozyten im Blut (B) bei 6- bis 14-jährigen Kindern.** Dargestellt sind die Mittelwerte ± Standardabweichung. Schlüssel: ● 5 mg Montelukast; □, Plazebo. Modifiziert nach Knorr et al., 1998 (15).

eosinophilen von 7,5 % auf 3,9 % aller Leukozyten (Abb. **11.6**), während unter Plazebo ein Anstieg von 14,5 % auf 17,9 % beobachtet wurde (31). Die Behandlung mit Montelukast verminderte auch die Zahl der Bluteosinophilen sowie die Asthmasymptome ($P = 0,001$) und den Bedarf an β_2-Agonisten ($P = 0,001$) und erhöhte den morgendlichen Peak-flow ($P = 0,001$). In der oben zitierten Studie an 681 Asthmatikern (33) führte die Behandlung mit Montelukast über 13 Wochen zu einer Reduktion der Zahl zirkulierender eosinophiler Granulozyten.

In einer anderen Studie kam es zu ähnlichen Ergebnissen im bronchoskopisch gewonnenen Bronchialgewebe. Hier erhielten 17 Patienten mit leichtem bis moderatem Asthma zweimal täglich 225 mg Pranlukast über 4 Wochen (25). Dabei zeigte sich im Gewebe bei den Behandelten eine Abnahme der $CD3^+$- (Lymphozyten), $CD4^+$-(T-Helfer-Lymphozyten), $AA1^+$-(Makrophagen) und $EG2^+$-Zellen (aktivierte Eosinophile). Unverändert blieben EG1- (nicht-aktivierte Eosinophile) und Plasmazellen. Diese Ergebnisse werden durch die Beobachtung unterstützt,

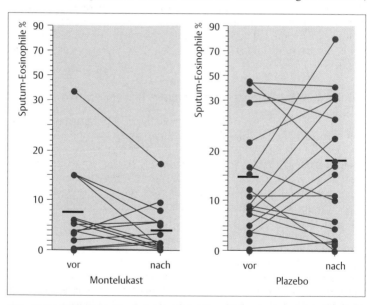

Abb. **11.6**   **Effekt von Montelukast (n = 16) und Plazebo (n = 20) auf die Zahl der eosinophilen Granulozyten im Sputum von allergischen Asthmatikern.** Dargestellt ist die relative Zellzahl vor und 4 Wochen nach Behandlung mit 10 mg Montelukast. Der Mittelwert der Eosinophilenzahl (Strich) nahm unter Montelukast von 7,5 auf 3,9 % ab und unter Plazebo von 17,9 auf 19,8 % zu. Modifiziert nach Pizzichini et al., 1999 (31).

dass nach Allergenprovokation auch in der bronchoalveolären Lavage-flüssigkeit die Zahl der Zellen abnahm (11). Zusammengenommen deuten diese Untersuchungen darauf hin, dass Montelukast zu einer antientzündlichen Wirkung führt. Der Effekt wird möglicherweise über die Hemmung regulatorischer Lymphozyten vermittelt (36).

Reduktion inhalativer Kortikosteroide unter Leukotrienhemmern

Im Rahmen einer Langzeitstudie über 12 Wochen erhielten 113 Patienten 10 mg Montelukast. Der Leukotrienhemmer erlaubte eine signifikante Reduktion der inhalativen Kortikosteroiddosis (47% unter Montelukast versus 30% unter Plazebo. Verglichen mit Plazebo, brachen unter Montelukast weniger Patienten die Studie wegen unzureichender Krankheitskontrolle ab (16% versus 30%). Diese Studie zeigt, dass sich unter einer Behandlung mit Montelukast der Bedarf an inhalativen Kortikosteroiden vermindert (22). Ein kortikosteroid-sparender Effekt ließ sich auch in anderen Studien dokumentieren. So erlaubte die Gabe von ONO-1078 signifikant mehr Patienten, ihre inhalierte BDP-Dosis von 2000 μg auf 1000 μg/Tag ohne Exazerbationen zu halbieren als in der Plazebo-Gruppe.

Leukotrienhemmer versus inhalative Kortikosteroide

In einer plazebokontrollierten Doppelblindstudie an 895 Patienten mit chronischem Asthma mit einer FEV_1 zwischen 50 und 85% über 12 Wochen wurde der Effekt von 10 mg Montelukast mit einer zweimal täglichen Inhalation von Beclomethason verglichen. Gemessen am morgendlichen Peak-Flow, kam es unter der Behandlung mit Montelukast zu einer raschen Besserung, die über die gesamte Studiendauer anhielt (23). Eine bessere Wirkung als bei Montelukast trat erst nach 8 Tagen auf (Abb. **11.7**). Die mittlere Verbesserung der FEV_1 betrug für Beclomethason 13,1%, für Montelukast 7,4% und für Plazebo 0,7%. Auch im Hinblick auf den Peak-Flow, die Asthmakontrolle, die Zahl der Exazerbationen und nächtlichen Aufwachphasen war Beclomethason überlegen. Beide Behandlungen führten zu einer signifikanten Besserung aller Variablen, verglichen mit Plazebo. Sowohl *Montelukast* als auch *Beclomethason*führten zu einer vergleichbaren **Abnahme der Eosinophilenzahl** im Blut. Für alle Parameter trat der therapeutische Effekt unter Montelukast rascher ein als unter Beclomethason.

Interessanterweise hielt der in einer Doppelblindstudie günstige Effekt von Beclomethason bei einer sich anschließend offenen Studie

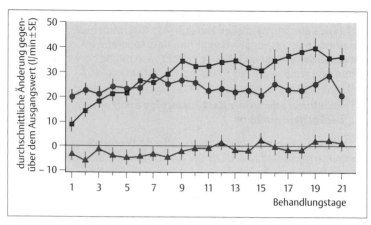

Abb. 11.7 Effekt von Beclometason und Montelukast auf den morgendlich gemessenen Peak-Flow. Die Studie wurde an 895 Patienten mit chronischem Asthma mit einem Ausgangs-FEV_1 zwischen 50 und 85 % des Sollwertes durchgeführt. Dargestellt sind die Mittelwerte Standardabweichungen über die ersten 3 Wochen der Studie. Schlüssel: ■ 10 mg Montelukast; ● 200 µg/d Beclometason; ▲ Plazebo. Modifiziert nach Malmstrom et al., 1999 (23).

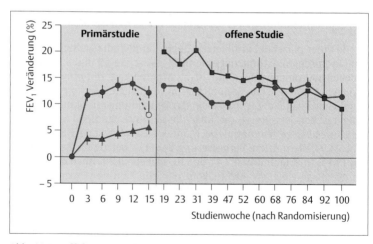

Abb. 11.8 Effekt von Beclometason und auf die FEV_1 unter Studienbedingungen und einer anschließenden offenen Studie. Im offenen Teil verliert sich der ursprünglich beobachtete Vorteil der Beclometason-Behandlung. Schlüssel: ● 10 mg Montelukast; ▲ Plazebo; ■ Beclometason; ○ nach Umstellung von Montelukast auf Plazebo. Modifiziert nach Reiss et al., 1998 (33).

nicht an. Wie aus Abb. **11.8** zu erkennen ist, ging der initiale Vorteil der Kortikosteroidbehandlung im weiteren Verlauf unter Alltagsbedingungen verloren. Die Ursache hierfür ist nicht bekannt, dürfte möglicherweise jedoch mit der Compliance im Zusammenhang stehen. Andererseits ist zu berücksichtigen, dass in diesen Studien potente inhalative Kortikosteroide vermutlich günstiger abschneiden als die relativ niedrige Dosierung von Beclometason.

In einer weiteren Studie an 642 Patienten mit chronischem Asthma (FEV_1: 50–85% des Sollwertes) wurde die Kombination von Montelukast (10 mg) und Beclometason (2×200 µg/d) untersucht (19). Die Erkrankung war vor Beginn der Studie unter alleiniger Beclometasontherapie nicht ausreichend kontrolliert. Unter Beclometason blieb die FEV_1 unverändert. Die zusätzliche Gabe von Montelukast führte zu einer signifikant besseren Kontrolle der Erkrankung. Die Abnahme der FEV_1 war nach Beendigung der Kortikosteroidtherapie, verglichen mit einer Therapie unter Montelukast, weniger deutlich ausgeprägt (Abb. **11.9**).

In einer anderen Studie an Patienten mit schwerem Asthma (FEV_1: 50–75%) unter einer hochdosierten Therapie mit inhalativen Kortikosteroiden (≥ 1200 µg Beclometason) führte die zusätzliche Gabe von 80 mg Zafirlukast zu einer signifikanten Besserung, bezogen auf die Zahl der Exazerbationen, den maximal erreichbaren Peak-Flow, den Tagessymptomen und den Bedarf an β_2-Mimetika (38).

In einer weiteren Studie an Asthmatikern, deren Erkrankung entweder unter 1600 µg/d Beclomethason oder unter 8000–1600 Beclomethasone sowie oralem Prednisolon (2,5–20 mg/d) nicht ausreichend zu kontrollieren war, erhielten die Probanden zusätzlich zweimal täglich 225 mg Pranlukast für 8 Wochen (41). Hierunter verbesserten sich die Peak-flow-Werte am Morgen von 311 auf 341 l/min und am Abend von 328 auf 348 l/min. Darüber hinaus verminderten sich die Symptome (Husten, Dyspnoe, Schlaf) und der Bedarf an β_2-Mimetika.

Die Ergebnisse der oben zitierten Studien zeigen, dass Patienten mit moderatem oder schwerem Asthma bronchiale bei unzureichender Kontrolle durch inhalative oder orale Kortikosteroide, von einer zusätzlichen Behandlung mit Leukotrienhemmern profitieren.

Leukotrienhemmer versus Nedocromil

In einer weiteren, 12-wöchigen, doppelblind angelegten, plazebokontrollierten Parallelgruppenstudie an 586 allergischen Asthmatikern wurde die Wirkung von Pranlukast mit der von Nedocromil verglichen. Alle mit Pranlukast behandelten Patienten zeigen, verglichen mit den plazebobehandelten Patienten, einen signifikant besseren FEV_1, bezo-

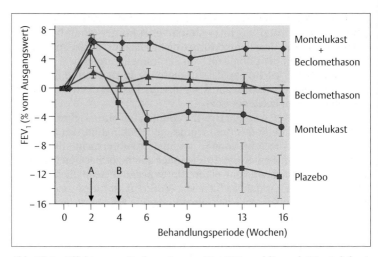

Abb. 11.9 Effekt von Beclometason (2×200 µg/d) und Montelukast (10 mg/d) auf die FEV$_1$. Die Studie wurde an 642 Patienten mit chronischem Asthma mit einem Ausgangs-FEV$_1$ zwischen 50 und 85 % des Sollwertes durchgeführt. Dargestellt sind die Mittelwerte $\pm$ Standardabweichungen über die Studiendauer von insgesamt 16 Wochen. Modifiziert nach Laviolette et al., 1999 (19). A, Umstellung der Plazebo- und Montelukast-Gruppen vom inhalativen Beclometason morgens auf Plazebo. B, Umstellung der Plazebo- und Montelukast-Gruppen vom inhalativen Beclometason abends auf Plazebo.

gen auf den Ausgangswert sowie weniger klinische Beschwerden. Dieser Effekt war bereits am Ende der ersten Woche nachweisbar und nahm über die 12-wöchige Untersuchungsperiode weiter zu. Im Gegensatz dazu unterschied sich der Effekt von Nedocromil zu keinem Zeitpunkt statistisch von der Plazebogruppe.

Leukotrienhemmer versus β_2-Mimetika

Der Vergleich der therapeutischen bronchodilatorischen Wirkung von Leukotrienhemmern und β_2-Mimetika ist von klinischer Relevanz für die Therapieentscheidung beim Asthma. In einer randomisierten, doppelblinden Multizenterstudie wurde das lang-wirksame β_2-Mimetikum Salmeterol mit oral verabreichtem Zafirlukast (2×20 mg) verglichen (1). Beide Medikamente führten zu einer Besserung im Hinblick auf die Lungenfunktion, Asthmabeschwerden, und den Bedarf an kurz wirksamen β_2-Mimetika. Dabei war die Wirkung von Salmeterol stärker ausgeprägt als die von Zafirlukast, bezogen auf den PEF (29,6 vs. 13,0 l/min; $P \leq 0,001$), den Anteil der symptomfreien Tage (22,4% vs. 8,8%; $P \leq 0,001$), und die Tage oder Nächte ohne zusätzliches Bedarfsmedikament (30,5% vs. 11,3%; $P \leq 0,001$).

Klinisch bedeutsam ist die Beobachtung, dass die Wirkung der Leukotrienhemmer additiv zur Wirkung von β_2-Mimetika auftritt (10). In einer plazebokontrollierten Studie an Asthmatikern mit einem basalen FEV_1 von 50–80% wurde unter MK571, verglichen mit 1,3% in der Plazebogruppe, eine mittlere Verbesserung des FEV_1 von 22% erreicht. Eine nachfolgende Gabe von inhalierten β_2-Agonisten nach 5 Stunden führte zu einer zusätzlichen Verbesserung des FEV_1 und diese nahm nach Inhalation β_2-Agonisten weiter zu. Diese Ergebnisse deuteten darauf hin, dass die Bronchokonstriktion beim Asthma bronchiale auf eine von Cysteinyl-Leukotrienen verursachte Komponente zurückgeht, die nicht auf β_2-Agonisten anspricht.

Klinischer Einsatz

Unter klinischem Gesichtspunkt ergeben sich für die Leukotrien-Rezeptorantagonisten folgende potentielle therapeutische Eigenschaften.

Leukotrien-Rezeptorantagonisten als Prophylaxe gegen spezifische Provokationen

Zahlreiche klinische Studien haben gezeigt, dass Cysteinyl-Leukotrien-Rezeptorantagonisten eine prophylaktische Wirkung gegen spezifische aber auch unspezifische asthmaauslösende Provokationen (Allergene, Aspirin und körperliche Anstrengung) in sensibilisierten Individuen aufweisen. Der Abfall des FEV_1 nach körperlicher Belastung, Aspirin oder allergeninduzierter Bronchokonstriktion lässt sich durch die Leukotrien-Rezeptorantagonisten abschwächen. Zudem haben diese Untersuchungen gezeigt, dass Leukotrien-Rezeptorantagonisten eine Asthma-Exazerbationen verhindern, wenn eine Karenz oder Umgehung der spezifischen Trigger durch die Betroffenen nicht möglich ist.

Leukotrien-Rezeptorantagonisten als Dauermedikamente (Controller)

Verschiedene Beobachtungen zeigen, dass Cysteinyl-Leukotrien-Rezeptorantagonisten neben ihrer Wirkung als rasch wirkende Bronchodilatatoren auch erkrankungsmodifizierende Eigenschaften aufweisen und sich diese Medikamente somit auch für die Langzeittherapie des Asthma bronchiale eignen (Tab. **11.2**). Arbeiten zu den potentiellen eosinophilen chemotaktischen Eigenschaften von Cysteinyl-Leukotrienen lassen den Schluss zu, dass die Blockade der Leukotrienwirkung die eosinophile Infiltration der Atemwege und damit die eosinophile Komponente der asthmatischen Atemwegsentzündung reduziert (s. o.).

Darüber hinaus zeigen In-vitro-Untersuchungen, dass die Leukotriene $LTC_{4'}$ und LTD_4 einen potenzierenden Einfluss auf den Effekt der bekannten glatten Muskelmitogene *Thrombin* und *Epidermal Growth Factor* (EGF) besitzen. Dieser Einfluss auf die Mitogenesis glatter Muskelzellen lässt sich durch die Cysteinyl-Leukotrien-Rezeptorantagonisten Pranlukast und Pobilukast vollständig hemmen (9). Die Ergebnisse unterstützen die Daten einer Untersuchung an Meerschweinchen, in der gezeigt werden konnte, dass die Infusion von LTC_4 und LTD_4 zu einer Verdickung der Atemwegsmuskulatur und zu einer bronchialen Hyperreagibilität führt. Diese Wirkung ließ sich durch Gabe von Pranlukast unterbinden (18). Es ist deshalb durchaus denkbar, dass die Cysteinyl-Leukotriene eine pathogenetische Rolle beim **Atemwegsremodelling** spielen. Die Langzeitbehandlung mit diesen Leukotrienhemmern könnte daher einen günstigen therapeutischen Langzeiteffekt bei Asthma haben.

> Da Steroide nicht in der Lage sind, die Produktion der Cysteinyl-Leukotriene vollständig zu inhibieren, könnte sich neben Kortikosteroiden die adjuvante Verabreichung von Cysteinyl-Leukotrien-Rezeptorantagonisten günstig auswirken (5, 29, 30).

Tab. **11.2   Pharmakologisches Wirkprofil der Leukotrien-Rezeptorantagonisten für die Behandlung des natürlichen Asthma bronchiale**

- Hemmung der Bronchokonstriktion während der asthmatischen Frühreaktion und Spätreaktion
- Senkung des bronchialen Muskeltonus unter Langzeitbehandlung
- Hemmung der bronchialen Hyperreagibilität
- protektive Wirkung gegenüber spezifischen (Allergene) und unspezifischen Triggern (Kaltluft, Noxen, usw.)
- antientzündliche Wirkung mit Reduktion der Zahl an Eosinophilen sowie Basophilen im Blut und der bronchoalveolären Lavage
- Abnahme der nächtlichen Beschwerden
- Rückgang der Exazerbationen
- Einsparung von Kortikosteroiden
- Einsparung von β_2-Sympathomimetika
- additiver Effekt mit β_2-Sympathomimetika
- günstige Wirkung bei nicht kontrollierten schweren Formen des Asthmas

Die Reduktion der Häufigkeit von Asthmaexazerbationen und die Möglichkeit der Verminderung inhalativer Kortikosteroide sind ebenfalls wichtige Parameter für die Eigenschaft eines Dauermedikamentes. Wie oben im Detail dargestellt, sprechen die gegenwärtig vorliegenden Ergebnisse dafür, dass Cysteinyl-Leukotrien-Rezeptorantagonisten eine Rolle als Controller im Rahmen der Asthmatherapie spielen.

Der bronchodilatorische Effekt von Cysteinyl-Leukotrien-Rezeptorantagonisten entwickelt sich **additiv** zu dem von β_2-Sympathikomimetika und proportional zum Grad der bestehenden Bronchokonstriktion. Aus diesem Grund besteht eine Indikation zur Gabe dieser Medikamente bei der Behandlung des schweren chronischen Asthma bronchiale zusätzlich zur Gabe von β_2-Sympathikomimetika. Leukotrienhemmer haben sich ferner bei schweren Asthmaformen als günstig erwiesen, die mit anderen Anti-Asthmatika nicht ausreichend kontrolliert werden können. Möglicherweise besteht auch beim akuten Asthmaanfall eine Indikation.

Fazit

Zusammengenommen handelt es sich bei den Cysteinyl-Leukotrien-Rezeptorantagonisten zweifellos um eine Gruppe klinisch wirksamer Medikamente, deren günstiger therapeutischer Effekt beim Asthma bronchiale in zahlreichen Untersuchungen dokumentiert wurde (s. Tab. **11.2**). Diese neuen Leukotrien-Rezeptorantagonisten nehmen bereits heute eine bedeutende Rolle bei der Behandlung des Asthma bronchiale ein. Während viele Patienten von dieser neuen Gruppe von Medikamenten profitieren, ist es aber ebenso wahrscheinlich, dass nicht alle Patienten in gleichem Maße auf diese Medikamente ansprechen. Einige Autoren glauben, dass es in Zukunft möglich werden könnte, diese Patienten durch den individuellen 5-Lipoxygenase-Gen-Promotor-Status zu identifizieren.

Literatur

[1] Busse, W., H. Nelson, J. Wolfe, C. Kalberg, S. W. Yancey, K. A. Rickard: Comparison of inhaled salmeterol and oral zafirlukast in patients with asthma. J. Allergy Clin. Immunol. 103 (1999) 1075–1080

[2] Diamant, Z., M. C. Timmers, H. van der Veen, M. De Smet, J. A. Leff, B. S. Friedman, I. Peskzek, P. J. Sterk: Effect of oral Montelukast (MK-0476), potent leukotriene receptor antagonist, on allergen-induced airway responses in asthmatic subjects. Am. J. Respir. Crit. Care Med. 153 (1996) A346

[3] Diamant, Z., D. C. Grootendorst, M. Veselic Charvat, M. C. Timmers, M. De Smet, J. A. Leff, B. C. Seidenberg,

A. H. Zwinderman, I. Peszek, P. J. Sterk: The effect of montelukast (MK-0476), a cysteinyl leukotriene receptor antagonist, on allergen-induced airway responses and sputum cell counts in asthma. Clin. Exp. Allergy 29 (1999) 42 – 51

[4] Drazen, J. M.: Leukotrienes in asthma and rhinitis. In Busse, W. W. & Holgate, S. T. (Eds:) Asthma and Rhinitis. Blackwell Scientific Publications, Oxford, 1994, p. 838 – 850

[5] Dworski, R. et al.: Effect of oral prednisolone on airway inflammatory mediators in atopic asthma. Am. J. Respir. Crit. Care Med. 149 (1994) 953 – 959

[6] Edelman, J., J. A. Turpin, E. A. Bronsky, J. Groassman, J. P. Kemp, A. F. Ghannam, P. T. DeLucca, G. J. Gormley, D. S. Pearlman, for the Exercise Study Group: Oral Montelukast compared with inhaled salmeterol to prevent exercise-induced bronchoconstriction. Ann. Intern. Med. 132 (2000) 97 – 104

[7] Finnerty, J. P., R. Wood-Baker, H. Thomson, S. T. Holgate: Role of leukotrienes in exercise-induced asthma. Inhibitory effect of ICI 204,219, a potent leukotriene D_4 receptor antagonist. Am. Rev. Respir. Dis. 145 (1992) 746 – 749

[8] Gong H., W. S. Linn, S. L. Terrell, K. R. Anderson, K. W. Clark. Antiinflammatory and lung function effects of montelukast in asthmatic volunteers exposed to sulfur dioxide. Chest. 119 (2001) 402 – 408

[9] Hay, D. W. et al.: Pranlukast, a cysteinyl leukotriene receptor antagonist inhibits LTD_4-induced potentiation of airway smooth muscle proliferation. Eur. Respir. J. (Suppl. 23) 9 (1996) p. 274 s

[10] Hui, K. P., N. C. Barnes: Lung function improvement in asthma with a cysteinyl-leukotriene receptor antagonist. Lancet 337 (1991) 1062 – 1063

[11] Israel, E. et al.: Moderating the inflammation in asthma: inhibiting the production of action of products of the 5-lipoxygenase pathway. Annals of Allergy 72 (1994) 279 – 284

[12] Kane, G. C. et al.: A controlled trial of the effect of the 5-lipoxygenase inhibitor, zileuton, on lung inflammation produced by segmental allergen challenge in human beings. J. Allergy Clin. Immunol. 97 (1996) 646 – 54

[13] Kemp, J. P., R. J. Dockhorn, G. G. Shapiro, H. H. Nguyen, T. F. Reiss, B. C. Seidenberg, B. Knorr: Montelukast once daily inhibits exercise-induced bronchoconstriction in 6- to 14-year-old children with asthma. J. Pediatr. 133 (1998) 424 – 428

[14] Kemp, J. P., M. C. Minkwitz, C. M. Bonuccelli, M. S. Warren: Therapeutic effect of zafirlukast as monotherapy in steroid-naive patients with severe persistent asthma. Chest 115 (1999) 336 – 342

[15] Knorr, B., J. Matz, J. A. Bernstein, H. Nguyen, B. C. Seidenberg, T. F. Reiss, A. Becker: Montelukast for chronic asthma in 6- to 14-year-old children: a randomized, double-blind trial. Pediatric Montelukast Study Group. JAMA 279 (1998) 1181 – 1186

[16] Kon, O. M., N. C. Barnes: New Treatment Drugs for Asthma, in Allergy and Allergic Diseases, A. B. Kay, Editor. Blackwell Scientific, London, 1997

[17] Kuna, P. et al.: Montelukast (MK-0476), a Cys-LT1 receptor antagonist, improves asthma control in aspirin-intolerant asthmatic patients. Am. Rev. Respir. Crit. Care Med. 155 (1997) A975

[18] Kurosawa, M. et al.: Inhibition by a novel peptide leukotriene receptor antagonist ONO-1078 of airway wall thickening and airway hyperresponsiveness to histamine-induced by leukotriene C_4 or leukotriene D_4 in guinea-pigs. Clin. Exper. Allergy 24 (1994) 960 – 8

[19] Laviolette, M., K. Malmstrom, P. Chervinsky, J. C. Pujet, I. Peszek, J. Zhang, T. F. Reiss: Montelukast added to inhaled beclomethasone in treatment of asthma. Am. J. Respir. Crit. Care Med. 160 (1999), 1862 – 1968

[20] Lee, T. H. et al.: Mechanism of bronchospasm in aspirin-sensitive asthma. Am. Rev. Respir. Dis. 148 (1993) 1442 – 1443

[21] Leff, J. A., W. W. Busse, D. Pearlman, E. A. Bronsky, J. Kemp, L. Hendeles, R. Dockhorn, S. Kundu, J. Zhang, B. C. Seidenberg, T. F. Reiss: Montelukast, a leukotriene-receptor antagonist, for the treatment of mild asthma and exercise-induced bronchoconstriction. N. Engl. J. Med. 339 (1998) 147 – 152

[22] Lofdahl, C. G., T. F. Reiss, J. A. Leff, E. Israel, M. J. Noonan, A. F. Finn, B. C. Seidenberg, T. Capizzi, S. Kundu, P. Godard: Randomised, placebo controlled trial of effect of a leukotriene receptor antagonist, montelukast, on tapering inhaled corticosteroids in asthmatic patients. BMJ. 319 (1999) 87 – 90

[23] Malmstrom, K., G. Rodriguez-Gomez, J. Guerra, C. Villaran, A. Pineiro, L. X. Wei, B. C. Seidenberg, T. F. Reiss: Oral montelukast, inhaled beclomethasone, and placebo for chronic asthma. A randomized, controlled trial. Montelukast/Beclomethasone Study Group. Ann. Intern. Med. 130 (1999), 487 – 495

[24] Margolskee, D., S. Bodman, R. Dockhorn, E. Israel, J. Kemp, H. Mansmann, D. A. Minotti, S. Spector, W. Stricker, D. Tinkelman, R. Townley, J. Winder, V. Williams, N. J. Rahway: The therapeutic effects of MK-571, a potent and selective leukotriene (LT) D_4 receptor antagonist, in patients with chronic asthma. J. Allergy Clin. Immunol 87 (1991) 309

[25] Nakamura, Y., M. Hoshino, J. J. Sim, K. Ishii, K. Hosaka, T. Sakamoto: Effect of the leukotriene receptor antagonist pranlukast on cellular infiltration in the bronchial mucosa of patients with asthma. Thorax 53 (1998) 835 – 841

[26] Nasser, S. M. S., T. H. Lee: Lipid Mediators, in Allergy and Allergic Diseases, A. B. Kay; Editor. Blackwell Scientific, London, 1997

[27] Nathan, R. A., J. A. Bernstein, L. Bielory, C. M. Bonuccelli, W. J. Calhoun, S. P. Galant, L. A. Hanby, J. P. Kemp, J. W. Kylstra, A. S. Nayak, J. P. O'Connor, H. J. Schwartz, D. L. Southern, S. L. Spector, P. V. Williams: Zafirlukast improves asthma symptoms and quality of life in patients with moderate reversible airflow obstruction. J. Allergy Clin. Immunol. 102 (1998) 935 – 942

[28] Nathan, R. A., J. A. Bernstein, L. Bielory, C. M. Bonuccelli, W. J. Calhoun, S. P. Galant, L. A. Hanby, J. P. Kemp, J. W. Kylstra, A. S. Nayak, J. P. O'Connor, H. J. Schwartz, D. L. Southern, S. L. Spector, P. V. Williams: Zafirlukast improves asthma symptoms and quality of life in patients with moderate reversible airflow obstruction. J. Allergy Clin. Immunol. 102 (1998) 935 – 942

[29] Noonan, M. J., P. Chervinsky, M. Brandon, J. Zhang, S. Kundu, J. McBurney, T. F. Reiss: Montelukast, a potent leukotriene receptor antago-

nist, causes dose-related improvements in chronic asthma. Montelukast Asthma Study Group. Eur. Respir. J. 11 (1998) 1232–1239

[30] O'Shaughnessy, K. M. et al.: Differential effects of fluticosone proprionate on allergen-evoked bronchoconstriction and increased urinary LTE4 excretion. Am. Rev. Respir. Dis. 147 (1993) 1472–6

[31] Pizzichini, E., J. A. Leff, T. F. Reiss, L. Hendeles, L. P. Boulet, L. X. Wei, A. E. Efthimiadis, J. Zhang, F. E. Hargreave: Montelukast reduces airway eosinophilic inflammation in asthma: a randomized, controlled trial. Eur. Respir. J. 14 (1999) 12–18

[32] Reiss, T. F., L. C. Altman, Z. M. Munk, J. Seltzer, J. Zhang, S. Shongo, B. Friedman, N. Noogan, N. J. Rayway: MK-0476, an LTD_4 receptor antagonist, improves the signs and symptoms of asthma with a dose as low as 10 mg once daily. Am. J. Respir. Crit. Care Med. 151 (1995) A378

[33] Reiss, T. F., P. Chervinsky, R. J. Dockhorn, S. Shingo, B. Seidenberg, T. B. Edwards: Montelukast, a once-daily leukotriene receptor antagonist, in the treatment of chronic asthma: a multicenter, randomized, double-blind trial. Montelukast Clinical Research Study Group. Arch. Intern. Med. 158 (1998) 1213–1220

[34] Taniguchi, Y. et al.: The effect of an oral leukotriene antagonist. ONO-1078, on allergen-induced immediate bronchoconstriction in asthmatic subjects. J. Allergy Clin. Immunol. 92 (1993) 507–512

[35] Tashkin, D. P., R. A. Nathan, W. C. Howland, M. C. Minkwitz, S. G. Simonson, C. M. Bonuccelli: An eva-luation of zafirlukast in the treatment of asthma with exploratory subset analyses. J. Allergy Clin. Immunol. 103 (1999) 246–254

[36] Underwood, D. C., R. R. Osborn, S. J. Newsholme, T. J. Torphy, D. W. P. Hay: Persistent airway eosinophilia after leukotriene D_4 administration in the guinea pig. Modulation by LTD_4 receptor antagonist, panlukast, or an interleukin-5 monocloncal antibody. Am. J. Respir. Crit. Care Med. 154 (1996) 850–857

[37] Villaran C., S. J. O'Neill, A. Helbling, et al., Montelukast versus salmeterol in patients with asthma and exercise-induced bronchoconstriction. J. Allergy. Clin. Immunol. 104 (1999) 547–553

[38] Virchow, J. C., A. Prasse, I. Naya, L. Summerton, A. Harris, and the Zafirlukast Study Group: Zafirlukast improves asthma control in patients receiving high-dose inhaled corticosteroids. Am. J. Respir. Crit. Care Med. 162 (2000) 578–585

[39] Wenzel, S. et al.: Oral Pranlukast (Ultair) versus inhaled Beclomethasone: results of a 12-week trial in patients with asthma. Am. Rev. Respir. Crit. Care Med. 155 (1997) A203

[40] Yamamoto, H. et al.: Inhibition of analgesic induced asthma by leukotriene receptor antagonist ONO-1078. Am. J. Respir. Crit. Care Med. 150 (1994) 254–257

[41] Yokoyama, A., N. Kohno, K. Sakai, Y. Hirasawa, K. Kondo, K. Hiwada: Effect of pranlukast, a leukotriene receptor antagonist, in patients with severe asthma refractory to corticosteroids. J. Asthma 35 (1998) 57–62

12 Therapie des aspirininduzierten Asthma bronchiale

Uwe R. Juergens
Claus Kroegel

Aspirin wurde vor nahezu 100 Jahren von Felix Hoffman synthetisiert. Seither haben sich Aspirin und verwandte Substanzen zu den am häufigsten eingenommenen Medikamenten entwickelt. Alleine in den USA werden etwa 50 000 Tonnen/Jahr konsumiert, entsprechend 18 g/Kopf. Die pharmakologischen Eigenschaften dieser Gruppe von Medikamenten sind durch einen antientzündlichen Effekt charakterisiert, der über die Hemmung der Cyclooxygenase vermittelt wird (s. unten) und sich hierdurch von der Wirkung der Kortikosteroide unterscheidet. Aus diesem Grund werden unter dem Begriff nichtsteroidale antiinflammatorische Medikamente oder NSAID zusammengefasst.

Zahlreiche klinisch relevante Wirkungen der NSAIDs haben sich im vergangenen Jahrhundert seit der Synthese des Aspirins durchgesetzt. Hierzu gehören vor allem die antientzündlichen, analgetischen, antipyretischen sowie antithrombotischen Eigenschaften der Substanz. Epidemiologische Studien konnten darüber hinaus zeigen, dass sie sich zur Prävention ischämischer zerebro- bzw. kardiovaskulärer Erkrankungen und möglicherweise auch zur Vermeidung von Kolonkarzinomen eignet.

Andererseits treten bei Einnahme von Aspirin nicht selten Nebenwirkungen auf, zu denen u. a. gastrointestinale Störungen oder peptische Ulzerationen gehören. Zu den selteneren, aber häufig lebensbedrohenden Komplikationen zählt die **Analgetikaintoleranz**, die sich klinisch entweder als schwere bronchokonstriktorische Reaktion oder seltener als urtikarielles Angioödem (ca. 10%) mit oder ohne anaphylaktischem Schock manifestieren kann.

> Die Analgetikaintoleranz mit Beteiligung der oberen und unteren Atemwege imponiert meist als ein schweres Krankheitsbild, das durch ein häufig therapierefraktäres, steroidpflichtiges Asthma bronchiale mit rezidivierender polypoider Rhinosinusitis charakterisiert ist.

Mit Hinblick auf die häufige Beteiligung sowohl der oberen, als auch der unteren Atemwege bei Analgetikaintoleranz wird die Bezeichnung **aspirinsensitive Atemwegserkrankung (ASA)** empfohlen (13).

Prävalenz

Die Häufigkeit der **Aspirinintoleranz** oder -sensitivität der Gesamtbevölkerung wird auf 0,3 % geschätzt, wobei Frauen im Vergleich zu Männern etwas häufiger betroffen sind (Verhältnis 3 : 2).

Die Aspirinsensitivität entwickelt sich gehäuft bei Jugendlichen im Alter von ca. 10 – 20 Jahren oder bei Frauen nach der Menopause, deren Erkrankung dann durch einen besonders aggressiven Verlauf gekennzeichnet ist. Bei einem langfristig instabil verlaufenden, steroidpflichtigen Asthma bei Frauen im mittleren Alter sollte daher stets an die Möglichkeit einer Analgetikaintoleranz gedacht werden. Demgegenüber ist die Aspirinsensitivität in der Altersgruppe zwischen 20 und 30 Jahren sowie bei Kindern unter 10 Jahren vergleichsweise selten. Eine familiäre Häufung der ASA findet sich nur sporadisch.

Die Prävalenz der Aspirinsensitivität bei Patienten mit Bronchialasthma wird auf 10 – 20 % geschätzt (11). Nur in ca. 20 % ist die ASA mit einer allergischen Diathese assoziiert. Entsprechend wird die Sensitivität gegenüber Aspirin bei der Mehrzahl nichtallergischer Asthmaerkrankungen angetroffen.

Klinik

Der **Verdacht auf eine Aspirinintoleranz** ist beim gemeinsamen Auftreten eines steroidpflichtigen Asthma bronchiale, zumeist vom nicht-allergischen Typ, zusammen mit einer chronischen Rhinosinusitis und rezidivierenden Polyposis zu äußern (Tab. **12.1**).

Tab. **12.1**   **Einteilung der aspirinsensitiven Atemwegserkrankung.** Modifiziert nach Stevenson 1988 (26)

Patienten	Prävalenz
Kinder und Jugendliche	
Asthma, Alter < 10 Jahre	selten
Asthma, Alter 10 – 20 Jahre	10 %
Erwachsene	
Asthma	10 – 20 %
Asthma und Rhinosinusitis	30 – 40 %
Asthma mit Rhinosinusitis und anamnestische Aspirinsensitivität	60 – 85 %
Rhinosinusitis	unbekannt

Die Konstellation eines Asthma bronchiale und Polyposis nasi gemeinsam mit einem anamnestisch bekannten, aspirininduzierten Bronchospasmus ist so charakterisiert, dass man hierbei von der sogenannten **"aspirin triade"** spricht (13).

Die Mehrzahl der Patienten mit ASA (ca. 60–80%) berichten über einen Asthmaanfall nach Einnahme nichtsteroidaler Antiphlogistika. Sie leiden ferner an einem seit Jahren eher instabil verlaufenden Asthma mit bekannten Nasenpolypen und wiederholter operativer Polypenentfernung. Anamnestische Hinweise auf eine vorliegende Aspirinintoleranz können jedoch auch fehlen, schließen aber eine ASA nicht aus (Tab. **12.2**).

Gewöhnlich beginnt die ASA im Alter zwischen 20 und 40 Jahren mit einer chronisch-rezidivierenden polypoiden **Rhinosinusitis**, die sich klinisch durch eine intermittierende profuse **Rhinorrhö**, nasaler Kongestion und Geruchsstörung äußert. Die klinische Untersuchung ergibt zu diesem Zeitpunkt eine blass geschwollene Nasenschleimhaut, nasale Polypen und in nahezu allen Fällen Hinweise auf eine Sinusitis.

Tab. **12.2**   **Klinik der aspirinsensitiven Atemwegserkrankung**

Beginn der Erkrankung	20 bis ≥ 45 Jahre
Symptome	
• obere Atemwege	Rhinorrhö, Kongestion, Geruchsstörung
• untere Atemwege	Husten, Luftnot
Rhinitis	vasomotorisch (≥ 90%) allergisch (20%)
Nasaler Befund	chronische Kongestion, blasse Schleimhäute Nasenpolypen (≥ 80%)
Abstrich	Eosinophile (≥ 90%) Mastzellen (≥ 50%)
Nasennebenhöhlen	Sinusitis (≥ 90%)
Asthma	chronisch, steroidpflichtig (≥ 60%) intermittierend (20%)
Reaktion auf Aspirin	nasale und okuläre Symptome (10–20%) Asthma und nasookuläre Symptome (80–90%)
Kreuzreaktivität	NSAID, Farbstoffe, Geschmacksstoffe, Sulfid (≤ 10%)

Das Nasensekret enthält eosinophile Granulozyten, deren Zahl in der Regel auch im Blut erhöht ist. Im weiteren Verlauf treten dann **asthmatische Beschwerden** hinzu, die persistieren und sich klinisch überwiegend als schwere Form des Asthma bronchiale darstellen.

Schließlich reichen die üblichen therapeutischen Maßnahmen bald nicht mehr aus, so dass im allgemeinen systemische Kortikosteroide zur Kontrolle der Symptome erforderlich werden (22, 27).

Nicht selten entsteht die Erkrankung wie beim klassischen nicht-allergischen Asthma, aber auch nach einem Infekt der oberen Atemwege. So manifestiert sich vor allem bei jüngeren Patienten im Alter zwischen 20 und 30 Jahren die Aspirinintoleranz klinisch häufig erstmals in Form einer Bronchokonstriktion nach Einnahme von Aspirin oder kreuzreagierenden NSAIDs, ohne dass ein Asthma zuvor bekannt war. Die Auslöser einer Aspirinsensitivität sind bislang noch nicht bekannt.

Patienten mit Analgetikaintoleranz berichten aber auch über **Symptome**, wie z. B. Hautreaktionen, Quincke-Ödeme, passagere Diarrhöen, Hustenreiz oder Luftnot nach Verzehr verschiedener sulfid- (u. a. Rotwein) oder salicylsäurehaltiger Nahrungsmittel (u. a. Erdbeeren, Zitrusfrüchte). Die Beschwerden werden nicht selten fälschlicherweise als "Nahrungsmittelallergie" gedeutet. Sie gehen aber auf eine zusätzliche Intoleranz (ca. 10 %) gegenüber Sulfid oder anderen Nahrungsmittelzusätzen, wie Farb- und Geschmacksstoffen, zurück (20).

Pathogenese

Der Pathomechanismus der Aspirinintoleranz ist gegenwärtig noch nicht in allen Einzelheiten bekannt. Verschiedene immunologische und nichtimmunologische Konzepte, wie z. B. die paradoxe Stimulation von Kininrezeptoren durch Aspirin, die Aktivierung des Komplementsystems oder eine α/β-adrenerge Imbalance wurden diskutiert, ohne dass der zugrunde liegende Mechanismus zufriedenstellend geklärt werden konnte (24). Hinweise auf einen IgE-abhängigen Mechanismus des aspirinsensitiven Asthma bronchiale sind ebenfalls nicht bekannt (23). Dennoch hat sich der Begriff der Aspirinsensitivität im anglosächsischen Sprachraum durchgesetzt.

Seitdem die inhibitorische Wirkung von Aspirin und verwandter Substanzen auf die Cyclooxygenase bekannt ist, wurde ein **gestörter Arachidonsäure-Metabolismus** mit vermehrter Produktion bronchokonstriktorisch wirkender Mediatoren aus dem 5-Lipoxygenase-Stoffwechselweg als weiterer Pathomechanismus vermutet (30, 32). Die Arachidonsäure ist ein integraler Bestandteil der zellulären Phospholipid-membranen und dient als Substrat für die Produktion verschiedener Mediatorklassen (s. Kap. 3, S. 33). Sie wird direkt durch die Phospholipase A_2 oder indirekt durch die Phospholipase C freigesetzt und anschließend entweder über die 5-Lipoxygenase oder Cyclooxygenase in Leukotriene bzw. Prostaglandine (PG), Prostacyclin (PGI_2) und Thromboxan (Tx) umgesetzt (Abb. **12.1**).

Nach heutiger Auffassung dürfte die Pathogenese des aspirinsensitiven Asthma bronchiale am ehesten auf eine Dysregulation des Arachidonsäure-Metabolismus zurückgehen.

Wie erst kürzlich experimentell belegt werden konnte, kommt der Verschiebung des Arachidonsäure-Metabolismus (sogenannte **„Shunting"-Hypothese**) eine gewisse pathogenetische Bedeutung zu (13).

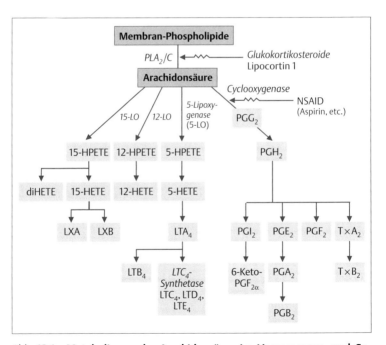

Abb. **12.1**   **Metabolismus der Arachidonsäure im Lipoxygenase- und Cyclooxygenase-Stoffwechselweg.**

Hiernach führt die NSAID-vermittelte Hemmung der Cyclooxygenase zu einer Umleitung des Arachidonsäure-Substrats in Richtung 5-Lipoxygenase. Tatsächlich korreliert die inhibitorische Potenz nichtsteroidaler Antiphlogistika auf die Cyclooxygenase gut mit dem Schweregrad asthmatischer Anfälle bei sensitiven Individuen. Diese Beobachtung spricht nicht nur für eine zugrunde liegende Störung des Arachidonsäure-Metabolismus, sondern auch für eine besondere Rolle der **Leukotriene** im Rahmen der Pathogenese des aspirinsensitiven Asthma bronchiale.

Eine Zunahme der Leukotrien-(LT-)Produktion nach Aspirinprovokation konnte in der nasalen Lavageflüssigkeit von aspirinsensitiven Asthmatikern mit naso-okulären Symptomen ohne korrespondierenden Abfall des bronchodilatatorisch wirksamen PGE_2 nachgewiesen werden (9). Während des aspirininduzierten Bronchospasmus mit Abfall der $FEV_1 > 15\%$ wird ein 4facher Anstieg der LTE_4-Konzentration im Urin festgestellt (14). Auch die Inhalation von Lysinaspirin führt zu einer vermehrten Produktion von LTE_4, ohne dass sich die 11-Dehydro-TxB_2-Konzentration im Urin signifikant ändert (17). Die funktionelle Bedeutung der vermehrten Leukotrienproduktion für die Auslösung des aspirininduzierten Bronchospasmus konnte durch den 5-Lipoxygenase-Inhibitor Zileuton (12) und den Leukotrien-Rezeptorantagonist MK-0679 (18) bestätigt werden. Beide Substanzen hemmen den Abfall der FEV_1 nach oraler bzw. inhalativer Aspirinprovokation.

Die **„Shunting-Hypothese"** bietet allerdings keine zufriedenstellende Erklärung für die Toleranz nicht-aspirinsensitiver Asthmatiker und gesunder Individuen gegenüber nichtsteroidalen Antiphlogistika (NSAID). Es wurde daher vermutet, dass sich Atemwege aspirinsensitiver Asthmatiker in den bronchomotorregulatorischen Mechanismen von Patienten mit nicht-aspirinsensitivem Asthma bronchiale unterscheiden. Möglicherweise liegt bei aspirinsensitiven Individuen zusätzlich ein gestörter Regulationsmechanismus in Form einer gesteigerten Abhängigkeit von bronchodilatorisch wirkenden Prostaglandinen (PGI_2, PGE_2) vor. Die um den Faktor 10 höhere Sensitivität der Atemwege gegenüber inhaliertem LTE_4 (1) beispielsweise ließe sich hiermit erklären.

In einer neueren Untersuchung wurden aspirinsensitive und aspirintolerante Asthmatiker vor und 15 Minuten nach endobronchialer Provokation mit Lysinaspirin verglichen (28). Während sich vor Provokation kein Unterschied zwischen beiden Gruppen fand, zeigten die Probanden mit aspirininduziertem Asthma einen signifikanten Anstieg der Cysteinyl-Leukotriene, des Interleukin-5 sowie der Eosinophilenzahl in der BAL und eine tendenzielle Vermehrung der Histaminkonzentration. Tryptase- und ECP-Spiegel unterschieden sich nicht. Aspirin reduzierte die Konzentration von PGE_2, $PGF_2\alpha$ und $9\alpha,11\beta$-PGF_2 nur bei den aspirintoleranten Asthmatikern. Diese Ergebnisse unterstreichen die Existenz einer Dysregulation des Arachidonsäuremetabolismus vor allem durch die Cyclooxygenase als Ursache der Aspirinintoleranz in betroffenen Individuen. Durch eine Abnahme des bronchodilatatorischen PGE_2 und unveränderter Konzentration der Bronchokonstriktoren PGD_2 sowie $PGF_2\alpha$ könnte Aspirin das den Bronchotonus regulierende Gleichgewicht der Eicosanoide zugunsten der bronchokonstriktorischen Einflüsse verschieben.

Offenbar liegt der Analgetikaintoleranz aber auch ein genetisch definierter **Enzymdefekt** zugrunde. Im Rahmen der Leukotriensynthese wird LTA_4 entweder mittels einer LTA_4-Hydrolase zum LTB_4 oder mittels einer LTA_4-Synthetase zum LTA_4 metabolisiert. Die LTC_4-Synthetase knüpft dabei einen Glutathionrest an die C6-Position des LTA_4-Moleküls (vgl. Kap. 6). Die LTA_4-Synthetase ist im Bronchialgewebe von Patienten mit aspirininduziertem Asthma, verglichen mit aspirintoleranten Asthmatikern, um das 5-fache und mit nichtasthmatischen Kontrollpersonen um das 19-fache stärker exprimiert (6). Demgegenüber fand sich kein Unterschied im Hinblick auf die Expression der 5-LO oder der LTA_4-Hydrolase.

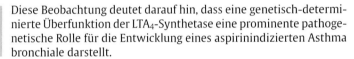

Diese Beobachtung deutet darauf hin, dass eine genetisch-determinierte Überfunktion der LTA_4-Synthetase eine prominente pathogenetische Rolle für die Entwicklung eines aspirinindizierten Asthma bronchiale darstellt.

Die Aspirinintoleranz ist ferner mit einer allelischen Variante der LTC_4-Synthetase assoziiert (29). Bei mehr als 60 % der Patienten findet sich eine Transversion des Nukleotids 444 von A zu C (C_{444}-Allel). Das C_{444}-Allel trägt ein zusätzliches Transkriptionsfaktor-Bindungsmotiv, was die Induktion des Enzyms erleichtern könnte. Schließlich findet sich bei Asthmatikern mit Aspirinintoleranz offenbar auch eine erhöhte Sensibilität der CysLT-Rezeptoren, die den Effekt der synthetisierter Leukotriene noch weiter verstärkt (1).

Die für die gesteigerte LTC_4-Produktion im Rahmen der ASA verantwortlichen Zellen sind noch nicht bekannt. Vermutlich sind verschiedene Atemwegszellen daran gleichermaßen beteiligt. Die bisher bekannten Ergebnisse sprechen für eine Rolle von Mastzellen, da bei aspirinsensitiven Individuen von Mastzellen abstammende Mediatoren parallel zur Leukotriensynthese in der bronchoalveolären Lavage und im Blut gefunden werden (3). Nach Aspirinprovokation ließ sich immunhistochemisch eine intensive Färbung der 5-Lipoxygenase in Mastzellen, aber auch in eosinophilen Granulozyten nachweisen (19), so dass neben den

Mastzellen auch Eosinophile an der Leukotriensynthese teilhaben dürften.

Aber auch Monozyten könnten an der Pathogenese der ASA beteiligt sein. So zeigen Monozyten aspirinsensitiver Asthmatiker im Vergleich zu nicht-aspirinsensitiven Asthmatikern und gesunden Probanden einen signifikant gesteigerten Arachidonsäure-Metabolismus. Als Ursache für den erhöhten Arachidonsäuremetabolismus wird eine vermehrte Bereitstellung des Arachidonsäuresubstrats infolge einer gesteigerten Phospholipaseaktivität angenommen. Diese könnte zu einer erhöhten Produktion von Leukotrienen über die 5-Lipoxygenase führen und hierdurch für die Schwere des zumeist steroidpflichtigen Asthma bronchiale bei Aspirinsensitivität verantwortlich sein.

Prävention

Es braucht nicht besonders hervorgehoben werden, dass Asthmatiker mit Analgetika-Intoleranz die klassischen Cyclooxygenase-Inhibitoren meiden müssen. Dafür sollte dem Patienten eine Liste von Medikamenten ausgehändigt werden, die die "verbotenen" bzw. "erlaubten" Substanzen aufführt (Tab. **14.3**). Von den meisten Betroffenen wird Paracetamol (Acetaminophen) in einer Dosis bis 1000 mg toleriert. Auch Substanzen ohne inhibitorischen COX-Wirkung bzw. einer schwachen COX-2-Hemmung, wie z. B. Salizylsäure, Salizylamid, Magnesiumtrisalizylat, Benzydamine, Chloroquin, Azapropazon und Dextropropoxyphen, eignen sich zur Behandlung von Patienten mit Analgetika-Intoleranz. Allerdings besitzen sie nur eine schwache analgetische Wirkung. Der relative COX-2-Inhibitor Meloxicam (Mobec®) verursacht nur in sehr hohen Dosen eine meist milde Bronchokonstriktion (29). Studien zur Wirkung von selektiven COX-2-Hemmern liegen bisher noch nicht vor. Sie sollten jedoch von Patienten mit Analgetika-Intoleranz gut vertragen werden.

Diagnostik

Die Diagnose des aspirinsensitiven Asthma bronchiale kann bei nicht eindeutigen anamnestischen Angaben nur durch eine orale oder inhalative **Aspirinprovokation** gestellt werden (21, 26).

Dazu wird, ausgehend von niedrigen Dosierungen, die Aspirindosis in einem einfach blinden, plazebokontrollierten Schema unter stationärer Beobachtung bis zur Entwicklung einer manifesten Atemwegsob-

Tab. **12.3** **Nicht-steroidaler Antiphlogistika (NSAIDs), ihre relative inhibitorische Wirkung auf COX-1 und COX-2 und ihre gesundheitsgefährdende Bedeutung bei Analgetika-Intoleranz**

Risiko	COX-Hemmung	Generika	Handelsname (Beispiele)
Vorsicht! Reaktion bereits bei kleinster Dosis	COX-1 = COX-2 (starke Inhibitoren)	Diclofenac Etodolac Fenoprofen Flurbiprofen Ibuprofen Indomethacin Ketoprofen Naprofen Oxaprozin Piroxicam	Voltaren®, Diclo®, Jenafenac® nicht in der BRD erhältlich nicht in der BRD erhältlich Froben® Dolo-Puren®, Ibuprofen®, Indomet®, Amuno®, Indocontin® Orudis®, Gabrilen® Malexin®, Proxen® nicht in der BRD erhältlich Felden®, Jenapirox®
Ein kleiner Teil der Patienten reagiert auf hohe Dosen!	COX-1 = COX-2 (schwacher Inhibitor)	Acetaminophen (Paracetamol) Salicylamid und Salsalate	ben-u-ron®, Fensum®, Treupel® Coffalon®, Glutisal® verschiedene
Selbst bei höchster Dosis, asthmatische Reaktionen sehr selten	COX-2 > COX-2	Meloxicam Nimesulid	Mobec® nicht in der BRD erhältlich
Theoretisch keine Reaktion (bisher keine Studien)	selektiv COX-2	Rofecoxib Celecoxib	Vioxx® nicht in der BRD erhältlich

COX = Cyclooxygenase

struktion erhöht (Tab. **12.4**). Diese Vorgehensweise erlaubt den Nachweis einer positiven Atemwegsreaktion zur Diagnostik der Aspirinsensitivität und dient darüber hinaus als Voraussetzung für die Entwicklung einer Toleranz gegenüber Aspirin.

Die klassische **Indikation** zur oralen Aspirinprovokation ist das instabile, häufig steroidpflichtige Asthma bronchiale mit oder ohne rezidivierende chronisch-polypoide Rhinosinusitis bei anamnestisch bekannter Aspirinsensitivität. Weitere Indikationen bei anamnestisch nicht bekannter Aspirinsensitivität betreffen das schwere, nichtallergische Asthma bronchiale mit oder ohne Polyposis nasi, sowie die rezidivierende Polyposis nasi ohne Asthma bronchiale.

Tab. **12.4 Schema der oralen Aspirin-(ASS-)Provokation.** Modifiziert nach Stevenson 1986 (25)

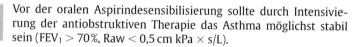

	Protokoll zur oralen Aspirinprovokation				
Zeit	**Tag 1**	**Tag 2**	**Tag 3**	**Tag 4**	**Tag 5**
8.00	Plazebo	Paracetamol 1000 mg	Wdhlg. der Rx-Dosis oder ASS 60 mg	ASS 100 mg	ASS 500 mg
11.00	Plazebo	ASS 6 mg	Pause oder Wdhlg. der Rx-Dosis	ASS 150 mg	–
14.00	Plazebo	ASS 30 mg	Pause oder Wdhlg. der Rx-Dosis	ASS 250 mg	ASS 500 mg

Eine wiederholte Verordnung (Wdhlg.) der Reaktions-(Rx-)Dosis nach Normalisierung der Lungenfunktion erfolgt bis zur Toleranzentwicklung. Dann wird mit der nächsthöheren ASS-Dosis provoziert.

Als **Kontraindikationen** sind die bekannten Nebenwirkungen von Acetylsalicylsäure zu beachten, wie z. B. hämorrhagische Diathesen, Magen-Darm-Ulzera und Schwangerschaft. Weitere Kontraindikationen sind isolierte kutane Reaktionen nach Einnahme von NSAIDs, insbesondere das Quincke-Ödem und das hereditäre angioneurotische Ödem, die einer Desensibilisierung meist nicht zugänglich sind. Dies begründet sich aus der Gefahr, dass selbst kleinste Aspirindosen schwere systemische Reaktionen bei diesen Patienten hervorrufen können.

Vor der oralen Aspirindesensibilisierung sollte durch Intensivierung der antiobstruktiven Therapie das Asthma möglichst stabil sein (FEV$_1$ > 70%, Raw < 0,5 cm kPa × s/L).

Während der **Provokation** dürfen kurz-wirksame β$_2$-Sympathomimetika nur nach Rücksprache mit dem verantwortlichen Arzt eingesetzt werden, damit bronchokonstriktorische Reaktionen nicht übersehen werden. Der Patient führt stündlich Peak-flow-Messungen durch. Zusätzlich werden alle 3 Stunden Lungenfunktionsuntersuchungen vorgenommen.

Die **orale Provokation** wird mit der Gabe eines Plazebos zur Etablierung der Ausganswerte begonnen. Es folgt dann die Einnahme von 1000 mg Paracetamol, der sich, bei ausbleibender Reaktion, die Provokation mit 30 mg Aspirin anschließt. Tritt bereits eine Reaktion auf Paracetamol ein (ca. 50% in unserem Patientengut), wird die Provokation mit nur 6 mg Aspirin eingeleitet und 3stündlich auf 30 mg, 60 mg, 100 mg, etc. allmählich gesteigert. Die Mehrzahl der Patienten reagiert zwischen

60 und 120 Minuten nach Einnahme von 60 mg Aspirin mit einer Obstruktion (Abnahme der FEV$_1$ um ca. 25 %), der nicht selten eine ausgeprägte wässrige Rhinitis vorausgehen kann (Tab. **12.5**). Nach Normalisierung der Lungenfunktion wird die Reaktionsdosis in 3-stündigen Abständen bis zur Etablierung einer Toleranz verabreicht. Anschließend wird eine erneute Provokation mit der nächst höheren Aspirindosis durchgeführt (Abb. **12.2**).

Tab. 12.5   Reaktion der Atemwege bei oraler Aspirinprovokation

klassische Reaktion	Abfall der FEV$_1$ > 20 %, Zunahme des Raw > 10 % mit naso-okulärer Reaktion
isolierter Bronchospasmus	Abfall der FEV$_1$ > 20 %, Zunahme des Raw > 10 %
isolierte Rhinitis	Naso-okuläre Reaktion ohne bronchiale Obstruktion
grenzwertige Obstruktion	Abfall der FEV$_1$ < 20 % oder Zunahme des Raw < 10 %. In diesem Fall Provokation mit nächst-höherer Aspirindosis
Ausschluß einer Aspirinintoleranz	keine Veränderung von FEV$_1$ und Raw, keine naso-okuläre Reaktion nach der maximalen Aspirindosis von 500 mg

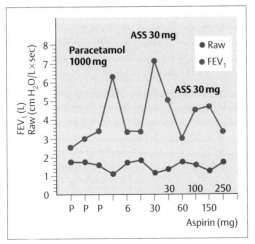

Abb. 12.2   Orale Aspirinprovokation. 56jährige Patientin mit Reaktion auf Paracetamol 1000 mg und Aspirin 30 mg. Desensibilisierung durch wiederholte Einnahme von Aspirin 30 mg. Leichte Reaktion auf Aspirin 100 mg und Normalisierung der Lungenfunktion nach Aspirin 250 mg. P = Plazebo

Therapie

Aufgrund des nur begrenzten Einflusses von Kortikosteroiden auf die Symptomatik aspirinsensitiver Asthmatiker galt die orale Aspirinprovokation mit dem Ziel der Aspirin-Langzeitdesensibilisierung bisher als Therapie der Wahl der steroidpflichtigen ASA mit schwerem Asthma und chronisch-polypoider Rhinosinusitis. Nun stehen mit der Einführung der Leukotrien-Rezeptorantagonisten und 5-Lipoxygenase-Inhibitoren erstmals Alternativen für die Behandlung der ASA zur Verfügung.

Orale Aspirindesensibilisierung

Die orale **Aspirindesensibilisierung** bezeichnet eine Langzeittherapie mit Aspirin, die nach positiver oraler Aspirinprovokation und erfolgter Toleranzentwicklung gegen kleine ansteigende Aspirindosen durch eine tägliche Einnahme von Aspirin aufrechterhalten wird.

Sie beginnt nach Toleranz gegenüber einer Dosis von 500 mg Aspirin im Rahmen der oralen Aspirinprovokation (s. Tab. **12.4**, S. 250) und führt in der Regel zu einer deutlichen Verbesserung der ASA (25). Die Therapie wird im allgemeinen mit einer Tagesdosis von 600–900 mg Aspirin in Form dünndarmlöslicher Filmtabletten (z. B. Aspirin-Protect 300 mg) poststationär weitergeführt. Eine Aufteilung der Tagesdosis in eine morgendliche (300–600 mg) und eine mittägliche Gabe (300 mg) wird in der Regel gut vertragen. Unter Berücksichtigung der Empfehlungen des Herstellers werden auch bei Aspirindauertherapie in dieser Dosierung nur relativ wenige Nebenwirkungen beobachtet, die gelegentlich eine Einnahme von Antazida oder H_2-Blockern erforderlich machen. Nebenwirkungen der Aspirintherapie treten vor allem bei Patienten mit Reizmagen und/oder bekannter Ulkuskrankheit auf.

Nicht selten kann bereits zum Zeitpunkt der akuten Aspirindesensibilisierung (erste Aspirindosis von 500 mg) eine Verbesserung der Lungenfunktion mit Abnahme der Steroidbedürftigkeit nachgewiesen werden.

Nach 4-wöchiger Behandlung mit Aspirin lässt sich eine Verbesserung des Asthma bronchiale mit beginnender Rückbildung der nasalen Kongestion und des Polypenwachstums feststellen. Im Verlauf einer 3- bis 6-monatigen Therapie ist das bisher steroidpflichtige Asthma häufig in Remission, und Nasenpolypen lassen sich nicht mehr nachweisen, so dass die tägliche Aspirindosis schrittweise von 900 auf 600 mg/d bzw.

300 mg/d reduziert werden kann. Nach durchschnittlich 1-jähriger Behandlung haben fast alle Patienten von der Behandlung profitiert. Unter dieser Desensibilisierungsbehandlung entwickelt sich auch eine Toleranz gegenüber anderen, kreuzreagierenden NSAIDs.

Allerdings muss nach den gegenwärtigen Erfahrungen bereits 48 Stunden nach der letzten Einnahme von Aspirin wieder mit einer **Abnahme des Desensibilisierungseffektes** gerechnet werden. Einige Wochen später wird das Asthma erneut symptomatisch, und die Zunahme der nasalen Kongestion kündigt erneutes Polypenwachstum an.

Der Wirkmechanismus der oralen Aspirindesensibilisierung ist noch nicht in allen Einzelheiten bekannt.

Offenbar kommt es zu einer Hemmung der Provokation von Leukotrienen, deren Bildung in Einzelfällen bis in den Normbereich gesunder Probanden gesenkt werden kann (14). Der Effekt einer kontinuierlichen Aspiringabe bei Analgetikatoleranz beruht möglicherweise auf einem dualen Wirkprinzip. In kleineren Mengen kommt es zu einer Steigerung der Leukotrienproduktion durch das „Shunting" von Arachidonsäure. Höhere Dosen, wie sie im Rahmen der Desensibilisierungsbehandlung zugeführt werden, wirken dagegen inhibitorisch. Es wird vermutet, dass diesem Wirkmechanismus eine dosisabhängige Induktion des 15-Lipoxygenase-Metaboliten, 15-Hydroxyeikosatetraensäure (15-HETE), zugrunde liegt (10). 15-HETE entsteht infolge der Stimulation der Prostaglandin-Synthese II (PGHS II) (25) und ist in der Lage, die 5-Lipoxygenase zu hemmen (31) (Abb. **12.3**). Dieser Effekt ließ sich experimentell an der Hemmung der LTB_4-Produktion aus Monozyten bestätigen (14).

Moderne Interventionen des Leukotrienstoffwechsels

Als therapeutische Alternative zur Behandlung des aspirininduzierten Asthma bronchiale und der assoziierten chronischen Rhinosinusitis stehen Hemmstoffe des Leukotrienmetabolismus zur Verfügung. In dieser neuen Medikamentengruppe sind nach ihrem Wirkmechanismus sog. LTD_4-Rezeptorantagonisten und die Leukotrien-Biosyntheseinhibitoren zu unterscheiden. Erstere hemmen den Effekt der Cysteinyl-Leukotriene auf der Rezeptorebene, während die Leukotrien-Biosyntheseinhibitoren die Produktion von 5-Lipoxygenase-Metaboliten über ihre Wirkung auf die Funktion der 5-Lipoxygenase-Aktivität supprimieren.

Durch die unterschiedlichen Angriffspunkte dieser Substanzen im 5-Lipoxygenase-Stoffwechselweg werden die bronchokonstriktorisch wirkenden Cysteinyl-Leukotriene (LTC_4/LTD_4/LTE_4) reversibel inhibiert.

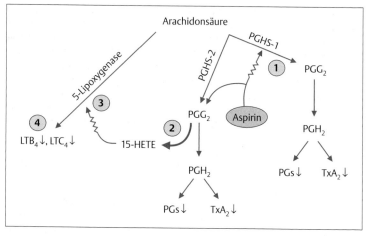

Abb. **12.3** Hypothese zum Mechanismus der antiphlogistischen Wirkung von Aspirin. ① Meade et al. 1993 (17), ② Holtzman et al. 1988 (10), ③ Vanderhoeck et al. 1980 (31), ④ Juergens et al. 1995 (14).

Die Leukotrien-Rezeptorantagonisten sind primär gegen LTD_4-Rezeptoren gerichtet, deren Aktivierung eine ausgeprägte Bronchokonstriktion vermittelt. Die 5-Lipoxygenase-Inhibitoren wirken dagegen über die Inaktivierung der 5-Lipoxygenase mit reduzierter Bereitstellung des 5-HETE, aus dem die biologisch aktiven Leukotriene hervorgehen (Abb. **14.1**, S. 271). Im Unterschied zu den Leukotrien-Rezeptorantagonisten supprimieren 5-Lipoxygenase-Inhibitoren sowohl die Produktion der bronchokonstriktorisch wirkenden Cysteinyl-Leukotriene als auch die von LTB_4, das als proinflammatorischer Mediator mit chemotaktischen Eigenschaften vor allem für Neutrophile, in geringerem Umfang aber auch für Eosinophile bekannt ist (15).

Der bronchokonstriktorische Effekt nach inhalativer und oraler Aspirinprovokation bei Patienten mit aspirinsensitivem Asthma bronchiale wird unter Therapie mit selektiven Leukotrien-Rezeptorantagonisten gehemmt (8, 5). Mit dem 5-Lipoxygenase-Inhibitor ZD2139 ließ sich der aspirininduzierte Abfall der FEV_1 (4,9 ± 2,9%) bei aspirinsensitiven Asthmatikern im Vergleich zu Plazebo (20,3 ± 4,9%) signifikant vermindern. Die pharmakologische Wirkung dieses 5-Lipoxygenase-Inhibitors gegenüber der aspirininduzierten Atemwegsobstruktion wurde durch eine Abnahme der LTE_4-Menge im Urin und der Produktion von LTB_4 aus Blutzellen ex vivo bestätigt (18).

Die ersten Untersuchungsergebnisse mit Leukotrienhemmern bei aspirinsensitiven Asthmatikern eröffnen neue Möglichkeiten zur Prophylaxe der analgetikainduzierten Bronchokonstriktion als Alternative zur oralen Aspirindesensibilisierung (s. o.), die unter stationären Bedingungen nur in wenigen Zentren durchgeführt wird. Aufgrund ihrer Wirksamkeit werden die Leukotrienhemmer möglicherweise zukünftig nicht nur für die **Prophylaxe** der aspirininduzierten Atemwegsobstruktion, sondern auch zur **Langzeittherapie bei Analgetikaintoleranz** zum Einsatz kommen. Die unvollständige Hemmung der analgetikainduzierten bronchialen Obstruktion lässt allerdings auch erkennen, dass neben den Leukotrienen offenbar noch andere Stoffwechselwege und Mediatoren bei der Vermittlung der aspirininduzierten Bronchokonstriktion eine Rolle spielen.

> Die Wirkung der Leukotrienhemmer auf den aktivierten Arachidonsäure-Metabolismus bei Patienten mit Analgetikaintoleranz führt bei den meisten Patienten zu einer Besserung des Krankheitsverlaufs und einer Abnahme des Bedarfs an klassischen Antiasthmatika.

Fazit

Die Diagnose einer aspirinsensitiven Atemwegserkrankung wird nicht selten übersehen. Diese Patientengruppe ist durch ein zumeist instabil verlaufendes, systemisch-steroidpflichtiges Asthma bronchiale und eine assoziierte chronisch-rezidivierende, **polypoide Rhinosinusitis** charakterisiert. Die gelegentlich anamnestisch bekannte Aspirinunverträglichkeit wird aber nicht immer mit der Erkrankung in Zusammenhang gebracht und übersehen. Die Pathogenese der ASA beruht vermutlich auf einer **Imbalance** zwischen bronchokonstriktorisch bzw. bronchodilatatorisch wirkenden Mediatoren und einer Überexpression der LTC_4-Synthetase. Bisher stand als wirksamster Behandlungsansatz die **Aspirindesensibilisierung** zur Verfügung. Alternativ können nun auch Leukotrienhemmer eingesetzt werden.

Literatur

[1] Arm, J. P., S. P. O'Hickey, B. W. Spur, T. H. Lee: Airway responsiveness to histamine and leukotriene E_4 in subjects with aspirin-induced asthma. Am. Rev. Respir. Dis. 140 (1989) 148–153

[2] Arm, J. P., S. P. O'Hickey, B. Spur, T. H. Lee. Airway responsiveness to histamine and leukotriene E_4 in subjects with spirin-induced asthma. Am. Rev. Respir. Dis. 140 (1998) 148–153

[3] Bosso, J. U., L. B. Schwarz, D. D. Stevenson: Tryptase and histamine release during aspirin-induced asthma. J. Allergy Clin. Immunol. 88 (1991) 830–837

[4] Christie, P. E., B. Tagari, A. W. Ford-Hutchinson et al.: Urinary LTE_4-concentrations increased after aspirin challenge in aspirin-sensitive asthmatic subjects. Am. Rev. Respir. Dis. 143 (1991) 1025–1029

[5] Christie, P. E., C. M. Smith, T. H. Lee: The potent and selective sulfidopeptide leukotriene antagonist SK&F 104353 inhibits aspirin-induced asthma. Am. Rev. Respir. Dis. 144 (1991) 957–958

[6] Cowburn, A. S., K. Sladek, J. Soja, L. Adamek, E. Nizankowska, A. Szczeklik, B. K. Lam, J. F. Penrose, F. K. Austen, S. T. Holgate, A. P. Sampson. Overexpression of leukotriene C_4 synthetase in bronchial biopsies from patients with aspirin-intolerant asthma. J. Clin, Invest. 101 (1998) 834–846

[7] Dahlén, B., M. Kumlin, H. Johansson et al.: Aspirin-sensitive asthmatics have elevated basal levels of leukotriene E_4 in the urine, and bronchial provocation with lysine-aspirin results in further release. Am. Rev. Respir. Dis. 142 (1991) A 599

[8] Dahlén, B., M. Kumlin, D. J. Margolskee et al.: The leukotriene receptor antagonist MK-0679 blocks airway obstruction induced by inhaled lysine-aspirin in aspirin-sensitive asthmatics. Eur. Respir. J. 6 (1993) 1018–1026

[9] Ferreri, N. R., W. C. Howland, D. D. Stevenson, H. L. Spiegelberg: Release of leukotrienes, prostaglandins, and histamine into nasal secretions of aspirin-sensitive asthmatics during reaction to aspirin. Am. Rev. Respir. Dis. 137 (1988) 847–854

[10] Holtzman, M. J., J. R. Hansbrough, G. D. Rosen, J. Turk: Uptake, release and novel species-dependent oxygenation of arachidonic acid in human and animal airway epithelial cells. Biochem. Biophys. Acta 963 (1988) 401–413

[11] International consensus report on diagnosis and treatment of asthma. Eur. Respir. J. 5 (1992) 601–641

[12] Israel, E., A. R. Fischer, M. A. Rosenberg et al.: The pivotal role of 5-lipoxygenase products in the reaction of aspirin-sensitive asthmatics to aspirin. Am. Rev. Respir. Dis. 148 (1993) 1447–1451

[13] Juergens, U. R., S. C. Christiansen, D. D. Stevenson, B. L. Zuraw: Arachidonic acid metabolism in monocytes of aspirin-sensitive asthmatics prior to and following oral aspirin challenge. J. Allergy Clin. Immunol. 90 (1992) 636–645

[14] Juergens, U. R., S. C. Christiansen, D. D. Stevenson, B. L. Zuraw: Inhibition of monocyte leukotriene B_4 production following aspirin desensitization. J. Allergy Clin. Immunol. 96 (1995) 148–156

[15] Kroegel, C., J. C. Virchow Jr., W. Luttmann, C. Walker, J. A. Warner. Pulmonary immune cells in health and disease. The eosinophil leukocyte. Part I. Eur. Respir. J. 7 (1994) 519–543

16 Lumry, W. R., J. G. Curd, R. S. Zeiger, W. W. Pleskow, D. D. Stevenson: Aspirin sensitive rhinosinusitis: The clinical syndrome and effects of aspirin administration. J. Allergy Clin. Immunol. 72 (1983) 580

17 Meade, E. A., W. L. Smith, D. L. DeWitt: Differential inhibition of prostaglandin endoperoxidase synthase (Cyclooxygenase) isoenzymes by aspirin and other non-steroidal antiinflammatory drugs. J. Biol. Chem. 268 (1993) 6610 – 6614

18 Nasser, S. M. S., G. S. Bell, S. Foster, K. E. Spruce, R. MacMillan, J. A. Williams, T. H. Lee, J. P. Arm: Effect of the 5-lipoxygenase inhibitor ZD2138 on aspirin-induced asthma. Thorax 49, 8 (1994) 749 – 756

19 Nasser, S. M. S., R. Pfister, P. E. Christie, A. R. Sousa, J. Barker, M. Schmitz-Schumann, T. H. Lee: Inflammatory cell populations in bronchial biopsies from aspirin-sensitive asthmatic subjects. Am. J. Respir. Crit. Care Med. 153 (1996) 90 – 96

20 Nizankowska, E., Z. Michalska, M. Wandzilak et al.: An abnormality of arachidonic acid metabolism is not a generalized phenomenon in patients with aspirin-induced asthma. Eicosanoids 1 (1988) 45 – 48

21 Phillips, G. D., R. Foord, S. T. Holgate: Inhaled lysine-aspirin as bronchoprovocation procedure in aspirin-sensitive asthma: its repeatability, absence of a late phase reaction and the role of histamine. J. Allergy Clin. Immunol. 84 (1989) 232 – 241

22 Pleskow, W. W., D. D. Stevenson, D. A. Mathison, R. A. Simon, M. Schatz, R. S. Zeiger: Aspirin desensitization in aspirin-sensitive asthmatic patients: clinical manifestations and characterization of the refractory period. J. Allergy Clin. Immunol. 69 (1982) 11 – 19

23 Samter, M., R. F. Beers: Intolerance to aspirin: clinical studies and considerations of its pathogenesis. Ann. Intern. Med. 68 (1968) 975 – 983

24 Schlumberger, H. D.: Drug-induced pseudo-allergy syndrome as exemplified by acetylsalicyl acid. In: Dukor et al. (ed.) Involvement of drugs and chemicals. Basel: Karger (1982) pp. 125 – 203

25 Stevenson, D. D.: Aspirin desensitization. New Engl. Reg. Allergy Proc. 7 (1986) 101

26 Stevenson, D. D.: Oral challenges to detect aspirin and sulfite sensitivity in asthma. NER Allergy Proc. 9 (1988) 135 – 142

27 Szczeklik, A., J. Gryglewski: Asthma and anti-inflammatory drugs: Mechanisms and clinical patterns. Drugs 25 (1983) 533 – 543

28 Szczeklik, A., K. Sladek, R. Dworski, E. Nizankowska, J. Soja, J. Sheller, J. Oates: Bronchial aspirin challenge causes specific eicosanoid response in aspirin-sensitive asthmatics. Am. J. Respir. Crit. Care Med. 154 (1996) 1608 – 1614

29 Szczeklik, A., D. Stevenson. Aspirin-induced asthma: Advances in pathogenesis and management. J. Allergy Clin. Immunol. 104 (1999) 5 – 13

30 Undem, B. J., W. C. Pickett, L. M. Lichtenstein, G. K. Adams III.: The effect of indomethacin on immunologic release of histamine and sulfidopeptide leukotrienes from human bronchus and lung parenchyma. Am. Rev. Respir. Dis. 136 (1987) 1183 – 1187

31 Vanderhoeck, J. Y., R. W. Bryant, M. M. Bailey: 15-Hydroxy-5,8,11,13-eicosatetraenoic acid. J. Biol. Chem. 255 (1980) 10064 – 10066

32 Vane, J. R.: Inhibition of prostaglandin synthesis as a mechanism of action for aspirin-like drugs. Nature New Biol. (1971) 231 – 232

13 Pathogenese und Behandlung des anstrengungsinduzierten Asthma bronchiale

Claus Kroegel

Bei dem belastungs- oder anstrengungsassoziierten Asthma bronchiale handelt es sich streng genommen *nicht* um eine *eigenständige* asthmatische Erkrankungsform. Vielmehr entwickeln sich klinisch relevante anstrengungsassoziierte Atembeschwerden in der Regel auf dem Boden einer vorbestehenden bronchialen Hyperreagibilität infolge eines manifesten Asthma bronchiale (s. Kap. 1). Dabei bildet die mit der Anstrengung verbundene Hyperventilation den **unspezifischen Trigger,** der über Feuchtigkeitsverlust, Vasodilatation, Temperatur- und Osmolaritätsänderung eine Obstruktion der Atemwege auslöst (s. u.). Aus diesem Grund wäre es angemessener, anstelle des Begriffs „anstrengungsassoziiertes Asthma" eher von „anstrengungsassoziierter Bronchokonstriktion bei vorbestehendem Asthma" zu sprechen.

Vorkommen

Die anstrengungsassoziierte Atemwegsobstruktion ist eine häufige Komplikation des Asthma bronchiale. Kinder sind hiervon häufiger betroffen als Erwachsene. Etwa 70 – 90 % der asthmatischen Kinder leiden unter anstrengungsbedingten Atembeschwerden, möglicherweise aufgrund ihrer größeren körperlichen Aktivität und der besonderen anatomischen Verhältnisse. Für die betroffenen Kinder ergeben sich hieraus z. T. erhebliche psychosoziale Konsequenzen, zu denen u. a. die Diskriminierung und fehlende Anerkennung von Gleichaltrigen infolge häufigen Spiel- und Sportverbots und verminderter Leistungsfähigkeit gehören.

Belastungsassoziierte Reaktionen der Atemwege in Form einer Verengung treten nicht nur bei Asthmatikern, sondern auch bei Gesunden auf. Sie sind jedoch bei nicht asthmatischen Individuen schwächer ausgeprägt und treten aus diesem Grund klinisch meist nicht in Erscheinung.

Die höhere Sensibilität asthmatischer Atemwege gegenüber körperlicher Belastung beruht auf einer vorbestehenden bronchialen Hyperreagibilität.

Pathogenese

Der der belastungsinduzierten Bronchokonstriktion zugrunde liegende Pathomechanismus ist noch nicht vollständig bekannt. Die anstrengungsassoziierte Bronchokonstriktion zeigt jedoch Parallelen zur Obstruktion durch Hyperventilation und Provokation mit hyperosmolaren Lösungen, so dass die hiermit assoziierten Veränderungen eine pathogenetische Rolle spielen dürften. Zwei grundsätzlich verschiedene, möglicherweise aber gemeinsam zutreffende Hypothesen zur Pathogenese der anstrengungsinduzierten Bronchialobstruktion haben sich in den letzten Jahren etabliert. Sie lassen sich mit den Begriffen *Hyperämie-* und *Osmolaritätshypothese* charakterisieren (16).

Hyperämiehypothese

Die Hyperämiehypothese spricht der durch die Hyperventilation erzeugten Abkühlung der Atemwege infolge Wasserentzugs und der sich anschließenden relativen Überwärmung eine zentrale Rolle bei der anstrengungsinduzierten Obstruktion zu (Abb. **13.1**). Die relative Hyperämie nach Beendigung der körperlichen Belastung führt hiernach zu einer Vasodilatation mit einer von der glatten Muskulatur unabhängigen Bronchokonstriktion (14).

Osmolaritätshypothese

Das zweite pathogenetische Konzept beruht auf der Vorstellung, dass der Wasserverlust zu einem Anstieg der Osmolarität des die Atemwege auskleidenden periziliären Flüssigkeitsfilms (Lining Fluid) führt. Diese Veränderung verursacht die Sekretion von Mediatoren aus Mastzellen und möglicherweise anderen Zellen (s. Abb. **13.1**). Darüber hinaus führt die hyperosmolare Situation zu einer neuralen Stimulation mit Freisetzung von Neuropeptiden, die ihrerseits die Kontraktion glatter Muskelzellen, das Schleimhautödem und den erhöhten kapillären Blutfluss in den Atemwegen vermitteln (s. Abb. **13.1**).

Neuere Untersuchungen scheinen die Osmolaritätshypothese mit der Freisetzung von **Entzündungsmediatoren** zu bestätigen, ohne die erstgenannte zu entkräften. So verhindert die Gabe moderner Histamin-Rezeptorantagonisten, wie z.B. Terfenadin, die Entwicklung der broncho-konstriktorischen Reaktion. Darüber hinaus ließen sich nach körperlicher Anstrengung sowohl höhere Konzentrationen von Leukotrien D_4 in der bronchoalveolären Lavage (19) als auch von Leukotrien E_4 im Urin Betroffener nachweisen (9, 21). Noch überzeugender ist die Beob-

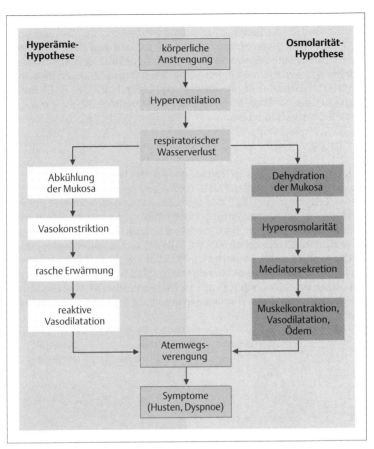

Abb. **13.1** **Pathogenese der anstrengungsassoziierten Atemwegsobstruktion nach der Hyperämie- (14) und Osmolaritätshypothese (1).** Möglicherweise spielen beide Mechanismen gleichzeitig eine pathogenetische Rolle. Weitere Erklärungen s. Text.

achtung, dass Leukotrien-Rezeptorantagonisten ebenso wie 5-Lipoxygenase-Inhibitoren die Ausbildung einer anstrengungsinduzierten Bronchokonstriktion verhindern oder abschwächen können (2, 4, 6, 7, 8, 11, 12, 13, 20). Die Bedeutung der Aktivierung immunologischer Mechanismen wird schließlich durch Studien unterstrichen, die bei einer Gruppe von Betroffenen Hinweise auf eine asthmatische Spätreaktion nachweisen konnten (16).

Auch die nach der Belastung zu beobachtende **Refraktärperiode** spricht eher für die Beteiligung immunpathogenetischer Mechanismen unter Beteiligung von Mediatoren. So zeigte sich, dass der Cyclooxygenasehemmer Indometacin die Refraktärperiode unterdrückt (15). Möglicherweise werden im Rahmen der anstrengungsinduzierten Mediatorsekretion bestimmte inhibitorische Prostaglandine (z.B. PGE) freigesetzt (13), die das Bronchialsystem für eine begrenzte Zeit vor einer erneuten Obstruktion schützen.

Klinik

Der charakteristische Verlauf der anstrengungsinduzierten Bronchokonstriktion ist in Abb. **13.2** dargestellt. Er lässt sich in eine Obstruktions-, Erholungs- und Refraktärperiode unterteilen. Während der ersten Minuten der Anstrengungsperiode bleibt die **Lungenfunktion** weitgehend normal. Gegen Ende der 6-minütigen Belastung beginnt die FEV_1 allmählich abzufallen. Die obstruktive Ventilationsstörung nimmt nach Beendigung der körperlichen Aktivität weiter zu (Obstruktionsperiode). Sie erreicht eine maximale Obstruktion 5–10 Minuten nach der Belastung, um sich anschließend innerhalb von 30–45 Minuten spontan wieder zurückzubilden (Erholungsperiode). Es folgt schließlich eine Pe-

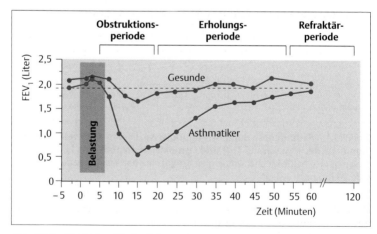

Abb. **13.2** **Typischer Verlauf der anstrengungsassoziierten Atemwegsobstruktion von Asthmatikern im Vergleich zu nichtasthmatischen gesunden Personen.** Die obstruktive Reaktion ist bei bestehendem Asthma deutlicher ausgeprägt und führt zu klinischen Symptomen.

riode von etwa 60 Minuten, in der ein Schutz vor einer erneuten anstrengungsassoziierten Bronchokonstriktion besteht (**Refraktärperiode**).

Therapie

Herkömmliche Behandlung

Die Behandlung der belastungsassoziierten Bronchokonstriktion erfolgt zunächst durch die konsequente **antientzündliche Basistherapie** des zugrunde liegenden Asthma bronchiale (10, 22). Ansonsten schützt eine Reihe etablierter antiasthmatischer Medikamente gegen die Ausbildung der belastungsinduzierten Bronchokonstriktion. Hierzu gehören Theophyllin, Dinatriumcromoglycat, Atropin und die am stärksten wirksamen β_2-Sympathomimetika. Als günstigstes praktisches Vorgehen zur Vermeidung einer klinisch manifesten Bronchokonstriktion empfiehlt sich die inhalative Gabe eines β_2-Sympathomimetikums unmittelbar **vor der körperlichen Anstrengung.** Die regelmäßig eingenommenen langwirksamen β_2-Mimetika bieten ebenfalls einen ausreichenden Schutz, so dass kurzwirksame Substanzen nicht immer erforderlich sind.

Therapeutische Bedeutung der Leukotrienhemmer

Sowohl 5-Lipoxygenase-Inhibitoren als auch Leukotrien-Rezeptorantagonisten schützen vor einer anstrengungsinduzierten Bronchokonstriktion. Insgesamt liegen derzeit zehn Studien vor, die den Effekt dieser Substanzen auf Lungenfunktionsparameter unter körperlicher Belastung und Hyperventilation untersuchen. Zu den eingesetzten Substanzen gehören der 5-Lipoxygenase-Inhibitor Zileuton (15) und die Leukotrien-Rezeptorantagonisten Zafirkulast (4, 12) SK&F 104,353 (20), Iralukast (2) MK-571 (13) und Montelukast (8, 11), die entweder oral, inhalativ oder intravenös appliziert wurden.

Die Ergebnisse dieser Untersuchungen sind in Tab. **13.1** zusammengefasst und in Abb. **13.3** grafisch verdeutlicht. Der günstige Effekt der Medikamente ist in allen Studien zu erkennen. Individuelle Ansprechraten mit größeren individuellen Schwankungen unter der Medikation mit Leukotrienhemmern wurden beschrieben (12).

Zwei weitere Studien untersuchten die Wirkung des 5-Lipoxygenase-Inhibitors Zileuton (7) und des Leukotrien-Rezeptorantagonisten LY171 883 (5) auf die erforderliche Menge an trockener Kaltluft (respiratorischer Wärmeaustausch), um eine Abnahme der FEV_1 um 10 bzw. 20 %

Tab. **13.1** Zusammenstellung der publizierten randomisierten, doppelblind angelegten Crossover-Studien zur Wirksamkeit von Leukotrienhemmern bei anstrengungsinduzierter Atemwegsobstruktion

Substanz	Dosis	n	FEV$_1$-Abnahme (% Soll)		Hemmung	Referenz
			Plazebo	LT-Hemmer	(% Plazebo)	
Zafirlukast	20 mg oral	8	36,0	21,6	40	Finnerty et al. 1992 (4)
Zafirkulast	400 µg inhal.	9	30,2	14,5	52	Makker et al. 1993 (12)
Zileuton	4 x 600 mg oral	24	28,1	15,6	44	Meltzer et al. 1996 (15)
SK & F 104,353	800 µg inhal.	18	29,0	20,0	31	Robuschi et al. 1992 (20)
Iralukast	1500 µg inhal.	16	27,4	19,2	30	Djaballah et al. 1996 (2)
MK-571	160 mg i. v.	12	25,2	9,2	63	Manning et al. 1990 (13)
Montelukast	10 mg oral	54	32,4	22,2	32	Leff et al. 1998 (11)
Montelukast	5 mg oral	27	18	26	33	Kemp et al. 1998 (8)

zu erzeugen. Beide Studien demonstrieren einen protektiven Effekt der Leukotrienhemmer gegenüber einer Hyperventilation mit trocken-kalter Luft. Zileuton erhöhte die Toleranz der Asthmatiker um 47 % und war damit effektiver als Theophyllin, Cromoglycat, inhaliertes Atropin und Terbutalin. Vergleichswerte für β_2-Mimetika liegen allerdings nicht vor.

Ein anderer Aspekt der Behandlung des anstrengungsinduzierten Asthma bronchiale durch Leukotrienhemmer bezieht sich auf das Ausbleiben einer Tachyphylaxie unter längerer Anwendung (3, 23). Dagegen lässt die Wirkung von langwirksamen α_2-Sympathomimetika mit der Zeit allmählich nach. Montelukast schützt ferner gegenüber einer Schwefeldioxid-induzierten Bronchokonstriktion während körperlicher Anstrengung (5).

Zusammengenommen haben Leukotrienhemmer folgende therapeutisch günstige Effekte auf die belastungsassoziierte Atemwegsobstruktion:

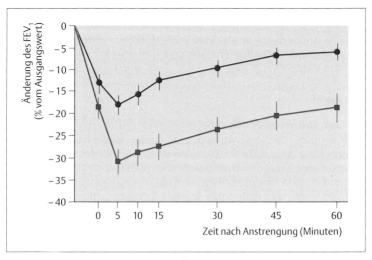

Abb. **13.3** **Anstrengungsinduzierte Änderung der FEV₁ nach 12-wöchiger Behandlung mit Montelukast (●; n = 52) oder Plazebo (○; n = 54).** Modifiziert nach 11.

Therapeutisch günstige Effekte der Leukotrieninhibitoren

- Hemmung des anstrengungsinduzierten FEV₁-Abfalls zwischen 30 und 63 %, bezogen auf die provozierte Flussverminderung unter Plazebo (2, 4, 8, 11, 12, 13, 15, 20).
- Verkürzung der Erholungzeit um etwa ²/₃ auf unter 20 Minuten (8, 12, 13).
- Erhöhung der Toleranz gegenüber physischer Belastung und Hyperventilation (6, 7).
- Ausbleiben einer Tachyphylaxie bei längerer Anwendung (3, 23).

Obwohl noch keine ausreichenden vergleichenden Studien vorliegen, scheint die protektive Wirkung der Leukotrienhemmer mit der von β₂-Mimetika vergleichbar zu sein. Aus diesem und aus anderen Gründen bleibt abzuwarten, welche Substanzklasse sich für die Protektion gegen anstrengungsassoziierte Veränderungen letztlich durchsetzen wird.

Im Hinblick auf die additive Wirkung von LT-Rezeptorantagonisten und β₂-Sympathomimetika muss aber auch an die Möglichkeit eines noch vollständigeren therapeutischen Effektes durch die Kombination beider Medikamente gedacht werden.

Insgesamt haben sich mit der Einführung der Leukotrienhemmer die Möglichkeiten einer medikamentösen Vermeidung der durch körperliche Anstrengung ausgelösten Bronchialobstruktion erweitert. Das gilt aufgrund der Möglichkeit einer oralen Verabreichung insbesondere auch für Kinder (Vergl. Kap. 10).

Fazit

Das anstrengungs- oder belastungsinduzierte Asthma bronchiale ist eine unspezifische Reaktion der Atemwege auf die mit körperlicher Anstrengung einhergehende Hyperventilation. Es handelt sich um keine eigenständige Form des Asthmas und sollte daher korrekter als anstrengungsinduzierte Bronchokonstriktion bei vorbestehendem Asthma bezeichnet werden. Der zugrunde liegende Pathomechanismus dürfte auf (1) eine Mediatorsekretion als Folge der durch Feuchtigkeitsverlust erzeugten hyperosmolaren Bronchialflüssigkeit und/oder (2) eine exzessive Vasodilatation während der Wiedererwärmung der Atemwege zurückgehen.

Neuere Untersuchungen sprechen für eine Beteiligung von Cysteinyl-Leukotrienen im Rahmen des anstrengungsassoziierten Asthma bronchiale. So sind Leukotrien-Rezeptorantagonisten sowie 5-Lipoxygenase-Inhibitoren in der Lage, die anstrengungsinduzierte Bronchokonstriktion zu hemmen. Die Einnahme dieser Medikamente vor der physischen Belastung bietet mindestens einen der Wirkung von β_2-Sympathomimetika vergleichbaren Schutz gegen eine anstrengungsinduzierte Atemwegsobstruktion und erhöht die Toleranz der Atemwege gegenüber diesem unspezifischen Trigger. Im Gegensatz zu β_2-Mimetika entsteht bei der Anwendung von Montelukast keine Tachyphylaxie. Die kombinierte Gabe von Leukotrienhemmern und β_2-Mimetika könnte sich als noch effektiver erweisen.

Literatur

[1] Anderson, S. D.: Is there a unifying hypothesis for exercise-induced asthma? J. Allergy Clin. Immunol. 73 (1984) 660–665

[2] Djaballah, K., J. F. Dessanges, F. Patalano, A. Lockhart: Protective effect of inhaled Iralukast (a new LTD_4 antagonist) on exercise-induced bronchospasm. Eur. Respir. J. 9 (1996) (Suppl. 23) 272 S.

[3] Edelman J. M., J. A. Turpin, E. A. Bronsky, J. Grossman, J. P. Kemp, A. F. Ghannam, P. T. DeLucca, G. J. Gormley, D. S. Pearlman for the Exercise Group. Oral montelukast compared with inhaled salmeterol to prevent exercise-induced bronchoconstriction Ann. Intern. Med. 132 (2000) 97–104

[4] Finnerty, J. P., R. Wood-Baker, H. Thomson, S. T. Holgate: Role of leukotrienes in exercise-induced asthma. Inhibitory effect of ICI 204,219, a potent leukotriene D_4 receptor antagonist. Am. Rev. Respir. Dis. 145 (1992) 746 – 749

[5] Gong H., W. S. Linn, S. L. Terrell, K. R. Anderson, K. W. Clark. Antiinflammatory and lung function effects of montelukast in asthmatic volunteers exposed to sulfur dioxide. Chest. 119 (2001) 402 – 408

[6] Israel, E., E. F. Juniper, J. T. Callaghan, P. N. Mathur, M. M. Morris, A. R. Dowell, G. G. Enas, F. E. Hargreave, J. M. Drazen: Effect of a leukotriene antagonist, LY171 883, on cold air-induced bronchoconstriction in asthmatics. Am. Rev. Respir. Dis. 140 (1989) 1348 – 1353

[7] Israel, E., R. Dermarkarian, M. Rosenberg, J. Cohn, J. Drazen: The effects of a 5-lipoxygenase inhibitor on asthma induced by cold, dry air. N. Engl. J. Med. 323 (1990) 1740 – 1744

[8] Kemp, J. P., R. J. Dockhorn, G. G. Shapiro, H. H. Nguyen, T. F. Reiss, B. C. Seidenberg, B. Knorr. Montelukast once daily inhibits exercise-induced bronchoconstriction in 6- to 14-year-old children with asthma. J. Pediatr. 133 (1998) 424 – 428

[9] Kikawa, Y., T. Miyanomae, Y. Inoue: Urinary leukotriene E4 after exercise challenge in children with asthma. J. Immunol. Clin. Immunol. 89 (1992) 1111 – 1119

[10] Kroegel, C., W. Luttmann, H. Matthys, J. C. Virchow jr.: Grundlagen und Anwendung der modernen anti-entzündlichen Therapie des Asthma bronchiale. Internist 36 (1995) 546 – 559

[11] Leff, J. A., W. W. Busse, D. Pearlman, E. A. Bronsky, J Kemp, L. Hendeles, R. Dockhorn, S. Kundu, J. Zhang, B. C. Seidenberg, T. F. Reiss. Montelukast, a leukotrine receptor antagonist, for the treatmant of mild asthma and exercise-induced bronchoconstriction. N. Engl. J. Med. 339 (1998) 147 – 152

[12] Makker, H. K., L. C. Lau, H. W. Thomson, S. M. Binks, S. T. Holgate: The protective effect of inhaled leukotriene D_4 receptor antagonist ICI 204,219 against exercise-induced asthma. Am. Rev. Respir. Dis. 147 (1993) 1413 – 1418

[13] Manning, P. J., R. M. Watson, D. J. Margolskee, V. C. Williams, J. J. Schwartz, P. M. O'Byrne: Inhibition of exercise-induced bronchoconstriction by MK-571, a potent leukotriene D_4 receptor antagonist. New Engl. J. Med. 323 (1990) 1736 – 1739

[14] McFadden, E. R., I. A. Gilbert: Exercise-induced asthma. N. Engl. J. Med. 330 (1994) 1362 – 1367

[15] Meltzer, S. S., J. D. Hasday, J. Cohn, E. R. Bleecker: Inhibition of exercise-induced bronchospasm by zileuton: a 5-lipoxygenase inhibor. Am. J. Respir. Crit. Care Med. 153 (1996) 931 – 935

[16] Nolte, D.: Asthma – Das Krankheitsbild, der Asthmapatient, die Therapie. Urban & Schwarzenbeck, München – Wien – Baltimore, 6. Auflage (1995) S. 132 – 135

[17] O'Byrne, P. M., G. M. Jones: The effect of indomethacin on exercise-induced bronchoconstriction and refractoriness after exercise. Am. Rev. Respir. Dis. 134 (1989) 69 – 72

[18] Peroni, D. G., A. L. Boner: Exercise-induced asthma: is there space for late-asthmatic reaction? Eur. Respir. J. 9 (1996) 1335 – 1338

[19] Pliss, L. B., E. P. Ingenito, R. H. Ingram, B. Pichurko: Assessment of bronchoalveolar cell and mediator re-

sponse to isocapnic hyperpnea in asthma. Am. Rev. Respir. Dis. 142 (1990) 73–78

[20] Robuschi, M., E. Riva, L. M. Fuccella, E. Vida, R. Barnabe, M. Rossi, G. Gambaro, S. Spagnotto, S. Bianco: Prevention of exercise-induced bronchoconstriction by a new leukotriene antagonist (SK&F 104353). Am. Rev. Resp. Dis. 145 (1992) 1285–1288

[21] Smith, C. M., P. E. Christie, R. J. Hawksworth, F. C. K. Thien, T. H. Lee: Urinary leukotriene E_4 levels following allergen and exercise challenge in bronchial asthma. Am. Rev. Respir. Dis. 144 (1991) 1411–1413

[22] Vanthenen, A. S., A. J. Knox, A. Wisniewski, A. E. Tattersfield: Effect of inhaled budesonid on bronchial reactivity to histamine, exercise, and eucapnic dry air hyperventilation in patients with asthma. Thorax 46 (1991) 811–816

[23] Villaran C., S. J. O'Neill, A. Helbling, et al., Montelukast versus salmeterol in patients with asthma and exercise-induced bronchoconstriction. J. Allergy. Clin. Immunol. 104 (1999) 547–553

14 Behandlung allergischer Erkrankungen mit Anti-IgE-Antikörpern

Claus Kroegel

Im Jahr 1976 gelang es mit spezifischen polyklonalen Anti-IgE-Antikörpern, die IgE-vermittelte Immunreaktion gegenüber dem Parasiten Nippostrongylus brasiliensis zu hemmen (20). Diese und andere Studien (6, 7) bildeten die Grundlage für die Entwicklung eines Antikörpers gegen IgE für den Einsatz am Menschen. Die bisher vorliegenden Ergebnisse der Gabe von Anti-IgE-Antikörpern beim allergischen Asthma bronchiale und anderen allergischen Erkrankungen werden nachfolgend zusammengefasst.

Immunologische Grundlagen

Allergenerkennung

Die asthmatische Entzündung nimmt ihren Ausgang im direkten Kontakt zwischen Antigen-präsentierenden Zellen (APCs) und dem potenziellen Allergen. Dabei werden die Allergene phagozytiert, in Peptidfragmente zerlegt und gemeinsam mit dem Klasse-II-HLA-Antigen auf der Oberfläche präsentiert. Naive Lymphozyten, die diesen Komplex über ihren T-Zellrezeptor (TCR) binden, werden mit Hilfe der kostimulatorischen Interaktion zwischen B7 und CD28/CTLA-4 aktiviert (Kap. 3). Hierdurch werden Amplifikationsprozesse in Gang gesetzt, die zu einer T-Zell-Rezeptor(TCR)-restringierten klonalen $CD4^+$-T-Zellproliferation mit Differenzierung einer spezifischen Lymphozytensubpopulation führen und die man als Th2-Zellen bezeichnet (2, 18, 26). Die immunologische Dominanz dieses Th2-Zellphänotyps äußert sich funktionell durch eine übernormale Sekretion von IL-4, IL-5, IL-9 und IL-13. Diese Zytokine vermitteln u. a.
– die Mastzellenaktivierung,
– die Rekrutierung und Aktivierung eosinophiler Granulozyten und
– den Immunglobulin-Isotypenwechsel zu IgE-produzierenden Plasmazellen.

Das neu synthetisierte, allergenspezifische IgE zirkuliert zunächst für kurze Zeit im Kreislauf (Halbwertszeit 2,5 Tage) und tritt dann ins Gewebe über, wo es an gewebeständige Mastzellen bindet und hier bis zu 12 Wochen nachweisbar bleibt. Hiermit sind die Voraussetzungen für eine Entzündung der Atemwege bei Fortdauer der inhalativen Allergenexposition mit dem Allergen geschaffen. Gleichzeitig wirkt die übermäßige Produktion von IL-4 hemmend auf die IL-2- und IFN-γ-produzierende Th1-Zelle und erhält auf diese Weise die Th2-Dominanz der asthmatischen Entzündungsreaktion im Sinne einer positiven Rückkoppelung. IL-5 vermittelt die Aktivierung und Einwanderung der eosinophilen Granulozyten in die Atemwege.

Der Kontakt IgE-besetzter Mastzellen und anderer Zellen mit dem Allergen führt zur allergischen Atemwegsentzündung, die sich nach lungenfunktionellen, pathophysiologischen und immunologischen Gesichtspunkten in eine **Frühreaktion** und eine verzögert auftretende **Spätreaktion** unterteilen lässt. Die asthmatische Frühreaktion imponiert klinisch durch eine sich innerhalb von wenigen Minuten entwickelnde ausgeprägte Bronchialverengung. Pathogenetisch liegt ihr vor allem die Aktivierung von Mastzellen über die klassische, IgE-vermittelte Immunreaktion vom Soforttyp zugrunde. Hierdurch kommt es unmittelbar nach Bindung des Allergens an die Zelle zu einer lokalen Freisetzung verschiedener Mediatoren, zu denen u. a. Histamin, PGD$_2$, Leukotriene und PAF gehören (18). Die konzertierte biologische Wirkung dieser Mediatoren auf das Bronchialsystem induziert eine Kontraktion der glatten Bronchialmuskulatur, die den typischen Symptomen einer akuten Asthmaattacke zugrunde liegt (vgl. Kap. 3).

Struktur und Synthese des Immunglobulin E

Das IgE-Molekül besteht aus je zwei identischen schweren (H) und leichten (L) Ketten, die sich wiederum aus variablen (V) und konstanteren Regionen (C) zusammensetzen (Abb. **14.1**). Durch die Assoziation der vier Proteinketten entsteht ein Y-förmiges Proteinmolekül, dessen N-terminaler, „oberer" Abschnitt zweifach durch die variablen Regionen sowohl der L- als auch H-Ketten geformt wird. Dieser Abschnitt bindet spezifisch das jeweilige Antigen/Allergen und wird deshalb als **F(ab')$_2$** („fragment antigen binding") bezeichnet. Demgegenüber lagern sich am C-terminalen, „unteren" Ende zwei H-Ketten zusammen (Fc-Abschnitt für „fragment crystallizable"), die der Bindung an die jeweiligen Immunglobulin-Rezeptoren dienen. Es lassen sich fünf strukturell verschiedene H-Ketten differenzieren, die mit den griechischen Buchstaben γ, μ, α, δ und ϵ bezeichnet werden. Diese Ketten bestimmen die je-

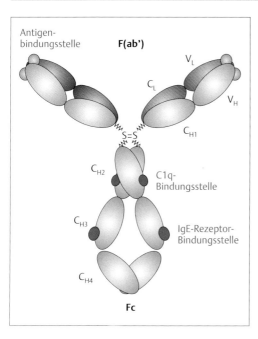

Abb. **14.1 Schematischer Aufbau des Immunglobulins von Isotyp E.** Details siehe Text.

weilige Immunglobulin-Klasse oder den Immunglobulin-Isotyp (IgG, IgM, IgA, IgD oder IgE).

Regulation der IgE-Synthese

Die IgE-Synthese erfolgt im Zusammenspiel von Makrophagen, B- und T-Lymphozyten (30). Dabei wird das die Mukosa penetrierende Allergen zunächst von IgM- und IgD-tragenden B-Lymphozyten gebunden (Abb. **14.2**). Unter dem Einfluss der Th2-assoziierten Zytokine IL-4, IL-6 und IL-13 differenzieren die allergenbesetzten B-Zellen allmählich in die IgE-bildenden Plasmazellen. Dieser vom IgM- bzw. IgD-tragenden B-Lymphozyten zur IgE-produzierenden Plasmazelle führende Prozess wird als **Isotypenumschaltung** („*isotype switch*") bezeichnet.

Genetische Grundlage der Isotypenumschaltung ist die somatische Rekombination des Gens für den variablen Teil des Antikörpers mit dem Gen für einen neuen konstanten Teil. Die Antikörpersynthese im Rahmen einer immunologischen Reaktion wird zunächst durch die Bildung von IgM eingeleitet. Erst im weiteren Verlauf löst die Bildung von IgG,

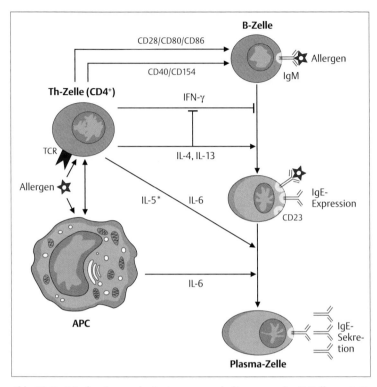

Abb. **14.2** **Mechanismus der Isotypenumschaltung von der B-Zelle zur IgE-produzierenden Plasmazelle.** *, nur in der Maus. Details siehe Text.

IgA oder IgE die IgM-Synthese ab. Bei diesem Vorgang wird die Antigenspezifität der Immunglobuline beibehalten, und zwar indem nur die den Isotyp bestimmende H-Kette ausgewechselt wird. Die genetische Information zur Bildung der schweren Kette befindet sich auf dem Chromosom 14 nacheinander aufgereiht (Abb. **14.3**). Dabei folgt einem Abschnitt für den antigenbindenden Teil der H-Kette die Information für die verschiedenen Isotypen. Bei der Bildung von IgE beispielsweise, wird einerseits das Gen für die Antigenspezifität unverändert abgelesen, wie es bereits für die Synthese des IgM erforderlich ist. Im Unterschied zur Synthese von IgM wird in der Plasmazelle jetzt allerdings der genetische Abschnitt herausgesucht, der die Information für die schwere ε-Kette enthält. Diese reorganisierte DNA wird schließlich mittels mRNA in die H-Kette des IgE-Proteins übersetzt.

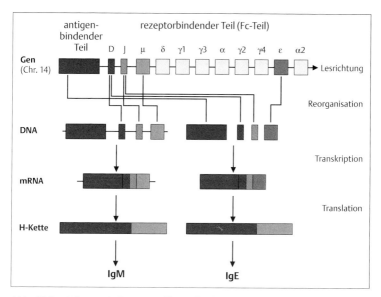

Abb. **14.3**   **Schematische Darstellung der freien Kombination von antigen-bindendem Teil und Fc-Teil während der Isotypenumschaltung zur Synthese des Immunglobulins E.**

Die Isotypenumschaltung erfolgt unter lymphozytärer Kontrolle. Hierbei fördern zunächst IL-4, IL-5 und IL-6 die Differenzierung von *B-Lymphozyten in IgE-sezernierende Plasmazellen* (28) (Abb. **14.4**). So lässt sich beispielsweise die IgE-Synthese durch die Neutralisation des IL-4 inhibieren (30). Auch IFN-γ hemmt die Bildung von IgE. Darüber hinaus fördert die Bindung von Antigen an niederaffinen IgE-Oberflächenrezeptoren (CD23, siehe unten) die Proliferation der Lymphozyten. Ein weiteres synergistisches Signal bildet das lösliche sCD23, das als 25 kDa großes Bruchstück von zellständigen FcεRII abgespalten und freigesetzt wird. Die Blockade des CD23-vermittelten Signals, z.B. durch Anti-CD23-Antikörper, hemmt zum Teil die Synthese des IgE (14, 30).

Neben Zytokinen und CD23 spielen noch andere Faktoren bei der Bildung des IgE durch Plasmazellen eine Rolle. Hierzu gehört in erster Linie das CD40-Antigen, das nach Antigenexpression von B-Zellen exprimiert wird. Die Interaktion mit seinem Liganden verstärkt die IgE-Synthese, die IgE-Isotypenumschaltung, das B-Zellwachstum und andere Funktionen der Zelle. Fehlt dagegen das CD40-vermittelte Signal, wird die IgE-Synthese gehemmt. Andererseits ist für die Bildung von aller-

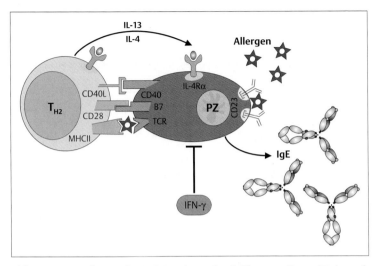

Abb. **14.4 Regulation der IgE-Synthese durch Plasmazellen mittels multipler lymphozytärer Signale.**

genspezifischem IgE neben CD40 auch das Engagement des B-Zellantigen-Rezeptors erforderlich. CD40 alleine führt zur Synthese eines polyklonalen, unspezifischen IgE's.

IgE-Rezeptoren und IgE-Bindung

Aufgrund ihrer Affinität lassen sich zwei Typen von IgE-bindenden Rezeptoren unterscheiden: Der **hochaffine** FcεRI und der **niederaffine** FcεRII. Der hochaffine FcεRI (Abb. **14.5**) findet sich auf Mastzellen, basophilen Granulozyten und antigenpräsentierenden Zellen, während der niedrigaffine FcεRII von B-Lymphozyten, Monozyten/Makrophagen, eosinophilen Granulozyten, dendritischen Zellen und Epithelzellen exprimiert wird (siehe unten).

Der FcεRI entspricht einem Tetramer aus vier Proteinketten, das aus je einer α-Kette und einer β-Kette sowie zwei über eine Disulfidbrücke verbundenen γ-Ketten besteht. Die beiden Untereinheiten der α-Kette bilden zwei Immunglobulin-Domänen auf der Oberfläche der Zellmembran, zwischen denen sich ein Einlass befindet. Ein hier von vier Tryptophanresten der α-Kette gebildeter hydrophober Bereich tritt mit dem Fc-Ende des IgE-Moleküls in Kontakt und ermöglicht dessen Anla-

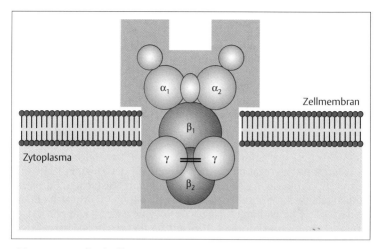

Abb. 14.5 Der hochaffine Fcε-Rezeptor (FcεRI) und seine Verankerung in der Zellmembran von Mastzellen bzw. basophilen Granulozyten. Der Rezeptor besteht aus drei distinkten Proteinen (α-Kette, β-Kette und γ-Kette), die sechs Untereinheiten bilden und hier als Kreise dargestellt sind. Der Durchmesser der Kreise reflektiert das Molekulargewicht. Die γ-Ketten sind mit einer Disulfidbrücke verbunden.

gerung. Der direkt an der Bindung mit dem Rezeptor beteiligte Abschnitt des IgE-Moleküls ist in der dritten konstanten Immunglobulindomaine (Cε3) lokalisiert (24).

An FcεRI gebundene IgE-Moleküle auf der Zelloberfläche aggregieren nicht spontan miteinander, was vermutlich mit einer ausgeprägten Glykosylierung der α-Kettendomainen im Zusammenhang steht (30) und eine unkontrollierte Aktivierung der Zellen verhindert. Erst die Bindung eines multivalenten Antigens an das variable, antigen-spezifische F(ab)$_2$-Ende des IgE-Moleküls überwindet diese intrinsische Abstoßung, so dass die IgE/FcεRI-Komplexe auf der Zelloberfläche zu Allergen/IgE/FcεRI-Komplexen zusammenlagern. Die mit der Aggregation der Rezeptoren verbundene Konformationsänderung wird von den β- und γ-Proteinketten des Rezeptors aufgenommen und an intrazelluläre Sensoren weitergeleitet. Dieses Signal setzt eine Reihe komplexer intrazellulärer Prozesse in Gang, an deren Ende die **Zellaktivierung** und die zelltypspezifische Effektorreaktion mit Freisetzung präformierter (Histamin, Tryptophan) und *de novo* generierter Mediatoren (Leukotriene, Prostaglandine, PAF) steht (vgl. Kap. 3).

Funktion des IgE

IgE ist eng mit der allergischen Immunreaktion assoziiert. Allergenspezifisches IgE wird durch IgE-produzierende B-Zellen nach Allergenerkennung und -verarbeitung gebildet und freigesetzt. Nur ein kleiner Teil des synthetisierten IgE's zirkuliert im Blut, während der größte Teil an Mastzellen (sog. sensibilisierte Mastzellen) und andere Zellen im Gewebe gebunden ist. Das zellulär gebundene IgE fungiert generell als „Brücke" zwischen Allergen und Mastzelle und vermittelt durch diese Funktion die Bindung von Allergen an die jeweilige IgE-besetzte Zelle. Die Anlagerung des eindringenden Allergens an das zellgebundene IgE induziert eine Aggregation der Rezeptoren auf der Zelloberfläche und vermittelt auf diese Weise die Aktivierung von Mastzellen. Da dieser Vorgang nur wenige Minuten nach Allergenkontakt in Anspruch nimmt, erstreckt sich die pathophysiologische Rolle des IgE im Rahmen der allergischen Immunreaktion vor allem auf die **allergische Sofortreaktion.**

Über verschiedene Mechanismen beeinflusst IgE aber auch Dauer und Ausprägung der **verzögerten allergischen Reaktion.** Hierfür könnten entweder Signale der während der Frühreaktion aktivierten Mastzellen oder die Aktivierung anderer IgE-Rezeptor-tragender Zellen durch IgE selbst verantwortlich sein. Neben Mastzellen bindet IgE auch an einen hochaffinen IgE-Rezeptor (FcεRI) auf basophilen Granulozyten und epidermalen Langerhanszellen. Darüber hinaus kann das IgE mit einem zweiten, niederaffinen IgE-Rezeptor (FCεRII) interagieren, der mit dem Leukozytendifferenzierungsantigen CD23 identisch ist und sich auf reifen, ruhenden B-Lymphozyten, Gewebe- bzw. Alveolarmakrophagen und Monozyten befindet. Der Rezeptor wird ebenso auf allergenstimulierten T-Lymphozyten exprimiert und spielt unter anderem bei der Regulation der IgE-Bildung eine Rolle (siehe oben).

Aufgrund seiner Rolle bei der allergeninduzierten Aktivierung von Mastzellen im Rahmen der allergischen Frühreaktion, aber auch aufgrund seiner potentiellen Effekte bei der Aktivierung anderer Entzündungszellen, darf man von der Neutralisation des verfügbaren IgE's einen therapeutischen Nutzen bei allergischen Erkrankungen erwarten.

Entwicklung eines nicht-anaphylaktogenen monoklonalen Antikörpers gegenüber humanem IgE

Anti-humane IgE-Antikörper wurden erstmals 1981 durch Hook und Mitarbeiter beschrieben (16). Einige Jahre später gelang es, Anti-

Maus-IgE-Antikörper herzustellen, die die Bindung von IgE an FcεRI-Rezeptoren hemmten (3). Allerdings induzierten diese Antikörper eine Rezeptorenvernetzung auf der Zelloberfläche mit Aktivierung und Degranulation von Mastzellen bzw. basophilen Granulozyten. Erst durch die Entwicklung monoklonaler Antikörper gegen den Bindungsbereich des IgE-Moleküls innerhalb der Cε3-Domäne für die FcεRI- und FcεRII-Rezeptoren ließ sich dieser Effekt vermeiden (Chang 1990; Heusser 1991; Banyash 1988). Dadurch interagierten die Antikörper ausschließlich mit freiem und nicht mehr mit zellgebundenem IgE (4, 24).

Insgesamt wurden drei Antikörper produziert, die an der Cε3-Domäne des IgE-Moleküls mit dem Bindungsbereich für FCεRI ansetzen: Antikörper 1 – 5, TES-C21 und MAE 11 (15, 23): 6 Aminosäuren dieses Bindungsbereiches (Aeg-408, Ser-411, Lys-414, Glu-452, Arg-465 und Met-468) sind für die Bindung des IgE's an FcεRI von essentieller Bedeutung und bilden ein ideales Ziel für die Entwicklung nicht-anaphylaktogener anti-humaner monoklonaler IgE-Antikörper (24). Da die Bindungsstelle für FcεRII an der gleichen Stelle innerhalb der Cε3-Domäne liegt, hemmen diese monoklonalen Antikörper auch die Bindung an den niedrig-affinen IgE-Rezeptor (24, 30).

Der größte Nachteil dieser Antikörper bestand darin, dass xenogene monoklonale Antikörper grundsätzlich eine Anti-Antikörper-Reaktion auslösen können und auf diese Weise die Effektivität des Antikörpers durch Bildung von Antikörper/Anti-Antikörper-Komplexen vermindern und gleichzeitig das Risiko einer anaphylaktischen Reaktion auf die Gabe des Medikamentes erhöhen (17, 23, 30).

Aus diesem Grunde wurden rekombinante IgE-Hybrid-Antikörper hergestellt. Diese monoklonalen Antikörper bestehen einerseits aus der variablen Region des Maus-Antikörpers, der die Bindungsspezifität an das IgE-Molekül gewährleistet. Als konstante Region des Antikörpers wurden andererseits die entsprechenden Abschnitte eines humanen Immunglobulins (IgG) verwendet. Chimäre und humanisierte monoklonale Antikörper wurden durch Ligation der gesamten Maus-V-Region-Gene mit humanen konstanten Region-Genen oder durch Eingliederung der murinen Antigenbindungsschleife in eine humane IgG-1-Grundstruktur hergestellt. Aufgrund der überwiegend autogenen Struktur besitzen humanisierte rekombinante monoklonale Antikörper dieser Art keine oder nur geringe antigene Eigenschaften (17).

Zwei chimäre humanisierte Konstrukte der murinen Antikörper TES-C21 und MAEL, die mit CGP 51901 bzw. rhuMAb-E25 bezeichnet werden, wurden in mehreren klinischen Studien am Menschen getestet. In Deutschland darf man mit einer Zulassung von rhuMAb-E25 (Omalizumab) in diesem Jahr rechnen.

Effekt anti-humaner IgE-Antikörper auf die IgE-Konzentration im Blut

Die derzeit zur Verfügung stehenden Daten zur klinischen Wirksamkeit einer Behandlung allergischer Reaktionen mit mehrfachen Anti-IgE-Antikörpern beruhen auf dem Einsatz des humanisierten Antikörpers rhuMAb-E25 und des chimären Antikörpers CGP 51901. Zunächst wurden beide Antikörper in einfachen und multiplen Verabreichungen bei allergischen Personen mit erhöhter IgE-Serumkonzentration hinsichtlich ihrer Wirkung auf den IgE-Spiegel getestet. Sowohl rhuMAb-E25 als auch CGP 51901 führten zu einer dosisabhängigen Reduktion des freien IgE-Spiegels im Blut. Bei 23 Allergikern bewirkte die Gabe von 3, 10, 30 und 100 mg CGP 51901 eine unmittelbar nach Verabreichung einsetzende drastische Abnahme der Konzentration an freiem IgE. In der höchsten eingesetzten Dosis von 100 mg verminderte sich der IgE-Spiegel um 95 %. Im Anschluss an die Gabe kam es zu einem allmählichen Wiederanstieg der Serum-IgE-Konzentration, die nach 39 Tagen etwa die Hälfte des Ausgangswertes erreicht hatte. Im Gegensatz zum freien IgE stieg das Gesamt-IgE, das neben freiem IgE auch IgE/Anti-IgE-Komplexe erfasst, an, was darauf hindeutet, dass die Elimination der Immunkomplexe nur sehr langsam vonstatten geht (11).

Wie bei CGP 51901, wurde auch mittels rhuMAb-E25 eine signifikante Abnahme des freien IgE's beobachtet. In einer offenen Studie an 45 allergischen Personen, die 0,015 oder 0,03 mg rhuMAb-E25/kg/Gesamtserum-IgE i. v. alle 2 Wochen erhielten, waren nach 182 Tagen die IgE-Spiegel im Serum kleiner als 2 % des Ausgangswertes. Nach Dosisreduktion begann der IgE-Spiegel wieder anzusteigen (29). In einer höheren Dosierung von 0,06 bzw. 0,14 mg/kg KG/IU/ml ließ sich nur noch 1 % der ursprünglichen IgE-Konzentration nachweisen (22).

Einfluss von anti-humanen IgE-Antikörpern auf die allergische Rhinitis

Die therapeutische Wirkung von **Anti-IgE-Antikörpern** bei saisonaler allergischer Rhinitis wurde bisher in drei Studien untersucht. Die erste Studie zielte auf die Prävention von Symptomen bei Patienten mit einer bekannten Rhinitis nach Pollenprovokation. Die Verabreichung von 15, 30 oder 60 mg CPG 51901 jede zweite Woche verhinderte die Entwicklung von Symptomen während der Pollensaison in einer dosisabhängigen Form. Dieser Effekt war bei Patienten nachweisbar, deren IgE-Spiegel um mehr als 85 % des Ausgangswertes reduziert wurde. Ein Viertel der Patienten, die die höchste Dosis erhielten, benötigten während der Pollensaison keine weitere Medikation, während von einer Ausnahme abgesehen alle 36 Patienten der Plazebo-Gruppe einer symptomatischen Behandlung bedurften (25).

In einer zweiten Studie wurde die Verträglichkeit und klinische Wirksamkeit von rhuMAb-E25 an 181 pollenallergischen Patienten mit saisonaler Rhinitis allergica untersucht (8). Die Behandlung mit der Substanz wurde 4 Wochen vor der Pollensaison eingeleitet und nach einer Aufsättigungsdosis am 7., 14., 28., 42., 56., 70. und 84. Tag entweder subkutan (0,15 mg/kg KG) oder intravenös (0,15 oder 0,5 mg/kg KG) verabreicht. rhuMAb-E25 führte unabhängig von der Applikationsform innerhalb der ersten 7 Tage zu einer dosisabhängigen Verminderung der freien IgE-Konzentration im Serum. Ein Plateau wurde nach 14 bis 28 Tagen erreicht. Parallel zum Abfall des freien IgE's kam es zum Anstieg der Gesamt-IgE-Konzentration durch Bildung von IgE/rhuMAb-E25-Komplexen. RhuMAb-E25 wurde mit einer Halbwertszeit von 2,9 ± 0,7 Wochen nur langsam aus der Zirkulation entfernt. Nebenwirkungen traten nicht auf. Im Hinblick auf die klinischen Parameter konnte die Studie keinen signifikanten Unterschied zwischen der rhuMAb-E25- und der Plazebogruppe nachweisen. Die gewählte Dosis war jedoch zu gering, um bei den Patienten die IgE-Spiegel vollständig zu eliminieren. Aufgrund dieser Ergebnisse wurden weitere Studien mit einer höheren Dosierung geplant.

In einer dritten Studie wurde deshalb eine Dosis gewählt, die die Konzentration des freien Serum-IgE's unter der Nachweisgrenze von 25 ng/ml reduzierte. 251 Erwachsenen mit Rhinitis allergica und positivem Hauttest gegenüber Birkenpollen wurde 300 mg rhuMAb-E25 oder Plazebo in Abhängigkeit vom IgE-Spiegel 2- oder 3-mal während der Pollensaison verabreicht. Die Behandlung führte zu einer signifikanten Abnahme der nasalen Symptome (Niesen, Juckreiz, Rhinorrhö, nasale Obstruktion), der mittleren Dosis an erforderlichen Antihistaminika pro Tag, dem Anteil der Tage ohne zusätzliche Medikation und Zunahme der Lebensqualität. rhuMAb-E25 wurde gut toleriert, und Anti-rhuMAb-E25 Antikörper ließen sich nicht nachweisen.

Die Studien belegen, dass die beiden Anti-IgE-Antikörper gut verträglich sind und bei ausreichender Suppression der freien IgE-Konzentration im Serum zu einer signifikanten therapeutischen Verbesserung der rhinitischen Symptome führen.

Einfluss von anti-humanen IgE-Antikörpern auf das allergische Asthma

Asthmamodelle

In einer randomisierten, doppelblinden Studie wurde die Wirksamkeit von rhuMAb-E25 auf die allergeninduzierte Frühreaktion untersucht (5). Nach Aufsättigung mit einer Dosis von 2 mg/kg KG erhielten zehn allergische Asthmatiker rhuMAb-E25 in einer Dosis von 1 mg/kg KG intravenös an den Tagen 7, 14, 28, 42, 56 und 70. Die Ergebnisse wurden mit einer Gruppe von neun allergischen Asthmatikern verglichen, denen man statt des Anti-IgE-Antikörpers Plazebo verabreichte. Gemessen wurde am Tag 27, 55 und 77 die Allergenkonzentration, die einen 15%igen Abfall der FEV_1 (PC_{15}) verursachte. Nebenwirkungen traten von einer Ausnahme abgesehen nicht auf. Ein Patient wurde aus der Studie genommen, nachdem bei der ersten verabreichten i. v. Dosis eine generalisierte Urtikaria auftrat.

Unter rhuMAb-E25 erhöhten sich die Verdopplungsdosen der PC_{15}, zwischen 2,2 und 2,7 über die des Ausgangswertes (Abb. **14.6**). Bemerkenswert dabei war, dass diese Wirkung den mit inhalativen Kortikosteroiden (1600 µg Budesonid pro Tag über 7 Tage) zu erreichenden Anstieg übertrifft (5, 10).

In einer komplimentären, doppelblinden Studie wurde der Einfluss von rhuMAb-E25 auf die allergeninduzierte Früh- und Spätreaktion sowie auf einzelne entzündliche Entzündungsparameter untersucht. rhuMAb-E25 (0,5 mg/kg KG) oder Plazebo wurde 19 Probanden mit mildem Asthma jede Woche über einen Zeitraum von 9 Wochen i. v. verabreicht (12, 13). Vor und am Ende der Behandlungsphase wurde eine Allergenprovokation durchgeführt. Verglichen mit dem Ausgangswert, verminderte rhuMAb-E25 signifikant den allergeninduzierten FEV_1-Abfall während der Frühreaktion um 37% (von 30 ± 10 auf 19 ± 8 l/min) und reduzierte darüber hinaus die Atemwegsobstruktion während der asthmatischen Spätreaktion um 60% (von 24 ± 20 auf 9 ± 10 l/min) (Abb. **14.7**). Ferner zeigte sich die bronchiale Hyperreagibilität gegenüber Metacholin am Ende der Behandlungsperiode deutlich niedriger als vor der Behandlung mit rhuMAb-E25.

Verglichen mit Plazebo, hatte rhuMAb-E25 ferner einen, wenn auch kleinen, Einfluss auf die Entzündungsparameter. So war die Zunahme der eosinophilen Granulozyten im Blut in der Verumgruppe (4,2% versus 0,5%) und die Freisetzung des eosinophilen kationischen Proteins (ECP) im induzierten Sputum (48 versus 4) nach Allergenproduktion unter rhuMAb-E25 signifikant geringer als vor Behandlung. Auch die Zahl

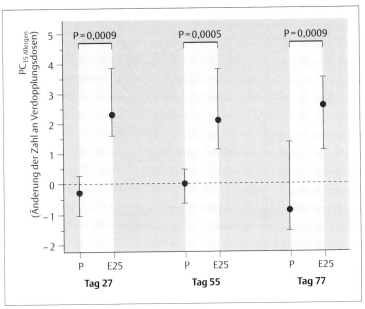

Abb. **14.6** **Effekt von rhuMAb-E25 (E25) und Plazebo (P) auf die allergen-induzierte Bronchokonstriktion.** Gemessen wurde die Allergenmenge (Verdopplungsdosis), die einen 15% Abfall der FEV_1 verursachte. Dargestellt sind der Median der Änderung und die 25–75%-Quartile von 11 Asthmatikern mit milder stabiler Erkrankung ($FEV_1 > 70$% des Sollwertes). Modifiziert nach Boulet et al., 1997 (5).

der Eosinophilen im Sputum bildete sich unter der Behandlung mit dem Anti-IgE-Antikörper zurück (Abb. **16.8**).

> Die Ergebnisse dieser Studien legen nahe, dass IgE an der Pathogenese der Atemwegsentzündung, der bronchialen Obstruktion und der bronchialen Hyperreagibilität beteiligt ist.

Natürliches Asthma

rhuMAb-E25 wurde in größeren Studien im Hinblick auf seine Wirkung bei natürlichem Asthma untersucht (5, 12, 13, 21, 22, 32). In der ersten Studie wurden Asthmatiker ausgewählt, deren Erkrankung auf der Sensibilisierung gegenüber mindestens zwei Allergenen beruhte.

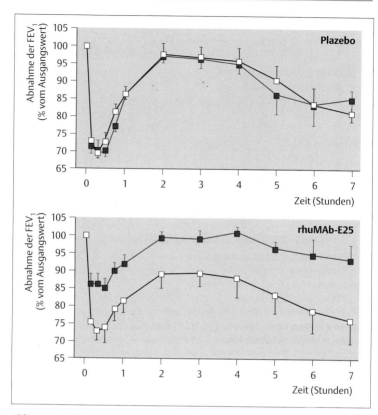

Abb. **14.7 Effekt von rhuMAb-E25 auf die allergeninduzierte asthmatische Früh- (1 Stunde) und Spätreaktion (2 – 7 Stunden).** Dargestellt sind Mittelwerte $\pm$ Standardabweichung vor (offene Symbole) und nach der Behandlung (geschlossene Symbole) von 19 Probanden mit mildem allergischen Asthma ($FEV_1 > 90\%$ des Sollwertes). Modifiziert nach Fahy et al., 1997 (12).

Die Erkrankung ließ sich klinisch und lungenfunktionell als moderat bis schwer einordnen, und die Patienten standen unter einer Behandlung mit inhalativen Kortikosteroiden und β_2-Mimetika. Nach 4-wöchiger Verlaufsphase wurden 317 Teilnehmer randomisiert und erhielten entweder 0,06 (niedrige Dosis) oder 0,14 mg/kg/IU IgE/ml (hohe Dosis) oder Plazebo über 12 Wochen. Alle drei Gruppen waren nach demographischen Kriterien untereinander vergleichbar, mit einer mittleren FEV_1

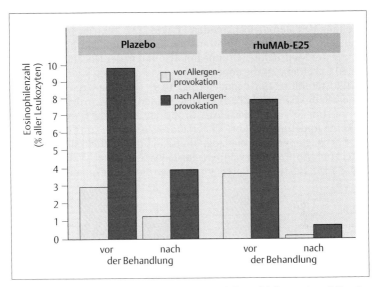

Abb. **14.8   Der Einfluss von rhuMAb-E25 auf die Zahl der Eosinophilen im induzierten Sputum vor und nach inhalativer Allergenprovokation vor und nach der Behandlung.** Die Daten beziehen sich auf den Median von 19 Probanden mit mildem allergischen Asthma ($FEV_1 > 90\%$ des Sollwertes). Modifiziert nach Fahy et al., 1997 (12).

von 71 % des Sollwertes, einem mittleren PEF von 380 l/min, der Häufigkeit von Symptomen, der täglichen Dosis inhalativer (Median: 800 µg/d) sowie oraler Kortikosteroide (Median: 10 mg) und dem Bedarf an kurzwirksamen β_2-Mimetika (Median: 7 Hub pro Tag).

Die Serum-IgE-Konzentration lag vor Beginn der Studien bei 619 (Hochdosis-Gruppe) 564 (Niedrigdosis-Gruppe) und 480 (Plazebogruppe). Omalizumab führte in allen Gruppen zu einer 99%igen Reduktion des freien IgE's. Die Symptome verbesserten sich in beiden Verumgruppen jeweils um 42 % gegenüber 23 % in der Plazebogruppe. Parallel hierzu nahm der morgendliche bzw. abendliche PEF um 31 bzw. 20 l/min zu. Die maximale Flussrate (PEF) verbesserte sich in der Hochdosisgruppe am Morgen um 31 l/min und am Abend um 20 l/min.

Diese Studie zeigt, dass eine Behandlung von Asthma über 12 Wochen zu einer signifikanten Verbesserung der Symptome und der Lungenfunktionsparameter bei moderatem bis schweren Asthma führt.

Die Fortsetzung der Behandlung über 20 Wochen erlaubte eine Beurteilung des steroideinsparenden Effektes (21, 22). Der mittlere Verbrauch an inhalativen Kortikosteroiden nahm in der Plazebogruppe um 24%, in der Niedrigdosis-Gruppe um 41% und in der Hochdosis-Gruppe um 50% ab. Mehr als die doppelte Zahl von Probanden konnte die orale Kortikosteroidtherapie beenden (Abb. **14.9**). **Omalizumab** erlaubte ferner die Reduktion von oralen Kortikosteroiden um 65% in der Niedrigdosis- und um 50% in der Hochdosis-Gruppe, während die Gabe von Plazebo keine Änderung der Kortikosteroiddosis erlaubte. Trotz der geringeren Kortikosteroiddosis blieb der klinisch günstige Effekt der Patienten unter rhuMAb-E25 auch während der 2. Phase erhalten. Während dieser Phase verminderte sich unter Omalizumab die Häufigkeit der Exazerba-

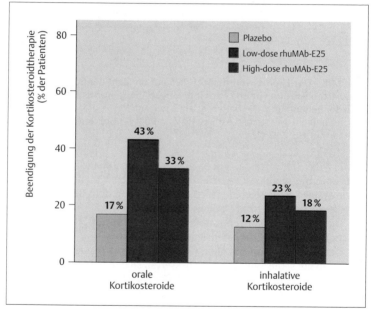

Abb. **14.9   Der Effekt von rhuMAb-E25 auf die Beendigung der oralen und inhalativen Kortikosteroidtherapie.** Die Daten beziehen sich auf den Prozentsatz der Asthmatiker, die die Therapie mit oralen (Plazebogruppe: n = 12; Niedrigdosis-Gruppe: n = 14; Hochdosis-Gruppe: n = 9) und inhalativen Kortikosteroiden (Plazebogruppe: n = 93; Niedrigdosis-Gruppe: n = 92; Hochdosis-Gruppe: n = 97) beenden konnten. Modifiziert nach Milgrom et al., 1999 (22).

tionen in der Hochdosis-Gruppe auf 30% und der Niedrigdosis-Gruppe auf 28%, verglichen mit 45% in der Plazebogruppe (22).

Diese Daten zeigen, dass rhuMAb-E25 bei der Behandlung des chronischen Asthma bronchiale im Hinblick auf die klinische Ausprägung der Erkrankung wirksam ist. Gleichzeitig lassen sich mit rhuMAb-E25 bei erhaltener Krankheitskontrolle Kortikosteroide einsparen.

Einfluss von anti-humanem IgE auf die kutane Reaktivität

Bei kurzer Behandlung von bis zu 2 Monaten wird die Reaktion der kutanen Allergenprovokation nicht beeinflusst. Eine längere Behandlung mit rhuMAb-E25 hemmt jedoch die allergeninduzierte Hautreaktion sowie die Quaddelbildung nach Prick-Testung, die auch noch über einen Zeitraum von 3 und 6 Monaten nach Therapieende anhält (19, 29). Die Ursache dürfte sowohl mit der Abnahme der Zahl IgE-tragender bzw. sensibilisierter Mastzellen in der Haut als auch mit der Abnahme der IgE-Rezeptoren (19, 27) auf Mastzellen im Zusammenhang stehen.

Andere Wirkungen der Langzeitbehandlung mit anti-humanen monoklonalen IgE-Antikörpern

Es wurde spekuliert, dass eine längere Anwendung von Anti-IgE-Antikörpern möglicherweise die programmierte allergische Immunreaktion durch Beeinflussung von Feedback-Mechanismen modifiziert (15). Darüber hinaus wurde beobachtet, dass rhuMAb-E25 die Expression von IgE-Rezeptoren auf der Oberfläche zirkulierender basophiler Granulozyten reduziert (19, 27). Auf der Basis dieser Mechanismen wurde ebenfalls hypothetisiert, dass es nach längerer Anwendung die Dosis der Anti-IgE-Antikörper reduziert. Die bis heute vorliegenden Ergebnisse unterstützen diese Annahmen jedoch nicht. Selbst bei Gabe von hohen Dosen von rhuMAb-E25 über einen Zeitraum von einem Jahr kam es nach Beendigung der Therapie zu einem Wiederanstieg des IgE's. Auch die Expression der IgE-Rezeptoren auf basophilen Granulozyten erreichte 1 Jahr nach Beendigung der Behandlung 80% des Ausgangswertes (27). Während diese Beobachtungen die gute **Verträglichkeit** des Medikamentes belegen und keine permanente Modifikation der Immunreaktion auftritt, zeigen sie ebenfalls, dass für eine anhaltende Remission allergischer Erkrankungen eine längere Behandlung mit Anti-IgE-Antikörpern notwendig ist. Längere Studien werden zu diesem Aspekt weiteren Aufschluss geben.

Verträglichkeit und Nebenwirkungen

Über einen Zeitraum von bis zu einem Jahr durchgeführte Studien bestätigen die gute Verträglichkeit des Medikamentes (5, 12, 13, 18, 22, 26, 29). Die Häufigkeit ernster Nebenwirkungen bei den jetzt mehr als 2500 behandelten Patienten war gering. Bei einem Patienten entwickelte sich nach der ersten verabreichten i. v. Dosis von rhuMAb-E25 eine generalisierte Urtikaria (5). In der oben zitierten Studie von Milgrom et al. wurde eine milde Urtikaria bei acht Patienten in der Hochdosis-Gruppe (7,5 %), sechs in der Niedrigdosis- (5,7 %) und drei in der Plazebogruppe (2,9 %) beobachtet (22). Diese Nebenwirkung trat innerhalb von 60 Minuten nach Injektion auf und ließ sich durch Antihistaminika problemlos kupieren. Im Hinblick auf die Nebenwirkungen bestand kein Unterschied zwischen den drei Gruppen.

Auch eine Bildung von Antikörpern gegen rhuMAb-E25 konnte bislang nicht beobachtet werden (11, 22, 29). Nur bei einem mit CGP 51901-behandelten Patienten ließ sich eine schwache antigene Reaktion nachweisen (11). Die immunologische Akzeptanz und Verträglichkeit des Medikamentes dürfte mit der Humanisation des Antikörpers und der Proteinstruktur im Zusammenhang stehen, die kein komplementbindendes Areal besitzt (23).

Das Ausbleiben einer antigenetischen Anti-Antikörper-Reaktion gegenüber der Substanz und der Bildung pathogener Immunkomplexe lässt eine gute Verträglichkeit dieser Medikamente auch nach längerer Anwendung erwarten. Jedoch kann die Entwicklung von Antikörpern gegen Omalizumab nicht grundsätzlich ausgeschlossen werden.

Indikationen

Aufgrund der in den vorangegangenen Kapiteln zusammengefassten Ergebnisse lässt sich gegenwärtig eine **Indikation** zur Behandlung mit *Omalizumab* beim moderaten bis schweren persistierenden allergischen Asthma bronchiale erkennen (Tab. **14.1**). Demgegenüber erlauben die unzureichenden Erfahrungen bei der Behandlung von Schwangeren ebenso wie die Gabe von Omalizumab bei akutem schweren Asthma bislang noch keine generellen Empfehlungen zum Einsatz dieser Medikamentenklasse. Auch ihre Wirkung und Verträglichkeit bei Kindern mit Asthma bronchiale bedarf noch der Prüfung. Gerade in der Pädiatrie könnten sie eine sinnvolle Alternative zu den gegenwärtig üblichen Therapieansätzen darstellen, wenngleich die subkutane Gabe hier ein Compliance-Hindernis darstellen könnte.

Tab. **14.1** **Indikationen und Kontraindikationen für den Einsatz von Omalizumab (rhuMAb-E25) bei der Behandlung des Asthma bronchiale.** Die angegebenen Empfehlungen beziehen sich auf die derzeit zur Verfügung stehenden Informationen.

Indikationen

- allergisches Asthma bronchiale
- saisonales allergisches Asthma bronchiale ab dem Schweregrad II
- perenniales Asthma bronchiale gegenüber vermeidbaren Allergenen (Hausstaub/Milben)

Kontraindikationen

- nicht-allergisches; intrinsisches Asthma bronchiale
- akute Exazerbation eines allergischen Asthma bronchiale
- Asthma bronchiale bei Kindern
- Asthma bronchiale bei Schwangeren
- Thrombozytopenie?

Position von Omalizumab innerhalb der etablierten Asthmatherapie

Auch wenn der Stellenwert von Omalizumab im Rahmen nationaler und internationaler Therapieempfehlungen erst noch definiert werden muss, sind nach den bisher vorliegenden Ergebnissen verschiedene Behandlungsoptionen mit günstiger klinischer Wirkung vor allem bei moderaten bis schweren Asthmaformen denkbar (Tab. **14.2**). Hiernach könnte Omalizumab (rhuMAb-E25) prinzipiell ab dem Schweregrad III der Therapieempfehlungen zur Anwendung kommen (31). Die Indikation zur Behandlung soll nachfolgend für die einzelnen Schweregrade des Asthma bronchiale besprochen werden.

- **Schweregrad I.** Bei der intermittierenden Form des Asthmas dürfte Omalizumab nicht indiziert sein. Die nur gelegentlich auftretenden Symptome rechtfertigen nicht den Einsatz eines Medikamentes, das zudem erhebliche Kosten verursacht.
- **Schweregrad II.** Auch im Schweregrad II des milden persistierenden Asthmas dürfte Omalizumab kaum zur Anwendung kommen, da sich die Symptome gut durch etablierte Medikamente kontrollieren lassen. Einzige Ausnahmen sind Erkrankungen, die während der Pollensaison exazerbieren. Hier könnte man sich eine an der individuell relevanten Allergenexpositionszeit orientierende und auf einige Monate begrenzte Therapie vorstellen.

Tab. **14.2** **Therapieoptionen und potenziell günstige Wirkungen einer Behandlung mit dem Anti-IgE-Antikörper Omalizumab in Abhängigkeit vom Schweregrad des Asthma bronchiale**

Therapieoption	Indikation/günstige anti-asthmatische Wirkung
Schweregrad I	*nicht indiziert*
Schweregrad II	*nicht generell indiziert,* *Ausnahme: saisonale Exazerbation*
• *Kortikosteroide* *+ rhuMAb-E25*	→ Kortikosteroid einsparender Effekt → Verbesserte Krankheitskontrolle
Schweregrad III	*indiziert bei unzureichender Kontrolle mit* *anderen Medikamenten*

• *Inhalative Kortikosteroide*
  + β₂-Mimetika
  + Leukotrien-Hemmer
  + rhuMAb-E25
	→ Kortikosteroid einsparender Effekt
	→ Vermeidung einer oralen Kortikosteroidtherapie
	→ Verbesserte Krankheitskontrolle

Schweregrad IV	*indiziert zur Kortikosteroiddosis-Reduktion*
• *orale Kortikosteroide* *+ rhuMAb-E25*	→ Kortikosteroid einsparender Effekt → Verbesserte Krankheitskontrolle

- **Schweregrad III.** In Stufe III der Therapierichtlinien könnte sich Omalizumab als Additivum zur Therapie mit inhalativen Kortikosteroiden sowie lang-wirksamen β_2-Mimetika, Leukotrienhemmern und Theophyllin als sinnvoll erweisen, sofern mit den bisher zur Verfügung stehenden Medikamenten keine ausreichende Kontrolle der Erkrankung möglich ist. Aufgrund der vorliegenden Studien kann man mit Omalizumab (rhuMAb-E25) die erforderliche Kortikosteroiddosis reduzieren. Es ist ebenfalls denkbar, dass sich mit der Substanz der Beginn einer Therapie mit oralen Kortikosteroiden herauszögern oder verhindern lässt.
- **Schweregrad IV.** Eine Asthmamanifestation dieser klinischen Ausprägung bildet eine Indikation zur Behandlung mit Omalizumab. Voraussetzung ist, dass es sich unzweideutig um eine allergische Form eines Asthma bronchiale und nicht um einen intrinsischen Typ handelt. In dieser Stufe könnte rhuMAb den Bedarf an Kortikosteroiden (oral und inhalativ) sowie den Bedarf an β_2-Mimetika bei gleichzeitig verbesserter Krankheitskontrolle reduzieren.

Tab. 14.3 Günstige klinische und pharmakologische Wirkungen des Omalizumab (rhuMAb-E25) bei der Behandlung des Asthma bronchiale

- antientzündliche Wirkung
- Protektion gegen Zunahme der bronchialen Hyperreagibilität
- Hemmung sowohl der asthmatischen Früh- als auch Spätreaktion
- inhalative Kortikosteroide einsparender Effekt
- indirekter, systemische Kortikosteroide einsparender Effekt
- gleichzeitige Behandlung der allergischen Rhinitis
- uneingeschränkte Kombination mit anderen anti-asthmatischen Medikamenten
- Verbesserung der Compliance (?)

Fazit

Nach Einführung der Leukotrienhemmer steht nun mit dem Anti-IgE-Antikörper Omalizumab (rhuMAb-25) erneut ein vollkommen neues Therapieprinzip zur Behandlung des Asthma bronchiale vor der Einführung. Omalizumab ist ein monoklonaler Antikörper, der über die Elimination des freien IgE's selektiv in die Pathogenese der allergischen Entzündung eingreift. Dieses neue Medikament besitzt verschiedene günstige therapeutische Effekte (Tab. **14.3**) und verspricht eine verbesserte Kontrolle nicht nur des Asthma bronchiale, sondern auch anderer Manifestationen der allergischen Diathese, wie z. B. der Rhinitis allergica. Es vermehrt somit die Therapieoptionen bei Asthma bronchiale und Rhinitis allergica. Dabei sind Nebenwirkungen in den bislang vorliegenden Studien nur selten aufgetreten (Urtikaria) oder vorübergehend und zwingen nicht zum Abbruch der Behandlung. Die therapeutische Wirksamkeit des Medikamentes unterstreicht die Bedeutung des Immunglobulins für die Pathogenese des Asthma bronchiale.

Literatur

[1] Adelroth, E., S. Rak, T. Haahtela, G. Aasand, L. Rosenhall, O. Zetterstrom, A. Byrne, K. Champain, J. Thirlwell, G. D. Cioppa, T. Sandstrom: Recombinant humanized mAb-E25, an anti-IgE mAb, in birch pollen-induced seasonal allergic rhinitis. J. Allergy Clin. Immunol. 106 (2000) 253–259

[2] Anderson, G. P., A. J. Coyle: Th2 and Th2-like cells in allergy and asthma: pharmacological perspectives. TIPS 15 (1994) 324–332

[3] Banyash, M., Z. Eshar: Inhibition of IgE Binding to mast cells and basophils by monoclonal antibodies to murine IgE. Eur. J. Immunol. 14 (1984) 799–807

[4] Banyas, M., M. Kerhy, Z. Eshar: Anti-IgE monoclonal antibodies directed at the Fcε receptor binding site. Mol. Immunol. 25 (1988) 705–711

[5] Boulet, L. P., K. R. Chapman, J. Cote, S. Kalra, R. Bhagat, V. A. Swystun, M. Laviolette, L. D. Cleland, F. Deschesnes, J. Q. Su, A. DeVault, R. B. Fick Jr., D. W. Cockcroft: Inhibitory effects of an anti-IgE antibody E25 on allergen-induced early asthmatic response. Am. J. Respir. Crit. Care Med. 155 (1997) 1835–1840

[6] Bozelka, B. E., M. L. McCants, J. E. Salvaggio, S. B. Lehrer: Effect of anti-IgE on total and specific IgE levels in adult mice. Int. Arch. Allergy Appl. Immunol. 78 (1885) 51–56

[7] Bozelka, B. E., M. L. McCants, J. E. Salvaggio, S. B. Lehrer: IgE isotype suppression in anti-μ treated mice. Immunology 46 (1992) 527–532

[8] Casale, T. B., I. L. Bernstein, W. W. Busse, C. F. LaForce, D. G. Tinkelman, R. R. Stolz, R. J. Dockhorn, J. Reimann, J. Q. Su, R. B. Fick Jr., D. C. Adelman: Use of an anti-IgE humanized monoclonal antibody in ragweed-induced allergic rhinitis. J. Allergy Clin. Immunol. 100 (1997) 110–21

[9] Chang, T. W., F. M. Davis, N. C. Sun, C. R. Y. Sun, D. W. MacGlashan, R. G. Hamilton: Monoclonal antibodies specific for human IgE-producing B cells: a potential therapeutic for IgE-mediated allergic diseases. Bio-Technology 8 (1990) 122 –126

[10] Cockcroft, D. W., V. A. Swystun, R. Bhagat: Interaction of β_2 agonist and inhaled corticosteroid on airway responsiveness to allergen and metacholine. Am. J. respir. Crit. Care Med. 152 (1995) 1485–1489

[11] Corne, J., R. Djukanovic, L. Thomas, J. Warner, L. Botta, B. Grandordy, D. Gygax, C. Heusser, F. Patalano, W. Richardson, E. Kilchherr, T. Staehelin,

F. Davis, W. Gordon, L. Sun, R. Liou, G. Wang, T. W. Chang, S. Holgate: The effect of intravenous administration of a chimeric anti-IgE antibody on serum IgE levels in atopic subjects: efficacy, safety, and pharmacokinetics. J. Clin. Invest. 99 (1997) 879–887

[12] Fahy, J. V., H. E. Fleming, H. H. Wong, J. T. Liu, J. Q. Su, J. Reimann, R. B. Fick Jr., H. A. Boushey: The effect of an anti-IgE monoclonal antibody on the early- and late-phase responses to allergen inhalation in asthmatic subjects. Am. J. Respir. Crit. Care Med. 155 (1997) 1828–1834

[13] Fahy, J. V., D. W. Cockcroft, L. P. Boulet, H. H. Wong, F. Deschesnes, E. E. Davis, J. Ruppel, J. Q. Su, D. C. Adelman: Effect of aerosolized anti-IgE (E25) on airway responses to inhaled allergen in asthmatic subjects. Am. J. Respir. Crit. Care Med. 160 (1999) 1023–1027

[14] Flores-Romo, L., J. Shields, Y. Hubert, P. Graber, J.-P. Aubry, J.-F. Gauchat, G. Ayala, B. Allet, M. Gnavaz, H. Bazin et al.: Inhibition of an in vivo antigen-specific IgE response by antibodies to CD23. Science 261 (1993) 1036–1041

[15] Heusser, C., P. Jardieu: Therapeutic potential of anti-IgE antibodies. Curr. Opin. Immunol. 9 (1998) 805–814

[16] Hook, W. A., E. Berenstein, L. A. Basciano, P. C. Fox, R. P. Siraganian: Monoclonal antibodies to human IgE. Ded. Proc. 40 (1981) 986 A

[17] Jones, P. T., P. H. Dear, J. Foote, M. S. Neuberger, G. Winter: Replacing the complementary-determining regions in human antibody with those from a mouse. Nature 321 (1986) 522–525

[18] Kroegel, C., C. Kortsik, W. Luttmann, H. Matthys, P. Werner, J. C. Virchow jr.: Pathomechanismen der asthmatischen Entzündungsreaktion. Entzündungszellen und Mediatoren. Dtsch. Ärztebl. 90 (Suppl. 46) (1993) 4–15

[19] MacGlashan, D. W. Jr., B. Bochner, D. Adelman, P. Jardieu, A. Togias, J. McKenzie-White, S. A. Sterbinsky, R. Hamilton, L. M. Lichtenstein: Downregulation of FcεRI expression on human basophils during anti-IgE antibody therapy. J. Immunol. 158 (1997) 1438–1445

[20] Manning, D. D., J. K. Nanning, N. R. Reed: Suppression of reaginic antibody (IgE) formation in mice by treatment with anti-μ antiserum. J. Exp. Med. 144 (1976) 288–292

[21] Metzger, W. J., R. B. Fick and the E25 Asthma Study Group. Corticosteroid (CS) withdrawal in a study of recombinant humanized monoclonal antibody to IgE (RhuM-Ab E25). J. Allergy Clin. Immunol. 101 (1998) s231

[22] Milgrom, H., R. B. Fick Jr., J. Q. Su, J. D. Reimann, R. K. Bush, M. L. Watrous, W. J. Metzger: Treatment of allergic asthma with monoclonal anti-IgE antibody. rhuMAb-E25 Study Group. N. Engl. J. Med. 341 (1999) 1966–1973

[23] Presta, L., S. Lahr, R. Shields, J. Porter, C. Gorman, B. Fendly, P. Jardieu: Humanization of an antibody directed against Immunoglobulin E. J. Immunol. 151 (1993) 2623–2632

[24] Presta, L., R. Shields, L. O'Connels, S. Lahr, J. Porter, C. Gorman, P. Jardieu: The binding site on human Immunoglobulin E for its high affinity receptors. J. Biol. Chem. 269 (1994) 26368–26373

[25] Racine-Poon, A., L. Botta, T. W. Chang, F. M. Davis, D. Gygax, R. S. Liou, P. Rohane, T. Stahelin, A. Van Steijn, W. Frank: Efficacy, pharmacodynamics and pharmacokinetics of CGP 51901, an anti-immunogulbulin E chimeric monoclonal antibody, in patients with seasonal allergic rhinitis. Clin. Pharmacol. Ther. 62 (1997) 675–690

[26] Robinson, D. A., Q. Hamid, S. Ying et al.: Predominant Th2-like bronchoalveolar T-lymphocyte population in atopic asthma. N. Engl. J. Med. 326 (1992) 298–304

[27] Saini, S. S., D. W. MacGlashan Jr., S. A. Sterbinsky, A. Togias, D. C. Adelman, L. M. Lichtenstein, B. S. Bochner: Down-regulation of human basophil IgE and FC epsilon RI alpha surface densities and mediator release by anti-IgE-infusions is reversible in vitro and in vivo. J. Immunol. 162 (1999) 5624–5630

[28] Shimoda, K., J. van Deuren, M. Y. Sangster, S. R. Sarawar, R. T. Carson, R. A.Tripp, C. Chu, F. W. Quelle, T. Nosaka: Lack of IL-4-induced Th2 responses and IgE class switch in mice with disrupted Stat 6 gene. Nature 380 (1996) 630–633

[29] Togias, A., J. Corren, G. Shapiro, J. D. Reimann, A. von Schlegell, T. G. Wighton, D. C. Adelmann: Anti-IgE treatment reduces Skin Test (ST) reactivity. J. Allergy Clin. Immunol. 101 (1998) s171

[30] Turner, H., J.-P. Kinet: Signalling through the high-affinity IgE receptor FcεRI. Nature 402 (Suppl.) (1999) B24–B30

[31] Wettengel, R., D. Bredel, D. Hofmann, J. Krause, C. Kroegel, R. F. Kroidl, W. Leupold, H. Lindemann, H. Magnussen, R. Meister, H. Morr, D. Nolte, K. F. Rabe, D. Reinhardt, R. Sauer, G. Schultze-Werninghaus, D. Ukena, H. Worth: Asthmatherapie bei Kindern und Erwachsenen. Empfehlungen der Deutschen Ge-

sellschaft in der Gesellschaft für Pneumologie. Med. Klinik 93 (1998) 639–650

[32] Zeiger, R. S., R. B. Fick and the E25 Study Group Investigators: Anti-IgE (rhuMAb) treatment of symptoms of moderate-severe allergic asthma. Ann. Allergy Asthma Immunol. 80 (1998) 80

15 Möglichkeiten eines integrierten Behandlungskonzeptes für allergisches Asthma bronchiale und Rhinitis allergica

Claus Kroegel

Die Assoziation zwischen der allergischen Entzündung in den oberen Atemwegen (allergische Rhinitis) und den unteren Atemwegen (allergisches Asthma bronchiale) stellt ein tägliches Problem im pneumologischen oder allergologischen Alltag dar. Bis zu 40 % der Patienten mit Asthma bronchiale oder allergischer Rhinitis leiden gleichzeitig auch noch an der zweiten klinischen Manifestation (5).

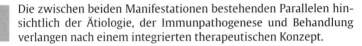

Die zwischen beiden Manifestationen bestehenden Parallelen hinsichtlich der Ätiologie, der Immunpathogenese und Behandlung verlangen nach einem integrierten therapeutischen Konzept.

Dieses integrierte Konzept gewinnt aber erst seit der Einführung neuer Therapeutika allmählich Konturen.

Gemeinsamkeiten und Unterschiede

Sowohl die oberen als auch die unteren Atemwege zeigen nach Inhalation von Allergenen oder Irritantien ein sehr **ähnliches immunologisches Reaktionsmuster.** Beide Erkrankungen gehen auf vergleichbare immunologische Pathomechanismen in Form einer allergischen Typ-I-Reaktion mit einer von eosinophilen Granulozyten dominierten Gewebeentzündung zurück (3, 4). Es findet sich bei Asthma und Rhinitis eine Hyperreagibilität der Atemwege (nasale bzw. bronchiale Hyperreagibilität). Beide Manifestationen sind durch eine Obstruktion der Atemwege charakterisiert, die von Entzündungsmediatoren (Histamin, Prostanoide, Leukotriene usw.) vermittelt wird. Patienten mit allergischer Rhinitis oder nasalen Polypen, die nicht über asthmatische Beschwerden klagen, weisen trotzdem häufig eine bronchiale Überempfindlichkeit, eine bronchiale Eosinophilie sowie erhöhte Stickstoffmonoxid-Konzentrationen in der Ausatemluft auf (7, 8).

Ein wesentlicher Unterschied zwischen Asthma und Rhinitis besteht in den der Obstruktion zugrunde liegenden Mechanismen. Beim

Asthma bronchiale handelt es sich neben dem Schleimhautödem vor allem um eine über glatte Muskelzellen vermittelte muskuläre Obstruktion. Im Falle der **allergischen Rhinitis** steht das Schleimhautödem als Ursache der Obstruktion im Vordergrund, während eine muskuläre Komponente keine Rolle spielt. Ein weiterer Unterschied betrifft das Auftreten von nasalen Polypen. Patienten mit nasalen Polypen sind meist nicht allergisch, leiden aber oft an Asthma. So finden sich nasale Polypen bei 13 % der Patienten mit intrinsischem Asthma und bei 36 % der Patienten mit Aspirinintoleranz, verglichen mit nur 1 % der allgemeinen Bevölkerung (14) (s. auch Kap. 12).

Behandlungsoptionen

Prinzipiell beruht die medikamentöse Behandlung allergischer Erkrankungen auf einer Palette von Medikamenten, die je nach vorliegender Organmanifestation in unterschiedlicher Form bevorzugt eingesetzt und kombiniert werden (Tab. **15.1**). Die Behandlung der allergischen Rhinitis und des Asthmas erfolgt mit ähnlichen Medikamentenklassen, wenngleich bestimmte Unterschiede bestehen (Abb. **15.1**). Die Möglichkeiten der integrierten Behandlung werden nachstehend zusammengefasst.

Tab. **15.1** Medikamentenklassen zur Therapie allergischer Erkrankungen und deren relative Wirksamkeit bei einzelnen allergischen Manifestationen

Medikamenten-klasse	Asthma bronchiale	Rhinitis allergica	Conjunc-tivitis allergica	atopische Dermatitis	Ana-phylaxie
Kortikosteroide	+++	+++	+++	++	– *
DNCG/Nedocromil	+	+	++	–	–
β_2-Sympathomime-tika	+++	–	–	–	+++
Leukotrienhemmer	++	+	–	+/ –	–
Theophyllin	+	–	–	–	–
Antihistaminika	–	++	+	+	+
Anti-IgE-Antikörper	+	+	+	?	?

* systemische Gabe indiziert; ? nicht bekannt; + klinisch wirksam; – klinisch nicht wirksam

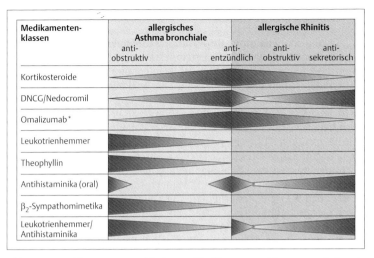

Abb. 15.1   Wirkungsunterschiede von Medikamentenklassen zur Behandlung des allergischen Asthma bronchiale und der Rhinitis allergica. [+]Die Kombinationstherapie hat einen synergistischen Effekt auf beide Manifestationen. [*]Z.Zt. noch nicht zugelassen.

Sekundäre Prävention

Da rhinitische oder asthmatische Beschwerden in der Regel von dem(n)selben Allergen(en) ausgelöst werden, dient die Allergenvermeidung und die spezifische Immuntherapie der Behandlung beider Manifestationen.

Antientzündliche Basistherapie

Topische Kortikosteroide bilden die Grundlage der Behandlung sowohl für die allergische Rhinitis als auch für das Asthma bronchiale (2). Aus diesem Grunde sind topische Kortikosteroide für beide klinische Manifestationen indiziert. Verschiedene Studien zeigen, dass die topische Behandlung der Nase mit Kortikosteroiden gleichzeitig zu einer Verbesserung der bronchialen Überempfindlichkeit und einer besseren Asthmakontrolle führt (7, 8, 18). Allerdings erhöht sich bei bronchialer und intranasaler Gabe von topischen Kortikosteroiden die bioverfügbare Gesamtmenge des Hormons und dadurch das Risiko Kortikosteroidassoziierter Nebenwirkungen.

Symptomatische Therapie

Systemische **Histamin-Rezeptorantagonisten** haben einen günstigen Effekt auf beide Erkrankungsmanifestationen. Sie unterdrücken vor allem die Rhinorrhö und den Niesreiz, weniger die Obstruktion (9). Antihistaminika haben den Vorteil einer sehr viel schneller einsetzenden Wirkung als nasal applizierte Kortikosteroide und werden deshalb häufig für leichtere Fälle der allergischen Rhinitis als erstes Medikament auf einer Bedarfsbasis eingesetzt. Bei isolierter Behandlung der Rhinitis bildet die inhalative Gabe von Antihistaminika, wie z. B. Azelastin, eine sichere und effektive Alternative zur systemischen Gabe. Ihre Wirkung ist allerdings nur bei der Rhinitis eindeutig belegt, während ihr Einfluss beim Asthma geringer ausfällt (5). Widersprüchliche Ergebnisse liegen bisher auch für eine Monotherapie mit Leukotrienhemmern bei saisonaler allergischer Rhinitis vor (8).

Dagegen besitzen im Sinne eines integrierten Behandlungskonzeptes Antihistaminika in **Kombination mit Leukotrienhemmern** einen günstigeren therapeutischen Einfluss sowohl auf das Asthma bronchiale

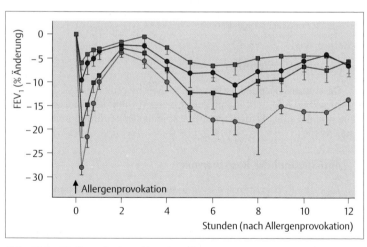

Abb. **15.2   Einfluss der Kombinationstherapie aus einem Histaminantagonisten und Leukotrien-Rezeptorantagonisten auf die allergeninduzierte Früh- und Spätreaktion.** Dargestellt sind die Mittelwerte und die Standardabweichung der FEV_1-Veränderung von 12 Patienten. Schlüssel: ○ Kontrolle (Plazebo); □ Loratadin; ● Leukotrienhemmer; ■ Leukotrienhemmer plus Loratadin. Modifiziert nach Roquet et al., 1997 (12).

als auch auf die Rhinitis allergica. So verhindert die Kombination von oralem Zafirlukast und oralem Loratadin die Entwicklung der allergischen Spätreaktion nach Allergenprovokationsstudien nahezu vollständig (Abb. **15.2**), während jedes Medikament allein eingenommen zu einer partiellen Besserung führt (12). Darüber hinaus haben zwei voneinander unabhängige Multizenterstudien (10, 12) gezeigt, dass die Kombination von Montelukast in Verbindung mit Loratadin für die Behandlung des allergischen Asthmas (Abb. **15.3**) und der allergischen Rhinitis effektiver als die alleinige Gabe von Montelukast ist (Abb. **15.4**).

In einer weiteren Studie, bei der Patienten mit Asthma und saisonaler allergischer Rhinitis untersucht wurden, zeigte eine Behandlung mit 1 × täglich 10 mg Montelukast sowie 10 mg Cetirizin die gleiche Ef-

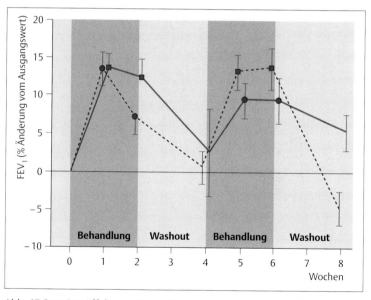

Abb. **15.3 gv Der Effekt von 10 mg Montelukast alleine (●) und in Kombination mit 20 mg Loratadin (□) auf die Änderung der FEV$_1$.** Die Daten stellen den prozentualen Mittelwert ± Standardabweichung der Änderung vom Ausgangswert bei 117 Patienten dar. Die durchgezogene Linie bezeichnet die Gruppe, die in der ersten Behandlungsperiode (14 Tage) beide Medikamente und in der zweiten Behandlungsphase (14 Tage) nur Montelukast erhielt. Die unterbrochene Linie markiert die Gruppe, die zunächst mit Montelukast alleine und dann erst mit der Kombination behandelt wurde. Modifiziert nach Reicin et al. 2000 (2).

fektivität wie die inhalative Behandlung mit Budenosid Turbohaler® (400 μg 1 × täglich) und intranasalem, wasserlöslichem Budenosid (200 mg 1 × täglich), bezogen auf objektive und subjektive Marker der oberen bzw. unteren Atemwegserkrankungen (17). Auch der Vergleich zwischen 10 mg Montelukast und 10 mg Cetirizin einmal täglich und der

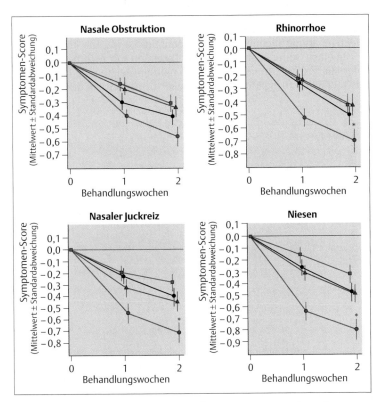

Abb. **15.4   Einfluss der Kombinationstherapie aus einem Histaminantagonisten und Leukotrien-Rezeptorantagonisten auf nasale Symptome bei Rhinitis.** Dargestellt sind die Mittelwerte und die Standardabweichung eines Symptomen-Scores vom Ausgangswert über die Studiendauer von 2 Wochen bei insgesamt 460 Patienten. Schlüssel: □ Kontrolle (Plazebo); ▲ 10 mg Loratadin; ● 10 mg Montelukast; ● 10 mg Montelukast plus 10 mg Loratadin. * **P** < 0,05. Die Kombination von Montelukast mit Loratadin verbesserte die nasalen Symptome im Hinblick auf das Ausmaß der Rhinorrhö, der Häufigkeit von nasalem Pruritus und Niesen signifikant. Modifiziert nach Meltzer et al. 2000 (10).

Tab. **15.2** **Optionen einer integrierten Behandlung bei allergischem Asthma bronchiale und Rhinitis allergica.** Zu den Kombinationsmöglichkeiten einer Behandlung mit Omalizumab liegen noch nicht genügend Informationen vor.

Sinnvolle Kombination 1. Medikament *plus* 2. Medikament		Günstiger klinischer Effekt	Literatur
Leukotrien-Rezeptorantagonist (Zafirlukast, Montelukast)	**Antihistaminikum** (Loratadin)	Synergistische Hemmung der asthmatischen Spätreaktion und asthmatischer Beschwerden	Roquet et al., 1997 (12) Reicin et al., 2000 (12)
Leukotrien-Rezeptorantagonist (Montelukast)	**Antihistaminikum** (Cetirizin)	Synergistischer Effekt auf Asthma und Rhinitis; mit der Wirkung von 200 µg intranasalem Kortison vergleichbar	Wilson et al., 2000 (17) Wilson et al., 2000 (17)
Kortikosteroid (nasal)	∅	Besserung der bronchialen Hyperreagibilität	Foresi et al., 1996 (6) Greiff et al., 1999 (7) Wood et al., 1995 (18)
Omalizumab[*] (subkutan)	∅	Besserung der Rhinitis- und Asthmasymptome	Ädelroth et al., 2000 (1) Milgrom et al., 1999 (11)

[*] Z. Zt. noch nicht zugelassen

intranasalen wässrigen Momethason-Lösung (200 mg 1 × täglich) zeigte einen sehr vergleichbaren klinischen Effekt (16).

> Die zitierten Studien legen nahe, dass die Kombination von Antihistaminika und Leukotrienhemmern eine günstige Wirkung sowohl auf die allergische Rhinitis als auch auf das allergische Asthma haben.

Die Einführung des **Anti-IgE-Antikörpers** zur Behandlung allergischer Krankheiten bietet eine neue Chance für eine integrierte Therapie von Rhinitis und Asthma. Der rekombinante anti-IgEmAb-E25 (Omalizumab) reduziert das spezifische zirkulierende IgE und unterbricht auf diese Weise die Aktivierung von Mastzellen nach Allergenkontakt (vgl. Kapitel 14). Aufgrund der gemeinsamen pathogenetischen Mechanismen bessert die Substanz sowohl die asthmatischen als auch die rhinitischen Beschwerden (1, 11). Zusätzlich besteht die Möglichkeit der Kombination mit anderen Medikamenten. Weitere Studien zur Effektivität werden gegenwärtig durchgeführt.

Fazit

Die gleichzeitig bestehende Manifestation des allergischen Asthmas und der Rhinitis allergica stellt ein häufiges klinisches Problem dar und sollte deshalb integriert behandelt werden. Topische Kortikosteroide haben Einfluss auf die asthmatische Komponente (s. Tab. **15.1**). Zudem besitzt die Kombination von Antihistaminika und Leukotrienhemmern einen synergistischen Effekt sowohl auf die allergische Rhinitis als auch auf das allergische Asthma. Schließlich beeinflusst die Behandlung mit Omalizumab beide Manifestationen günstig.

Literatur

[1] Ädelroth, E., S. Rak, T. Haahtela, G. Aasand, L. Rosenhall, O. Zetterstrom, A. Byrne, K. Chamain, J. Thirlwell, G. D. Cioppa, T. Sandström: Recombinanat humanized mAb-E25, an anti-IgE mAb, in birch pollen-induced seasonal allergic rhinitis. J. Allergy Clin. Immunol. 106 (2000) 253–259

[2] Britisch Thoracic Society, National Asthma Campain, Royal Collage of Physicians of London. The British guidelines in asthma managment: 1995 review and position statement. Thorax 52 (1997) S1–S21

[3] Casale, T. B., I. L. Bernstein, W. W. Busse, C. F. LaForce, D. G. Tinkelman, R. R. Stoltz, R. J. Dockhorn, J. Reimann, J. Q. Su, R. B. Fick Jr., D. C. Adelman: Use of an anti-IgE humanized monoclonal antibody in ragweed-induced allergic rhinitis. J. Allergy Clin. Immunol. 100 (1997) 110–21

[4] Chanez, P., A. N. Vignola, P. Vic et al.: Comparison between nasal and bronchial inflammation in asthmatic and control subjects. Am. J. Respir. Crit. Care Med. 159 (1999) 588–95

[5] Corren, J.: Allergic rhinitis and asthma: how important is the link? J. Allergy Clin. Immunol. 99 (1997) S781–6

[6] Foresi, A., C. Ieone, A. Pelucchi et al.: Eosinophils and mast cells and basophils in induced sputum from patients with seasonal allergic rhinitis and perennial asthma: relationship to methacholine responsiveness. J. Allergy Clin. Immunol. 100 (1999) 58–64

[7] Greiff, I., N. Andersson, C. Svensson et al.: Demonstration of bronchial eosinophil activity in seasonal allergic rhinitis by induced plasma exudation combined with induced sputum. Thorax 54 (1999) 33–36

[8] Lipworth, B. J., P. S. White: Allergic inflammation in the unified airway: start with the nose. Thorax 55 (2000) 878–881

[9] McNeely, W., I. R. Wiseman: Intranasal azelastine – a review of its efficacy in the management of allergic rhinitis. Drugs 56 (1998) 91–114

[10] Meltzer, E. O., K. Malmstrom, S. Lu, B. M. Prenner, L. X. Wie, S. F. Weinstein, J. D. Wolfe, T. F. Reiss: Concomitant montelukast and loratidine as treatment for seasonal allergic rhinitis: a randomised, placebo controlled clinical trial. J. Allergy Clin. Immunol. 105 (2000) 917 – 922

[11] Milgrom, H., R. B. Fick, J. Q. So, J. D. Reimann, R. K. Bush, M. L. Watrous, W. J. Metzger: Treatment of allergic asthma with monoclonal anti-IgE antibody. N. Engl. J. Med. 341 (1999) 1966 – 1973

[12] Reicin, A. S., R. White, S. F. Weinstein, A. F. Finn, H. Nguyen, I. Peszek, L. Geissler, B. C. Seidenberg: Montelukast, a leukotriene receptor antagonist, in combination with loratidine compared, a histamine receptor antagonist, in the treatment of chronic asthma. Arch. Intern. Med. 160 (2000) 2481 – 2488

[13] Roquet, A., B. Dahlen, M. Kumlin et al.: Combined antagonism of leukotrienes and histamine produces predominant inhibition of allergen induced early and late phase airway obstruction in asthmatics. Am. J. Respir. Crit. Care Med. 155 (1997) 1856 – 63

[14] Settipane, G. A.: Epidemiology of nasal polyps. Allergy Asthma Proc. 17 (1996) 231 – 6

[15] Simons, F. E.: Is antihistamine (H_1-receptor antagonists) therapy useful in clinical asthma? Clin. Exp. Allergy 29 (Suppl. 3) (1999) 98 – 104

[16] Wilson, A. M., L. C. Orr, E. J. Sims et al.: Anti-asthmatic effects of mediator blockade versus topical corticosteroids in allergic rhinitis and asthma. Am. J. Respir. Crit. Care Med. (2000) (in press)

[17] Wilson, A., E. Sims, W. Coutie et al.: Domiciliary nasal flow is a better marker of treatment response than rhinomanometry or acoustic rhinomanometry in patients with allergic rhinitis and asthma. J. Allergy Clin. Immunol. 105 (Part 2) (2000) S204

[18] Wood, R. A., P. A. Eggleston: The effects of intranasal steroids on nasal and pulmonary responses to cat exposure. Am. J. Respir. Crit. Care Med. 151 (1995) 315 – 20

16 Grundlagen und Anwendung der mobilen Inhalationstherapie obstruktiver Atemwegserkrankungen

Claus Kroegel, Heinrich Matthys

Asthma ist eine entzündliche Erkrankung der Atemwege, so dass die Inhalation anti-asthmatischer Medikamente die direkteste Form der Behandlung darstellt (2, 4, 10). Gleichzeitig beschleunigt die inhalative Verabreichung die Zeit bis zum Wirkungseintritt des Medikamentes (z. B. β_2-Mimetika) oder vermindert systemische Nebenwirkungen (z. B. durch Kortikosteroide). Aufgrund der heute verfügbaren großen Anzahl verschiedenster Inhalationsgeräte ist eine kurze Übersicht über Vor- und Nachteile der einzelnen Gruppen sinnvoll und von unmittelbarer praktischer Relevanz.

Nach Aufbau, Funktion und Handhabung unterscheidet man heute vier Kategorien von Inhalationsgeräten (Abb. **16.1**). Hierzu gehören

- FCKW-haltige Treibgasdosieraerosolgeräte (pMDI) mit und ohne Spacer
- FCKW-freie Dosieraerosolgeräte
- Trockenpulver-Dosieraerosolgeräte (DPI)
- Düsenvernebler (NEB) und
- Ultraschallvernebler (US-NEB).

FCKW-haltige Treibgasdosieraerosolgeräte

Aufbau und Funktion

Treibgasaerosolgeräte bestehen aus einem Metallkanister, der die aktive Substanz in direkter Verbindung mit dem Treibgas enthält. Bei der ersten Generation dieser Geräte ist das Medikament im Treibgas Chlorofluorokarbon (CFC) suspendiert (1, 4). Nach Aktivierung des Gerätes durch Druck auf den Boden wird eine definierte Menge der Suspension in Form einer Aerosolwolke freigesetzt. Das Treibgas verdunstet dabei unter Entzug von Wärme aus der Umgebung und lässt den Wirkstoff zurück. Aufgrund des Verbotes von FCKWs durch das Montrealer Protokoll (6) werden heute zunehmend treibgasfreie Inhalationsgeräte oder Dosieraerosole mit umweltfreundlicheren Treibgasen eingesetzt (s. u.).

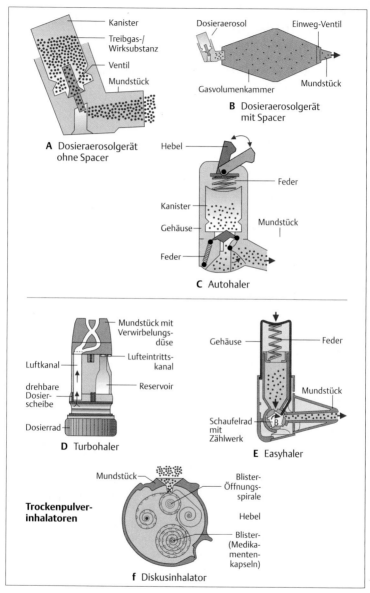

Abb. **16.1** **Schematische Darstellung einiger gebräuchlicher Inhalationsgeräte zur Behandlung des Asthma bronchiale.**

Da bei Verwendung dieser Inhalatoren der größte Teil des Wirkstoffes im oropharyngealen Bereich verbleibt, ist hier die Verwendung eines sog. „**Spacers**" (Expander) angezeigt. Darunter versteht man einen Hohlkörper, der im Sinne einer Inhalierhilfe zwischen Dosieraerosolgerät und Patient geschaltet wird (4). Der Wirkstoff wird hierbei aus dem Dosieraerosolgerät zunächst in die Kammer abgegeben und anschließend vom Patienten daraus inhaliert. Die Verwendung eines Spacers bietet folgende klinisch relevante Vorteile für die Inhalationsbehandlung (1, 4):

- Die Anforderungen an die Koordination werden durch die Desynchronisierung von Aktivierung des Dosieraerosolgerätes und Inhalation reduziert.
- Das Treibgas verdunstet und lässt die mikronisierten Wirkstoffpartikel in der Kammer schwebend zurück.
- Hierdurch nimmt der Cold-Freon-Effect (siehe unten) bzw. die Deposition im Oropharynx (um das 5- bis 10fache) ab. Gleichzeitig steigt der pulmonal deponierte Wirkstoffanteil von durchschnittlich 20% ohne Spacer auf 30–50% mit Spacer an.

Handhabung

MDI ohne Spacer

Dosieraerosolgeräte müssen unmittelbar vor Gebrauch geschüttelt werden, da das Medikament in Form einer Suspension vorliegt und im Kanister gleichmäßig verteilt werden muss. Dosieraerosole müssen darüber hinaus in gerader bzw. vertikaler Haltung, d. h. mit dem Mundstück nach unten und dem Medikamentenreservoir nach oben, benutzt werden. Vor der Anwendung sollte der Patient zunächst tief und vollständig ausatmen und anschließend seine Lippen um das offene Ende des Mundstückes schließen. Alternativ kann der Patient das Gerät 3 bis 4 cm vor dem weit geöffneten Mund auslösen, was allerdings eine größere Mitarbeit und Koordinationsfähigkeit des Patienten voraussetzt. Unmittelbar nach Beginn einer langsamen und regelmäßigen maximalen Inspiration durch den Mund wird das Inhalationsgerät durch Druck auf den Boden aktiviert. Nach Erreichen der inspiratorischen Vitalkapazität, d. h. des aus Exspirationsstellung maximal inhalierten Gasvolumens, sollte der Patient so lange wie möglich (etwa 10 Sekunden) den Atem anhalten. Pro Manöver bzw. Inspiration sollte das Gerät nicht mehr als einmal aktiviert werden.

MDI mit Spacer

Bei Verwendung von Spacern wird die Wirkstoff/Treibgaswolke durch Druck auf den Boden des Kanisters in die Kammer freigesetzt. Anschließend wird nach vollständiger Exspiration das offene Ende des Spacers mit den Lippen umschlossen und der Wirkstoff durch eine langsame und regelmäßige maximale Inspiration inhaliert. Abschließend sollte der Patient für etwa 10 Sekunden in Inspirationsstellung verharren.

Bewertung und Zielgruppen

Treibgas-Dosieraerosolgeräte ohne Spacer erfordern eine weitgehende Koordination des Patienten, von der bei Kindern, älteren Personen oder motorisch beeinträchtigten Menschen nicht immer ausgegangen werden kann. Diese Einschränkungen lassen sich durch den Einsatz von Spacern teilweise ausgleichen. Eine Alternative zu den handausgelösten Geräten mit Spacer bieten die atemzugausgelösten Treibgas-Dosieraerosolgeräte (Autohaler®, Easybreathe®). Bei letzteren löst der nach Inhalation entstehende Fluss über eine zuvor gespannte Feder die Aerosolabgabe aus (9). Hierdurch wird sichergestellt, dass das Aerosol ausschließlich während einer Inspiration nach Erreichen eines bestimmten Inspirationsflusses freigegeben wird.

FCKW-freie Treibgasdosieraerosolgeräte

Ein neues, **alternatives Treibgas** mit geringer ozonschädigender Wirkung ist das Hydrofluoroalkan (HFA, Norfluran). Es enthält keine Chloratome und weist daher kein Ozonabbaupotential auf. Im Vergleich zu den FCKW-Treibgasen besitzt es einen um 80% reduzierten globalen Aufwärmungseffekt (7, 11).

Unterschiede zwischen FCKW- und HFA-haltigen Dosieraerosolen

HFA-betriebene Dosieraerosole bieten neben dem Umweltaspekt noch andere **therapeutisch relevante Vorteile** (8, 11), die an dieser Stelle zunächst kurz dargestellt werden sollen.
- Im Gegensatz zu allen anderen Dosieraerosolen ist hier das Medikament Beclomethason nicht in Suspension, sondern im Treibmittel gelöst, so dass vor Gebrauch ein Aufschütteln bei erhaltener Leistungsdosisbeständigkeit nicht erforderlich ist.

– Die bei herkömmlichen Dosieraerosolen zu beobachtenden Dosisschwankungen nach weitgehender Entleerung des Kanisters („tail-off-effect") wird aufgrund des in Lösung befindlichen Medikamentes bei Dosieraerosolen auf HFA-Basis nicht beobachtet.
– Die von einer modifizierten Austrittsdüse freigesetzte Aerosolwolke ist der menschlichen Mundhöhle eher angepasst („soft puff") als die der herkömmlichen FCKW-betriebenen Sprays (verkleinerte Treibgasmenge und geringere Austrittsgeschwindigkeit), so dass die Munddeposition geringer ausfällt.
– Die freigesetzte Partikelgröße ist für eine Verteilung selbst in kleineren Atemwegen günstiger als bei herkömmlichen Geräten, was ebenfalls zur Verminderung der oropharyngealen Deposition beiträgt.
– Die bei herkömmlichen Dosieraerosolen beobachtete Rachenirritation („cold-freon-effect") fällt bei dieser Darreichungsform schwächer aus. Dieser Effekt geht einerseits auf den Aufprall der Aerosoltröpfchen des Treibgases auf die Rachenwand sowie andererseits auf die bei der Treibgasverdunstung entstehende Kälte zurück. Die mit dem **Cold-Freon-Effect** assoziierte reflektorische Bronchokonstriktion ist bei Dosieraerosolgeräten auf HFA-Basis geringer, was wiederum die pulmonale Deposition des Aerosols begünstigt.

Verglichen mit herkömmlichen Dosieraerosol- und Pulverinhalatoren, ermöglichen diese Eigenschaften HFA-gestützter Dosieraerosole eine deutlich verbesserte Deposition in den tiefen Atemwegen zwischen 50 und 60% der freigesetzten Wirkstoffmenge. Gleichzeitig reduziert sich die oropharyngeale Deposition auf etwa 30%, die bei herkömmlichen Inhalationsgeräten zwischen 50 und 70% liegt (7). Aufgrund der hohen Lungendeposition lässt sich die Dosis des verabreichten Medikamentes im Vergleich zu FCKW-betriebenen Geräten bei gleichem klinischen Effekt um 50–60% senken, was seinerseits zu einer weiteren Reduktion der Mund-Rachenraum-Belastung beiträgt. Daher liegt die Menge des oropharyngeal deponierten Wirkstoffes bei HFA-Dosieraerosolen ohne Spacer in der Größenordnung herkömmlicher Dosieraerosole mit Spacer-Anwendung. Auf die Verwendung eines Spacers bei HFA-betriebenen Dosieraerosolen kann daher verzichtet werden. Die geringe oropharyngeale Deposition geht schließlich auch mit einer niedrigeren Rate an lokalen Nebenwirkungen, wie Soor oder Heiserkeit, einher.

Aufbau und Funktion

FCKW-freie Treibgas-Dosieraerosolgeräte unterscheiden sich im Aufbau nicht grundsätzlich von den oben beschriebenen FCKW-haltigen Inhalatoren. Eine modifizierte Aerosolaustrittsdüse und die Verwendung von Hydrofluoroalkan (HFA) als Treibgas führt jedoch zu veränderten Eigenschaften der freigesetzten Aerosolwolke, die eine Applikation auch ohne Spacer möglich machen.

Handhabung

HFA-betriebene Dosieraerosolgeräte müssen nicht vor Gebrauch geschüttelt werden. Wie bei den FCKW-haltigen Dosieraerosolen, muss der Patient vor der Anwendung vollständig ausatmen, seine Lippen um das offene Ende des Mundstückes schließen und nach Beginn einer langsamen und regelmäßigen maximalen Inspiration durch den Mund die Freisetzung des Wirkstoffes auslösen. Nach Erreichen der inspiratorischen Vitalkapazität sollte der Patient für etwa 10 Sekunden den Atem anhalten.

Bewertung und Zielgruppen

Handausgelöste Dosieraerosolgeräte auf HFA-Basis erfordern eine weitgehende, kompetente **Koordinationsfähigkeit des Patienten.** Bei Kindern und motorisch beeinträchtigten Erwachsenen sollten daher bevorzugt die atemzugausgelösten Treibgasdosieraerosolgeräte (Autohaler®) zum Einsatz kommen. Bisher wird in Deutschland HFA-Beclomethason und HFA-Salmeterol als atemzugausgelöstes Dosieraerosolgerät angeboten. Eine Indikation zum Einsatz der Geräte auf HFA-Basis besteht vor allem bei Patienten mit oropharyngealen Komplikationen. Aufgrund der trotz niedriger Kortikosteroidmenge äquivalenten Wirkung bietet sich HFA-Beclomethason besonders zur Behandlung bei Kindern an.

Trockenpulver-Dosieraerosolgeräte

Aufbau und Funktion

Bei diesen Inhalatoren wird die wirksame Substanz entweder als Einzelkapseldosis, Multirevolverkapsel oder in Multipulverreservoiren portioniert (4, 5). Sie enthalten darüber hinaus kein Treibgas und werden mit oder ohne Dosierungszusatzsubstanzen, wie z. B. Laktose, angeboten. Die verschiedenen Typen besitzen weiterhin auch unterschiedliche Aktivierungsmechanismen. Deshalb ist es sinnvoll, sich streng an die Empfehlungen der Hersteller zu halten.

Beim Turbohaler® wird die Basis (Dosierrad) des Gerätes zur Aktivierung bzw. Substanzfreisetzung aus dem Reservoir bis zum Anschlag hin- und rückrotiert, während beim Diskus die Substanz durch Bewegen eines Hebels zur Inhalation freigesetzt wird. Easyhaler® und Autohaler® für die Trockenpulverinhalation ähneln äußerlich den entsprechenden Dosieraerosolgeräten (1). Bei diesen Geräten wird durch Herunter- bzw. Heraufdrücken des Ladehebels die Wirkstoffportion aus dem Reservoir freigesetzt. Der Twisthaler® erlaubt die Applikation des Pharmakons über ein breites Flussspektrum. Jedoch wird auch mit diesem Inhalator eine optimale Abgabe erst bei 60 l/Minute erreicht.

Handhabung

Wie bei den Treibgasgeräten, muss der Patient zunächst vollständig ausatmen. Der Patient umschließt dann das offene Ende des Mundstückes mit den Lippen und beginnt mit einer kräftigen, tiefen Inhalation. Alle Trockenpulveraerosolgeräte operieren mit einer inspiratorischen Flussrate von etwa 60 l/Minute, obwohl einzelne auch bei niedrigeren Flussraten adäquat wirken. Nach maximaler Inspiration sollte die Luft für etwa 10 Sekunden angehalten werden, um eine Sedimentation des Wirkstoffes in den Atemwegen zu gewährleisten. Während alle Trockenpulverapplikatoren erst nach dem Entfernen der Schutzkappe geladen werden können, erfolgt beim Twisthaler® die Aktivierung automatisch beim Öffnen des Gerätes, was die Handhabung vereinfacht.

Bewertung und Zielgruppen

Alle Trockenpulver-Inhalatoren haben den Vorteil einer mehr oder weniger klaren Dosiseinnahmekontrolle für Patient und Arzt, was bei den Treibgas-Dosieraerosolen in der Routine noch nicht verwirklicht ist (4). Andererseits ist für eine regelrechte Mobilisierung des Wirkstoffes von der Trägersubstanz ein kritischer Inspirationsfluss erforderlich (meist zwischen 50 und 60 l/Minute), der ein vollständiges inspiratorisches Vitalkapazitätsmanöver voraussetzt (4, 5). Aus diesem Grunde sind Trockendosieraerosole für ältere Personen und Kinder nicht uneingeschränkt geeignet. Bei Kindern kann man davon ausgehen, dass erst ab dem 8. Lebensjahr eine korrekte Handhabung der Pulverinhalatoren möglich ist (3).

Die **vereinfachte Handhabung** des Asthmanex® Twisthalers® dürfte einen Compliance-Vorteil bieten. Auch die Kombination von lang wirksamen β$_2$-Sympathomimetika und inhalativen Kortikosteroiden, wie sie im Viani® Diskhaler (Salmeterol/Fluticason) und Symbicort® (Formoterol/Budesonid) umgesetzt ist, verbessert die Compliance des Patienten. Diese erste sinnvolle Kombination von Medikamenten für die Asthmatherapie dient vor allem der Sicherstellung der anti-entzündlichen Basistherapie.

Düsenvernebler

Aufbau und Funktion

Düsenvernebler basieren auf einem durch einen Kompressor erzeugten Luftstrom, der über das in Lösung befindliche Medikament strömt. Der Luftstrom zerstäubt die Flüssigkeit in kleine Partikel (1). Die auf diese Weise entstandene Lösungsmittel/Wirkstoffwolke wird vom Patienten über eine offene Maske oder ein Mundstück inhaliert.

Nach Funktion und Anwendung lassen sich kontinuierliche, atemgesteuerte und handgesteuerte Düsenvernebler unterscheiden. Dabei sind die kontinuierlichen, nicht gesteuerten Feuchtvernebler kaum empfehlenswert, da sich etwa 50 % des Aerosols im Raum verliert.

Handhabung

Im allgemeinen wird der Düsenvernebler mit 2 ml physiologischer Kochsalzlösung gefüllt, die die gewünschte Konzentration des zu inhalierenden Medikamentes enthält (z. B. 8 – 12 Tropfen einer Sultanol-Lösung). Die für die vollständige Verneblung hierbei benötigte Zeit beträgt zwischen 6 und 8 Minuten. Der theoretische Vorteil einer größeren Lösungsmittelmenge (4 ml) wird durch die verdoppelte Inhalationszeit und die damit abnehmende Compliance wieder aufgehoben. Während der Inhalation muss der Patient den Düsenvernebler aufrecht halten, damit das Lösungsmittel nicht ausläuft. Der Patient soll dabei normal atmen, bis das Flüssigkeitsreservoir aufgebraucht ist bzw. die Flüssigkeitswolke verschwindet.

Bewertung und Zielgruppen

Der besondere Vorteil der Düsenvernebler liegt vor allem darin, dass diese Inhalationsform keine größeren Koordinationsanforderungen an den Patienten stellt und deshalb in jeder Altersstufe verwendet werden kann (10). Somit bietet sich die Düsenverneblung insbesondere für die Inhalationstherapie bei Kindern, älteren bzw. motorisch beeinträchtigten Menschen an.

Ultraschallvernebler

Aufbau und Funktion

Die Verneblung mittels Ultraschall basiert auf einer hochfrequent vibrierenden Metallscheibe in Verbindung mit einem Lösungsmittelreservoir. Die hierbei entstehende Flüssigkeits/Wirkstoffwolke wird vom Patienten über ein Mundstück eingeatmet.

Handhabung

Das eingesetzte Volumen des Lösungsmittels bzw. Medikamentes entspricht dem bei Düsenverneblern (s. o.).

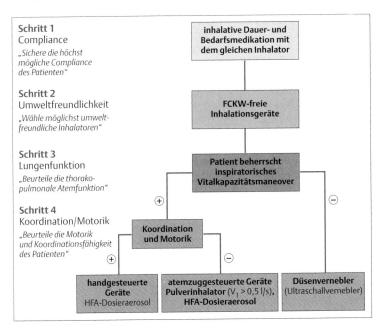

Abb. **16.2** **Entscheidungshilfen zur Einleitung einer Inhalationstherapie beim Asthma bronchiale.** Modifiziert nach Matthys, 1998 (4).

Bewertung und Zielgruppen

Dieser Vernebelungstyp ist weniger gebräuchlich und hat den Nachteil, dass größere Moleküle zerstört werden und daher mit dem Gerät nur bestimmte Wirkstoffe verabreicht werden können. Darüber hinaus weist die mittels Ultraschall vernebelte Flüssigkeit eine vergleichsweise hohe Viskosität auf, die eine tiefe Deposition in den peripheren Atemwegen einschränkt.

Fazit

Die inhalative topische Therapie bietet aufgrund der hohen lokalen Wirkstoffdeposition in den Atemwegen und des günstigen Wirkungs-/Nebenwirkungsverhältnisses einen nicht zu unterschätzenden Vorteil gegenüber der systemischen Medikamentenapplikation. Hierfür stehen derzeit unterschiedliche Inhalationsgeräte zur Verfügung, die sich im Aufbau und im Hinblick auf Handhabung und Grad der pulmonalen Wirkstoffdeposition unterscheiden. Mit FCKW betriebene Treibgasdosieraerosole sollten aus Umweltschutzgründen heute nicht mehr eingesetzt und durch HFA-Treibgas- oder Trockenpulver-Dosieraerosolgeräte bzw. Feuchtvernebler ersetzt werden. Dabei gehört den Trockenpulver-Dosieraerosolgeräten bei der breiten, heute erhältlichen Medikamentenpalette aufgrund der einfachen Handhabung und der Umweltfreundlichkeit die Zukunft. Den HFA-Treibgas-Dosieraerosolen fehlt nach wie vor die breite Medikamentenpalette (bisher nur für Beclomethason erhältlich), auch wenn sie heute als atemzugausgelöste Geräte (Autohaler) angeboten werden und günstige Depositionseigenschaften in sich vereinen. Düsenvernebler bieten sich vor allem für Kinder und ältere Menschen oder zur intensivierten Inhalationsbehandlung im Rahmen exazerbierter obstruktiver Atemwegserkrankungen an. Eine Entscheidungshilfe für die Auswahl der günstigsten inhalativen Therapie ist in Abb. **16.2** dargestellt.

Literatur

[1] Barnes, P. J., S. Godfrey: Asthma therapy, Martin Dunitz Ltd., London (1998) S. 77 – 90

[2] British Asthma Guidelines Coordination Committee: British guidelines on asthma management: 1995 review and position statement. Thorax 52 (1997) S1 – S24

[3] De Boeck, K., M. Alifier, G. Warnier: Is the correct use of dry powder inhaler (Turbohaler) age dependent? J. Allergy Clin. Immunol. 103 (1999) 763 – 767

[4] Matthys, H.: Praxis der Aerosoltherapie. In: Aerosole in der Inhalationstherapie II, Scheuch, G. (Hrsg.): Dustri-Verlag, München-Deisenhofen (1998) S. 52 – 56

[5] Köhler, D.: Wirksamkeit und Akzeptanz von Pulverinhalatoren. Dtsch. Med. Wochenschr. 120 (1995) 1401 – 1404

[6] The Montreal protocol: The Montreal Protocol on substances that deplete the ozone layer. Final Act (Nairobi: UNEP, 1987). Fed. Reg. 59 (1994) 56 276 – 56 298

[7] Leach, C. L., P. J. Davidson, R. J. Boudreau: Improved airway targeting with CFC-free HFA-beclomethasone metered-dose inhaler compared to CFC-beclomethasone. Eur. Respir. J. 12 (1998) 1346 – 1353

[8] Leach, C. L.: Improved delivery of inhaled steroids to large and small airways. Respir. Med. 92 (Suppl. A) (1998) 3 – 8

[9] Pauwels, R., S. Newman, L. Borgstrom: Airway deposition and airway effects of anti-asthmatic drugs delievered from metered-dose inhalers. Eur. Respir. J. 10 (1997) 2127 – 2138

[10] Pedersen, S.: Inhalers and nebulizers: which to choose and why. Respir. Med. 90 (1996) 69 – 70

[11] Voshaar, T.: FCKW-freie Dosieraerosole. In: Aerosole in der Inhalationstherapie II, Scheuch, G. (Hrsg.: Dustri-Verlag, München-Deisenhofen (1998) S. 75 – 86

17 Bedeutung der Compliance für die Behandlung des Asthma bronchiale

Ulrich H. Cegla

Unter **Compliance** oder **Adhärenz** verstehen wir die Fähigkeit und die Bereitschaft, aber auch die Gelegenheit eines Patienten, einer ärztlichen Empfehlung zu folgen bzw. diese korrekt umzusetzen. Der Begriff beinhaltet somit intellektuelle Fähigkeiten, die u. a. im Rahmen des Patiententrainings geschult werden können. Er beinhaltet ferner aber auch „handwerkliche" Fähigkeiten, die insbesondere bei älteren Patienten aufgrund von Gesundheitsstörungen, z. B. Zittern der Hände, Arthrose oder fehlende Endglieder der oberen Extremitäten, oft nicht mehr vorhanden sind. Darüber hinaus gehören hierher aber auch situative Elemente, wie z. B. die Unmöglichkeit bzw. Unfähigkeit, Informationen während einer wichtigen Besprechung aufzunehmen. Die allerdings wichtigste Komponente der Compliance ist die Emotionalität, die darüber bestimmt, ob die Medikation eingenommen und/oder in der jeweiligen Darreichungsform akzeptiert wird (3).

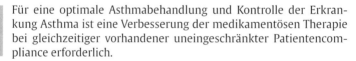

Für eine optimale Asthmabehandlung und Kontrolle der Erkrankung Asthma ist eine Verbesserung der medikamentösen Therapie bei gleichzeitiger vorhandener uneingeschränkter Patientencompliance erforderlich.

Gemäß internationalem und auch deutschem Konsensus muss bei einem Patienten, der häufiger als 3-mal pro Woche sein Dosieraerosol benötigt, zusätzlich eine antientzündliche Therapie durchgeführt werden. Die Empfehlung gründet auf Untersuchungen, die gezeigt haben, dass schon bei dieser geringen Obstruktionsrate erhebliche entzündliche Veränderungen in der Bronchialschleimhaut angetroffen werden. Trotz gut verträglicher Medikamente scheitert die Umsetzung dieses theoretischen Wissens in der Praxis häufig an Complianceproblemen.

Wie wenig die Bedeutung der Compliance in der medizinischen Literatur beachtet wird, zeigt eine Untersuchung von Coucher u. Cochrane, die im Jahre 1992 insgesamt 208 Beiträge über klinische Prüfungen der Jahrgänge 1988–1990 in den Zeitschriften *The Lancet* und *British Medical Journal* untersuchten und feststellten, dass nur in 37 % aller Artikel die Compliance mit validen Methoden untersucht und berücksichtigt wurde (2).

Bedeutung der Compliance für die Therapie chronischer Erkrankungen

Untersuchungen der letzten 20 Jahre haben gezeigt, dass bei etwa 50% aller Patienten mit chronischen Krankheiten, und hierzu zählt das Asthma bronchiale auch, die Medikamente nicht in vom Arzt vorgeschriebener Form eingenommen wurden (9). Dabei kann auch ein erfahrener Arzt im Einzelfall nicht voraussagen, welcher seiner Patienten compliant ist, und welcher nicht (11). Schätzungen in den Vereinigten Staaten haben ergeben, dass etwa die Hälfte der 1,8 Milliarden in den Apotheken eingelösten Verschreibungen tatsächlich nicht eingenommen werden (5).

Tab. **17.**1 verdeutlicht, dass der Anteil der Non-Compliance bei fast allen chronischen Erkrankungen bei etwa 50% liegt. Wichtig zu wissen und gegen den sog. „gesunden Menschenverstand" verstoßend, ist dabei die Tatsache, dass der Grad der Non-Compliance kaum vom Schweregrad der jeweiligen Symptome abhängt.

Podell & Gray konnten zeigen, dass trotz massivster Symptome nur etwa ein Drittel aller Patienten die Medikation wie vorgeschrieben einnahm. Ein weiteres Drittel folgte der ärztlichen Empfehlung zur Medikamenteneinnahme nur gelegentlich. Das letzte Drittel verzichtete ganz auf die Medikamente (13). Ähnliche Untersuchungen wurden auch von Dekker u. Deener durchgeführt. Auch diese Autoren weisen darauf hin, dass die Compliance unabhängig vom Schweregrad der Erkrankung ist (6, 7).

Tab. **17.**1 **Häufigkeit der Non-Compliance bei verschiedenen Erkrankungen (7, 14)**

Erkrankung	Anteil der Non-Compliance
Asthma	42%
Rheumatoide Arthritis	55–71%
Diabetes	45–50%
Epilepsie	30–50%
Bluthochdruck	40%

Medikamentenabhängige Compliance

Das dramatische Wiederauftreten von Erkrankungen, die schon fast als besiegt galten, wie z. B. Malaria und Tuberkulose, kann zum großen Teil der fehlenden Compliance oder Non-Compliance zugeschrieben werden. Aus der Complianceforschung ist bekannt, dass Pharmaka, die **keinen Soforteffekt** haben, zu einer höheren Non-Compliance führen, als Medikamente, deren Wirkung sofort gespürt wird. Des Weiteren wissen wir, dass die Compliance bei häufiger als 3-mal täglicher Einnahme einer Medikation massiv absinkt. Schließlich nimmt die Compliance ab, wenn der Patient gleichzeitig mehrere Präparate einnehmen muss.

Auch bezüglich der **Darreichungsformen** finden sich erhebliche Unterschiede bezüglich der Compliance. So ist beispielsweise die Compliance bei der Benutzung von Dosieraerosolen größer als bei der Benutzung von Inhalationsgeräten. Auf der anderen Seite ist die Compliance für die Einnahme von Tabletten deutlich höher als bei der Benutzung von Dosieraerosolen. Die höchste Compliance findet sich bei der Benutzung von Pflastern.

Selbst die Verpackung von Medikamenten spielt hier eine entscheidende Rolle. So werden z. B. Dragees, die in Blistern verpackt sind, in 77 % eingenommen, während das gleiche Dragee, in einer herkömmlichen Schraubverschlussflasche verpackt, nur eine Compliance von 28 % hat.

Patientenabhängige Compliance

Im Rahmen der patientenabhängigen Non-Compliance lassen sich verschiedene Formen unterscheiden:

1. aktives Nichtwollen,
2. Verdrängung und damit Nachgeben der inneren Bequemlichkeit,
3. echtes Vergessen,
4. Einnahme einer niedrigeren Dosis,
5. inkorrekter Umgang mit den Medikamenten bzw. Applikatoren.

Eine Reihe von **Einflussfaktoren** für die Compliance auf Seiten des Patienten sind bekannt. Hier ist an erster Stelle eine schlechte Kommunikation zwischen Arzt und Patient zu nennen, wobei die Kommunikationsstörung häufig allein physiologisch durch schlechteres Hören oder Verstehen etwa im Alter bedingt ist. Legt man die Arbeiten von Svarstad zugrunde, nach denen ein Arzt bereits nach 12 Sekunden Sprechzeit dem Patienten ins Wort fällt und das Gespräch übernimmt, bleibt bei der in der Regel verzögerten Aufnahmefähigkeit insbesondere älterer Patienten vielen Menschen keine Möglichkeit, sich zu artikulieren, Fragen vorzubringen und Befürchtungen zu äußern – ein Umstand, der die Non-Compliance begünstigt (15).

Für den klinischen Alltag ist es auch von Bedeutung zu wissen, dass die Ankündigung, dass die Medikamenteneinnahme des Patienten überwacht wird, sich in der Regel nicht günstiger auf die Compliance auswirkt (17).

Ein weiterer wichtiger Faktor ist, dass der Patient die **Diagnose nicht akzeptiert,** besonders dann, wenn die Diagnose nur aufgrund einer kurzen Untersuchung gestellt wird. Auch das Missverständnis bzw. das fehlende Verständnis des Patienten für die Therapierationale kann zu Non-Compliance führen. Vielen Patienten mit Asthma bronchiale ist beispielsweise der Unterschied zwischen einem Reliever, also einer bronchialerweiternden Medikation, die zur sofortigen Symptomminderung führt und der dauernden antientzündlichen Therapie durch Controller, bei der der Patient primär keine Wirkung verzeichnet, nicht bekannt. Entsprechend sind Patienten gegenüber der Einnahme bestimmter Medikamente nicht einsichtig.

Eine weitere große Belastung der Patientencompliance stellt die **Komplexität** eines Therapieregimes und die Häufigkeit der Medikamenteneinnahme dar. Hier gilt, je mehr unterschiedliche Pharmaka verordnet werden, um so geringer ist die Compliance. Ebenso sinkt die Compliance mit der Häufigkeit der Medikamenteneinnahme ab (s. oben).

Wie oben schon ausgeführt, hat auch die Applikationsform einen nicht unerheblichen Einfluss auf die Compliance. Der Inhalationstherapie kommt im Rahmen der Asthmatherapie eine größere Bedeutung zu. Viele Patienten haben eine schlechte Inhalationstechnik. Wie Untersuchungen gezeigt haben, können nur etwa 50% aller Patienten mit einem Dosieraerosol befriedigend umgehen, wenn sie das Vorgehen nach dem Beipackzettel gelernt haben. Nach mehrfach detaillierter Instruktion und Vorführen erlernen weitere 20 % den Umgang mit einem Dosieraerosol, aber etwa 30% aller Patienten können trotz Anleitung mit dieser Therapieform nicht umgehen. Diese Probleme lassen sich zum Teil durch Verwendung von „holding chambers" umgehen. Die zusätzliche Verwendung dieser Hilfsmittel ist aber selbst mit der Compliance-Frage behaftet.

Ein Fehlen von Symptomen im beschwerdefreien Intervall des Asthma bronchiale wird von vielen Patienten als Heilung angesehen und führt dazu, dass die prophylaktische (antientzündliche) Medikation vorzeitig abgesetzt wird. Die Angst vor Nebenwirkungen, insbesondere im

Rahmen der Glukokortikosteroid-Phobie, die in den Medien geschürt wird, wirkt sich negativ auf die Compliance aus. Auch die vom Bundesamt vorgeschriebene „Horrorliste" von Nebenwirkungen auf dem sog. „Waschzettel" ist schon bei einem medizinisch Vorgebildeten dazu angetan, die Compliance zu senken.

> Allgemein kann davon ausgegangen werden, dass der Patient, der bereits ein Medikament in der Praxis ablehnt, dieses später nicht anwendet, auch wenn es ärztlicherseits verschrieben wird.

Weitere Faktoren, die die Compliance mindern, sind ein *inakzeptabler Geschmack* der Medikamente sowie die *Angst*, von einem Medikament abhängig zu werden, aber auch das Auftreten tatsächlicher Nebenwirkungen, wie z.B. das Zittern bei der Benutzung von β_2-Sympathikomimetika, Krämpfen im Rahmen einer Hypokaliämie oder die Unruhe nach Einnahme von Theophyllin.

Auch die Unterschätzung des Schweregrades der Erkrankung (vgl. Kapitel 20) führt zu einer Non-Compliance ebenso wie psychosoziale Faktoren. Zu letzteren sei z.B. an die Krankheit als Stigma erinnert. Weiterhin wird die patientenabhängige Compliance von kulturellen und religiösen Faktoren beeinflusst. Nicht zuletzt finden sich geschlechtsspezifische Faktoren, so ist die Compliance bei Frauen im allgemeinen schlechter als bei Männern.

Die regelmäßige und richtige Pharmakaeinnahme bei einem komplexen Medikamentenregime ist für ältere Patienten schwierig und überfordert insbesondere bei nachlassender mentaler Leistungsfähigkeit den Patienten oft. Allgemein gilt, dass ältere Patienten seltener klinische Symptome angeben, da sie dazu neigen, ihre Beschwerden als einen Teil des Altersprozesses zu akzeptieren. In einer Untersuchung gaben 35% der älteren Erwachsenen mit rheumatischen Erkrankungen an, sie würden keine ärztliche Hilfe in Anspruch nehmen, da eine solche Behandlung ihnen keine klinische Erleichterung brächte (6).

Arztabhängige Compliance

Über die zu häufigen täglichen Einnahmen (alles was häufiger als 3-mal täglich verordnet wird) und die große Anzahl verschriebener Medikamente als „*Compliance-Töter*" wurde oben schon berichtet. Besonders bei älteren und multimorbiden Patienten kann eine sonst übliche Standardtherapie zu Problemen führen. Ältere Patienten können mit einem Dosieraerosol oft nicht effektiv umgehen. Es fehlt ihnen die Fähigkeit, Auslösung des Dosieraerosols und Inhalation zu koordinieren. Hierzu kommt es zum einen bei kognitiver Behinderung, zum anderen aber auch bei mangelnder Beweglichkeit infolge Gelenk- und muskulo-skelettaler Erkrankungen oder fortgeschrittenem Visusverlust. Ältere Patienten empfinden auch den Umgang mit Pulverinhalatoren als schwierig (3). Hinzu kommt, dass oft zusätzliche Therapien wegen chronischer Erkrankungen (z.B. arterielle Hypertonie, Herzinsuffizienz, Arthritis) benötigt werden. Hierdurch erhöht sich das Potential für Medikamenteninteraktionen, die unvorhersehbare schwerere Nebeneffekte haben können.

Abgesehen von Faktoren, die beim Patienten liegen, gibt es aber auch Faktoren, durch die vorzugsweise der Arzt Non-Compliance begünstigt. Oben wurde bereits das Fehlen eines vertrauensvollen **Patienten-Arzt-Verhältnisses** erwähnt. Weiterhin gelten missverständliche oder fehlende Instruktionen durch den Arzt als complianceschädlich. Auch eine falsche oder unzureichende Therapie mit ausbleibendem oder aus der Sicht des Patienten unzureichendem therapeutischen Effekt senkt die Compliance. Verständlicherweise wird die Compliance beeinträchtigt, wenn der Arzt den Schweregrad der Erkrankung unterschätzt.

Nebenwirkungen und Compliance

Zu einer der umstrittensten Substanzgruppen aus Sicht der Patienten gehören die **Glukokortikosteroide.** Sie bilden die Basis der Asthmatherapie und können Leben retten. Aus der Sicht des Patienten werden sie aber oft „verteufelt". Dabei gelten insbesondere inhalative Glukokortikosteroide als sichere und nebenwirkungsarme Medikamente.

Unerwünschte Wirkungen treten allerdings bei Kindern und bei älteren Patienten etwas häufiger auf, so dass diese Patientengruppen als **Risikogruppen** angesehen werden sollten. Die Abnahme der Hautdicke und eine Kortisonpurpura ist bei älteren Asthmatikern, auch wenn sie nur mit hochdosierten inhalativen Glukokortikosteroiden behandelt wurden, häufiger als bei jüngeren Patienten (8).

Die Nebenwirkungen auf den Metabolismus der Knochen können auch bei inhalativer Glukokortikosteroidtherapie bei Älteren zu Osteoporose und Frakturen führen. Postmenopausale Frauen stellen hier eine besondere Risikogruppe dar, da inhalative Glukokortikosteroide die Neuproduktion von Androgenen der Nebennierenrinde supprimieren, die die größte Quelle für Estrogene bei dieser Patientengruppe darstellen. Estrogene beeinflussen die Osteoblastenaktivität und die Knochenresorption (1).

Maßnahmen zur Optimierung der Compliance

Zunächst sei darauf hingewiesen, dass der Patient seine ureigenste Sicht verschiedener Dinge, so auch Vorstellungen über seine Krankheit und deren Therapie hat.

Nur der Austausch dieser Patientensicht mit der Sicht des Arztes und die Angleichung dieser beiden Sichten machen ein psycho-„logisches" Verhalten des Patienten möglich, das die Grundlage für jede Compliance darstellt. Grundsätzlich lassen sich vier Maßnahmen unterscheiden, mit denen die Compliance des Patienten unterstützt werden kann. Hierzu gehören:

Compliancefördernde Maßnahmen

- Tailoring,
- Reminders,
- Contracting,
- Optimizer.

Tailoring

Unter Tailoring versteht man eine **individuell** zugeschnittene Therapie für jeden einzelnen Patienten. Diese Maßnahme kann im Einzelfall bedeuten, dass eine aufwendige, objektiv bessere Therapie zugunsten einer schlechteren, dann aber im häuslichen Umfeld realisierbaren Behandlung nicht durchgeführt wird.

Reminders

Im Gegensatz hierzu versteht man unter den Reminders praktische **Erinnerungshilfen** für die regelmäßige Medikamenteneinnahme. Sie dienen dazu, die eigene Bequemlichkeit zu überwinden und die Einnahme der Medikamente in der Routine des Alltags zu sichern (12). Hier kommen z. B. folgende Maßnahmen in Betracht:

Erinnerungshilfen (Reminders)

- Dosieraerosol in den Zahnbecher stellen, z. B. für eine zweimal tägliche Behandlung am Morgen und am Abend.
- Medikamente bei Mahlzeiten neben Essteller, Messer und Gabel legen, z. B. bei dreimal täglicher Einnahme.

● Dosieraerosole in den Turnschuh stecken, z. B. zur Bedarfstherapie vor sportlicher Betätigung bei anstrengungsbetontem Asthma bronchiale.

Contracting

● Verbindung mit Wochentagen (Sonntag = Behandlungstag) oder Kalenderdaten (Monatserster = Gehaltstag und Therapietag), wie z. B. bei der Behandlung mit Omalizumab (siehe unten).

Durch das Abschließen von Verträgen mit dem Patienten, sog. **Contracting**, lassen sich Ängste überwinden und ein Vertrauensverhältnis herstellen. Im Contracting wird festgehalten, dass z. B. eine gewisse Medikation zunächst einmal eine Woche eingenommen wird und dann gemeinsam mit dem Patienten eine Umstellung vereinbart wird. Durch den so erreichten Erfolg werden mögliche Ängste überwunden und das Vertrauen des Patienten in Arzt und Medikament gestärkt. Darüber hinaus sieht der Patient, dass der Arzt ihn individuell einstellt und keine Therapie nach einem festgefahrenen Schema durchführt.

Optimizer

Bei den sog. **Optimizern** handelt es sich um im Applikator integrierte Vorrichtungen, die den Patienten über die Häufigkeit und die richtige Handhabung des Medikamentes informieren. Das können z. B. Angaben zur Zahl der noch im Inhalator verbliebenen Applikationsdosen sein. Aber auch in das Medikament gemischte Saccharose-Partikel, die sich bei korrekter Inhalation auf der Zunge ablagern und einen leicht süßlichen Geschmack verursachen, lassen sich im Sinne einer positiven Rückkopplung als Optimizer verstehen. Im letztgenannten Fall ist es von Bedeutung, den Patienten auf diese Mechanismen hinzuweisen. Ohne weitere Erklärung könnte die Ablagerung der Saccharose-Partikel als Zeichen einer inkorrekten Inhalation fehlinterpretiert werden („Bei mir bleibt das Medikament auf der Zunge liegen").

Leukotrienhemmer und Compliance

Aus den oben aufgeführten, die Compliance beeinträchtigenden Gründen, stellen die neuen Leukotrien-Rezeptorantagonisten eine interessante **Therapieerweiterung** dar. Die Cysteinyl-Leukotriene (LTC_4, LTD_4 und LTE_4) spielen eine bedeutende Rolle bei den entzündlichen Prozessen des Asthma bronchiale. Diese Effekte werden beim Menschen insbesondere über den LTD_4-Rezeptor vermittelt (Kap. 11, S. 219). Mehrere spezifische, hochpotente, oral wirksame LTD_4-Rezeptorantagonisten sind in den vergangenen Jahren entwickelt worden und zeigen eine breite Wirksamkeit beim Asthma bronchiale.

LTD_4-Rezeptorantagonisten blockieren die durch unterschiedliche Trigger beim Asthma – einschließlich Belastung, Allergene, Aspirin – Leukotrien-vermittelte Bronchokonstriktion (4). Beim Erwachsenen mit leichtem und mittelschwerem Asthma verstärken die LTD_4-Rezeptorantagonisten zusätzlich die Bronchodilatation und verbessern die basalen Lungenfunktionswerte (Kap. 6, S. 127). In anderen Studien verschwand bei 2-mal täglicher Anwendung das nächtliche Aufwachen wegen Atemnot bei 56 % aller Patienten und die Symptome am Tag nahmen um 27 % ab, wobei die Notwendigkeit, eine Rescue-Medikation in Form von Bronchodilatatoren einzunehmen, um 31 % zurückging. Die Lungenfunktion war signifikant gegenüber der Plazebogruppe verbessert. Schließlich werden LTD_4-Rezeptorantagonisten gut vertragen und haben kaum Nebenwirkungen.

Betrachtet man die LTD_4-Rezeptorantagonisten unter Gesichtspunkten der Compliance, so ergeben sich gegenüber den herkömmlichen Pharmaka folgende Vorteile:

Vorteile der LTD_4-Rezeptorantagonisten bezüglich der Compliance

1. Einnahme in Tablettenform,
2. einmal tägliche Einnahme,
3. kein auffälliger oder unangenehmer Geschmack,
4. angenehmer „Erdbeer"-Bonbon-Geschmack bei der 5 mg *Singulair*® *junior* Kautablette,
5. keine oder wenige Nebenwirkungen,
6. schwach antientzündlich wirksam (ohne das Label „Kortison"),
7. Vereinfachung des Therapieregimes.

Ähnliche Compliance-Vorteile lassen sich auch für Anti-IgE-Antikörper (Omalizumab) ableiten. Dieser monoklonale Antikörper rhuMAb-E25 wird in 2- bis 4-wöchentlichen Abständen subkutan injiziert (10). Hiermit steht nach den Leukotrienhemmern erneut eine ganz andere Applikationsform zur Behandlung des allergischen Asthma bronchiale zur Verfügung. Auch wenn der Behandlungserfolg nicht unmittelbar spürbar ist, sondern sich erst nach einer Latenz von 2 – 3 Monaten einstellt, werden Injektionen doch im allgemeinen als eine sehr sichere und verlässliche Applikationsform angesehen. Zudem kommt die vergleichsweise seltene Einnahme aller 2 – 4 Wochen. Diesen Compliance-verbessernden Aspekten stehen die langen Therapieintervalle gegenüber, die die Vergesslichkeit fördern.

Fazit

Compliance oder Adhärenz bilden einen nicht zu unterschätzenden Faktor bei der konsequenten Umsetzung einer adäquaten Behandlung chronischer Erkrankungen, wie z. B. des Asthma bronchiale. Der Arzt sollte bewusst compliancefördernde Maßnahmen einsetzen. Hierzu gehört eine Aufklärung über die Erkrankung. Darüber hinaus können Tailoring, Reminders, Contracting und Optimizer die Compliance verbessern. Die neuen Therapiemöglichkeiten des Asthma bronchiale, z. B. durch Tabletten (Singulair®) oder subkutane Injektionen (Anti-IgE-Antikörper Omalizumab) werden die Compliance bei der Therapie des Asthma bronchiale fördern.

Literatur

[1] Barnes, P. J., S. Pedersen: Efficacy and safety of inhaled corticosteroids in asthma. Am. Rev. Respir. Dis. 148 (1993) S1 – S26

[2] Bosley, C. M., J. Coucher, G. M. Cochrane: Letter published in the Lancet. Vol. 342. December 1993

[3] Chalker, R. B., B. R. Celli: Special considerations in the elderly patient. Clin. Chest Med. 14 (1993) 437 – 452

[4] Chanarin, N., S. L. Johnston: Leukotriene as target in asthma therapy. Drugs 47 (1994) 12 – 24

[5] Clepper, I.: Non-Compliance. The invisible epidemic. Drug Topics 17 (1982) 44 – 65

[6] Deener, A. M., E. C. Klip: Coping with Asthma. Respiratory Medicine. 87 (Suppl. B) (1993) 67 – 70

[7] Dekker, F. W., E. F. Deilemann, A. A. Kaptein, J. D. Mulder: Compliance with pulmonary medication in general practice. European Respiratory Journal 6 (1993) 886 – 890

[8] Dukes, M. N. G., S. T. Holgate, R. A. Pauwels: Report of an International Workshop on risk and safety of asthma therapy. Clin. Exp. Allergy 24 (1994) 160 – 165

[9] Ley, P.: Communicating with patients: improving communication, satisfaction and compliance. New York: Chapman and Hall (1988) 61 – 63

[10] Milgrom, H., R. B. Fick Jr., J. Q. Su, J. D. Reimann, R. K. Bush, M. L. Watrous, W. J. Metzger. Treatment of allergic asthma with monoclonal anti-IgE antibody. N. Engl. J. Med. 341 (1999) 1966 – 1973

[11] Mushlin, A. L., F. A. Appel: Diagnosing potential non-compliance: physician's ability in a behavioural dimension of medical care. Arch. Intern. Med. 137 (1988) 318 – 321

[12] Niggemann, B., U. Wahn: Compliance bei Asthma bronchiale – ein Problem von Patient und Arzt. Pneumologie 50 (1996) 253 – 256

[13] Podell, R. N., L. R. Gary: Compliance: a problem in medical management. Am. Fam. Physician 13 (1976) 74 – 80

[14] Reston, V. A.: National Pharmaceutical Council 2(2) (1992) 1 – 16

[15] Svarstad, B.: Patient Medication Compliance. Meeting Bristol-Nyers Squible, Washington DC. July 14, 1992

[16] Vetter, N. J., M. Charny, P. A. Lewis, S. Farrow: Prevalence and treatment of rheumatism and arthritis among over 65 year olds: a community profile. Br. J. Gen. Pract. 40 (1990) 69 –71

[17] Yeung, M., S. A. O'Connor, D. T. Parry, G. M. Cochrane: Compliance with prescribed drug therapy in asthma. Resp. Med. 88 (1984) 31 – 35

Sachverzeichnis